Baby-Led Weaning

Begoña Prats Creadora de Happy Recipes

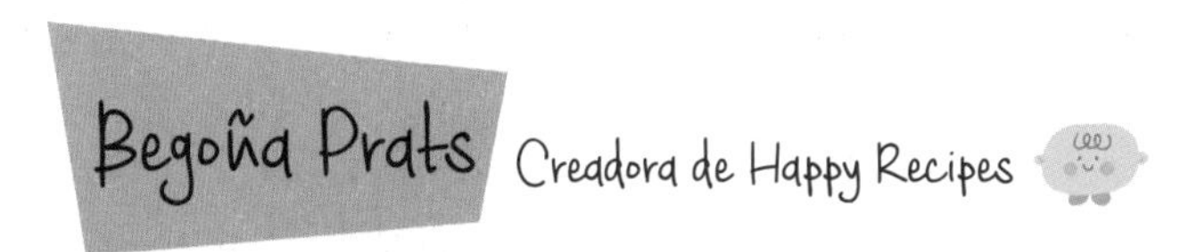

Baby-Led Weaning

70 recetas para que tu hijo coma solo

Grijalbo

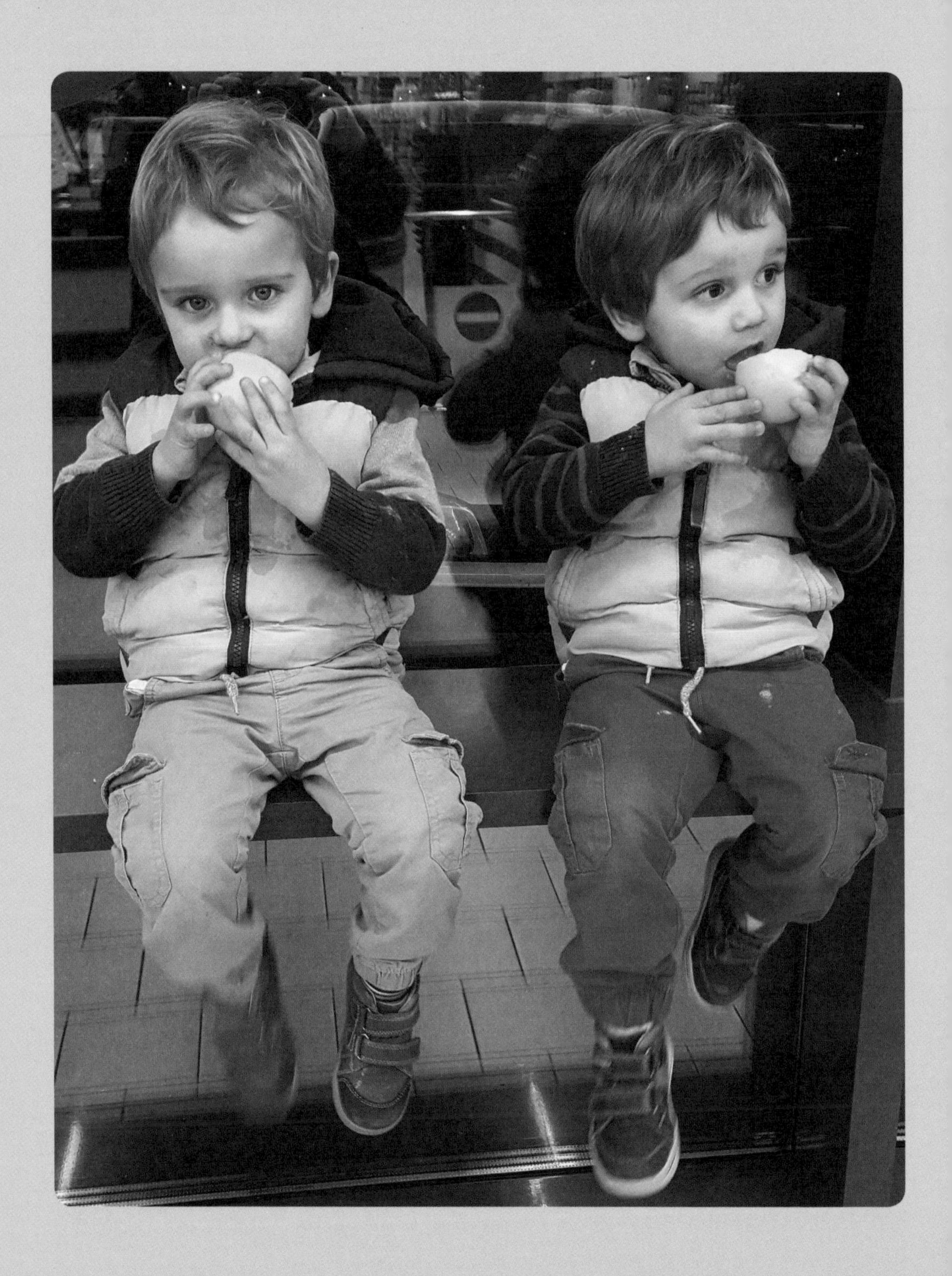

Sumario

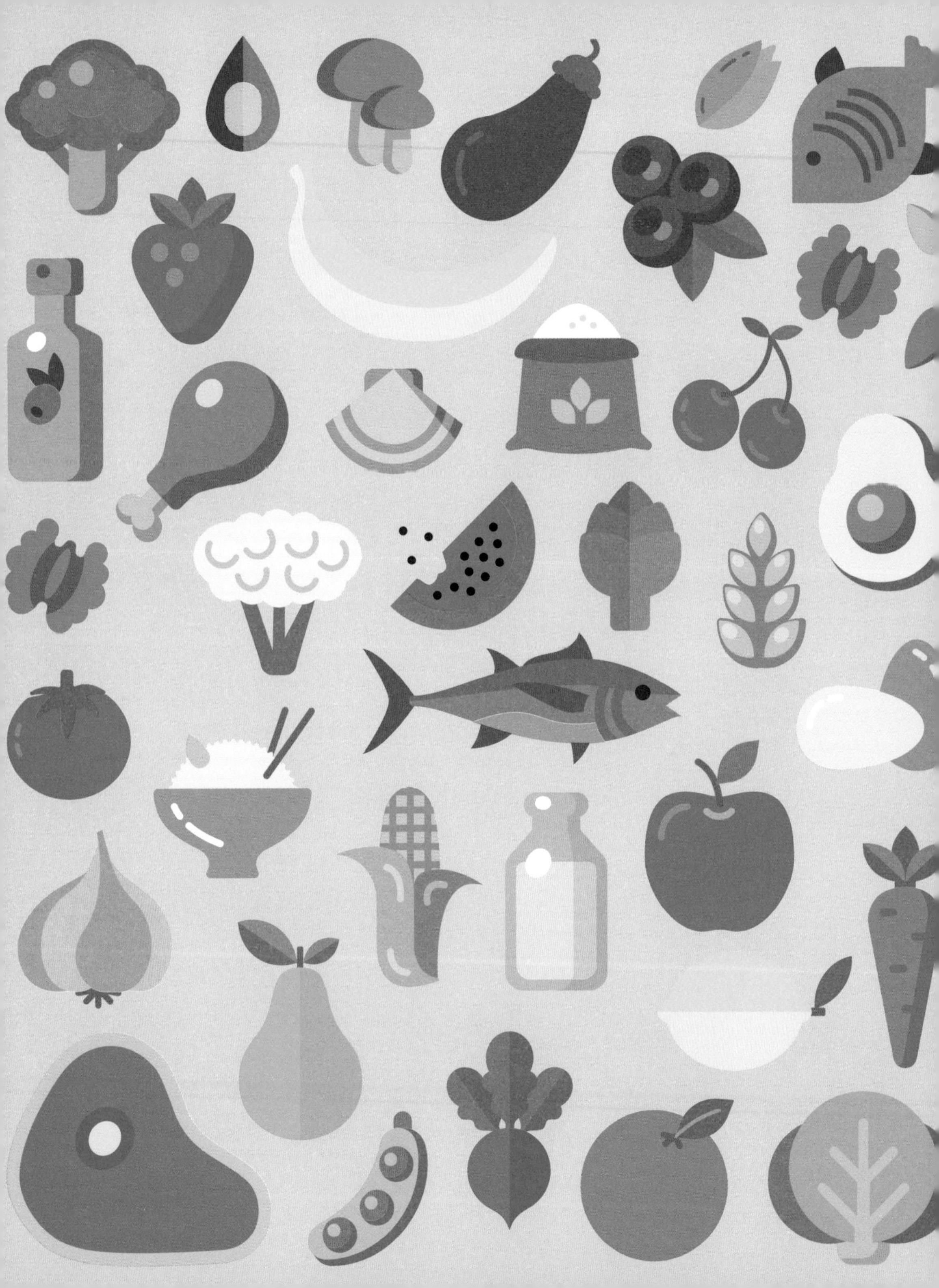

INTRO-
DUCCIÓN

1. ¿QUÉ ES EL BLW?

COMIDA ENTERA TAL CUAL, ¿EN SERIO?

El BLW es un método de alimentación complementaria a la lactancia, donde se ofrecen los alimentos a demanda del niño.

Son las siglas de Baby-Led Weaning, que en una traducción literal significa «destete dirigido por el bebé» o, para que lo entendamos mejor, alimentación regulada por el bebé.

A ver, a ver... ¿cómo que regulada por el bebé? ¿Él decide qué y cuándo comer?

Pues sí y no.

Cuando optamos por empezar con el método, asumimos que el bebé, a partir de los seis meses, tiene el instinto y las capacidades para regularse por sí mismo.

Esto quiere decir que sabe cuánta comida necesita y, por tanto, sabe cuándo debe parar de comer al sentirse saciado.

Pero no comerá cualquier cosa ni en cualquier momento, ¡ojo!

La idea es incluirlo en la rutina familiar, que coma cuando comen todos, los alimentos saludables y aptos para su edad que le ofrezcamos.

Además, el BLW no implica barra libre de alimentos. Hay que entender que muchos no son adecuados para un bebé aún en proceso de maduración y con una dentadura escasa.

Básicamente, para empezar le ofreceremos alimentos saludables que pueda deshacer fácilmente con sus encías.

¿POR QUÉ SE HACE ASÍ?

Cuando pensamos en niños y verduras, automáticamente imaginamos escenas complicadas: niños que lloran porque no quieren tomarse unos trocitos de zanahoria cocida, padres que se esfuerzan en preparar platos de la manera más creativa posible para que su hijo los encuentre atractivos o incluso preparados industriales que se jactan de contener «verduras escondidas».

¿Por qué ocurre esto? ¿En qué momento se torció la cosa hasta el punto de que muchos niños y también adolescentes no quieran ver la verdura ni de lejos?

Quizá tenga que ver la relación que establecieron con este tipo de alimentos ya de bien pequeños, cuando iniciaron la alimentación complementaria.

En nutrición se dice que siempre es mejor tomar alimentos que productos alimenticios que debido a su excesiva manipulación acabamos por no reconocer y que, además, llevan aditivos como conservantes, colorantes, etc.

Así pues, lo ideal es iniciarse con cada alimento por separado para conocer la diversidad de sabores, colores, olores y texturas de forma individual.

De esta manera, el bebé descubre la comida como algo natural y divertido, y se establece una relación saludable desde el primer momento.

Las comidas familiares dejan de ser algo impuesto y forzado para convertirse en un momento lúdico, en que, aprovechando su curiosidad innata, los bebés descubren entre risas su nueva alimentación.

¿UNA NUEVA MODA?

Personalmente no me gusta esta expresión, porque a mi entender implica algo novedoso que en algún momento dejará de hacerse.

Para muchos quizá sí es algo nuevo, inventado por padres hippies o modernillos (os vais a cansar de que os digan cosas así, os aviso).

Lo cierto es que, aunque en España no sea una práctica muy extendida aún, en otros países lo raro es dar triturados. Sin ir más lejos, en el Reino Unido, alrededor de un 70 % de los bebés adoran comer con las manos.

Simplemente nos parece raro o nos choca lo que no conocemos. Pero, afortunadamente, la gente comienza a tener curiosidad por otro tipo de alimentación diferente a la habitual, y eso es genial, porque quiere decir que se preocupan por la salud de sus hijos, decidan finalmente practicar BLW o no.

MASTICAR SIN DIENTES

Una de las cosas que provoca mayor perplejidad cuando se habla de BLW es el hecho de que los bebés tomen alimentos sólidos sin triturar. Tenemos muy integrado en nuestro subconsciente que la manera correcta y exclusiva de iniciar la alimentación complementaria es a base de purés y papillas, pero la realidad es que los bebés no tienen por qué comer de esta manera y no tienen por qué ser alimentados por terceras personas.

¿Cómo que no? ¡Son bebés!

Pues debo deciros que si pensáis así, los estáis subestimando, porque con seis meses (cumpliendo los requisitos para iniciar la alimentación complementaria) pueden tomar la comida con las manos, llevársela a la boca y, aun sin un solo diente, masticar y deglutir perfectamente por sí mismos.

Os invito a sorprenderos con las increíbles capacidades de vuestros hijos.

PROS Y CONTRAS

Ventajas

Se les integra en las comidas familiares en un ambiente relajado, sin presiones.

Es más práctico y barato: no hay que comprar comida especial ni ningún tipo de preparado. Con el Baby-Led Weaning comerán lo mismo que el resto de la familia, quizá un poquito adaptado porque, por ejemplo, no pueden tomar sal, pero en esencia su comida será igual que la de los demás.

Los bebés adquieren una relación saludable con la comida: ellos decidirán qué y cuánto comer de la variedad de alimentos que les ofrecemos y serán capaces de autorregularse en el momento en que se vean saciados, lo que les ayudará a evitar la obesidad en el futuro.

Contribuye a la salud bucodental: con la masticación de los alimentos, se produce más saliva, que diluye y elimina los azúcares. Además, mantiene constante el pH de la boca, lo cual ayuda así a proteger los dientes, también los futuros, frente a posibles infecciones.

Fomenta la independencia del bebé: el niño explora con libertad desde la curiosidad propia de su edad y adquiere experiencias positivas de una manera lúdica, que fomentan la confianza en sí mismo.

Favorece la estimulación sensorial del bebé y le permite descubrir el sabor, el color y la textura reales de los diferentes alimentos de manera individual.

Mejora la psicomotricidad fina. El bebé elegirá el alimento y lo tomará con las manitas (o con los dedos más adelante) para hacerlo llegar a su boca, lo cual estimula su coordinación óculo-manual.

Favorece el desarrollo de la musculatura orofacial al ejercitar la mandíbula para masticar, lo que ayuda a que la dentadura crezca adecuadamente y previene posibles trastornos en el habla.

Inconvenientes

En general, es un método bastante sucio y es muy probable que el comedor de casa quede algo perjudicado por una lluvia de brócoli... pero ¿qué importa un poco de suciedad comparado con la cantidad de beneficios que se obtienen?
En este sentido, además de algunos artilugios que recogen la comida directamente de la trona, los perros serán unos grandes aliados para mantener la limpieza de vuestra casa. Es probable que esperéis leer que vuestro bebé puede atragantarse y, de hecho, es una de las razones principales por la que dudáis si empezar o no con este método, ¿verdad?

¡Fue lo primero que pensé!

Bien, pues la realidad es que no se atraganta más que con una papilla, un puré o incluso la leche. De hecho, dejándole comer con autonomía, aprende a comer con seguridad, descubriendo por sí mismo qué cantidad de comida puede gestionar (dando por hecho que le ofreceremos alimentos que pueda deshacer con la boca).

El BLW causa cierto recelo. Hay todavía tanta incertidumbre con este tipo de alimentación que muchas veces genera desconfianza en el entorno y nos vemos constantemente obligados a justificar nuestra decisión.

Si decidís dar explicaciones, podéis apoyaros en las recomendaciones de la AEPED (Asociación Española de Pediatría), que reconoce el método como una alternativa más, perfectamente válida, y los estudios de la AEPap (Asociación Española de Pediatría de Atención Primaria), que valoran positivamente su práctica.

También podéis citar a nutricionistas maravillosos, como Julio Basulto, o a excelentes pediatras, como Carlos González, que apoyan totalmente este tipo de alimentación.

Además, la OMS (Organización Mundial de la Salud) y la AEPED recomiendan la lactancia materna (o en su defecto, la lactancia artificial) en exclusiva hasta los seis meses y de manera complementaria al menos hasta los dos años.

¡Bum!

En definitiva, no es una locura. Habéis escogido alimentar a vuestro hijo de una manera natural.

Os alegraréis de haberlo hecho.

2. CUÁNDO EMPEZAR

REQUISITOS

Por fin habéis decidido iniciaros en el Baby-Led Weaning.

¡Qué nervios y qué ganas!
¿Empezamos ya?
¿Ahora mismo?

Un momento... Vuestro bebé tiene una vida entera por delante para comer de todo y bien, pero antes debéis esperar a que reúna una serie de requisitos necesarios y, ojo, no uno ni dos, sino todos los que os pongo a continuación.

Esto es importante porque será indicativo de que vuestro hijo ya puede manejar la comida con seguridad y de que su cuerpo está preparado para recibirla.

1. Debe mostrar interés por la comida. Esto lo estáis observando desde hace tiempo, ¿a qué sí? Os mira mientras coméis y se relame... Incluso os sentís culpables por no darle nada, ya que parece que se muere de ganas de probar cualquier alimento.

Sed pacientes, todo llega y más rápido de lo creéis.

2. Debe mantenerse erguido solo y sin ayuda. ¡No apoyado con cojines, ni ayudado por sus padres, que os veo! Tiene que aguantar la postura de manera autónoma y moverse sin perder el equilibrio.

¿Por qué? Porque es un indicativo de la madurez del sistema digestivo. Si es capaz de mantenerse así, su musculatura orofaríngea está lo suficientemente desarrollada para poder gestionar comida sólida.

3. Debe saber mostrar saciedad y hambre con sus gestos. El Baby-Led Weaning no se reduce simplemente a incorporar los sólidos en su dieta, el objetivo es que aprenda a comer autorregulándose, por lo que es esencial que el bebé sepa comunicar y comprender él mismo cuándo debe comer y también cuándo debe dejar de hacerlo.

4. No debe tener reflejo de extrusión.

¿Qué? Puff...

No os alarméis, os lo explico enseguida.

La extrusión es un reflejo innato del bebé que consiste en rechazar cualquier alimento que no sea leche, expulsándolo de su boca con la lengua.

La pregunta del millón es: ¿cuándo sabemos que no lo tiene?

Pues esto ocurre una vez que cumple los requisitos anteriores, cuando no tiene ningún problema para manipular alimentos en la boca.

¿Y aproximadamente cuándo se da todo esto junto?

Lo más frecuente es que sea a partir de los seis meses. Así que antes, solo leche, ¡por favor!

NUNCA ANTES DE LOS SEIS MESES

La OMS y la AEPED recomiendan la lactancia exclusiva hasta los seis meses y al menos hasta los dos años de manera complementaria.

Pero... ¿por qué?

Imaginad que os dan la posibilidad de elegir entre dos coches: uno es el mejor del mercado, con todas las prestaciones y del color que más os gusta, y el otro es un coche horroroso, destartalado y de más de veinte años. Y vais y elegís el segundo...

La leche, nuestro coche último modelo, cubre todas las necesidades nutricionales y es una gran fuente de energía en una etapa vital y de importante desarrollo para el bebé.

Tomar cualquier otro alimento, incluso agua o infusiones, hará que su pequeño estómago quede lleno y no haya espacio para lo que realmente le hará crecer: la preciada leche.

Bueno, las papillas y los purés también son un buen alimento, ¿no?

Pues a esa edad, no. Biológicamente, somos mamíferos y nuestro cuerpo está preparado para recibir leche. Todo lo que pueda aportar un puré o una papilla está cubierto con creces por la lactancia, tanto si es materna como si es artificial.

Comer papillas o purés ni siquiera tiene un carácter educativo o lúdico, ya que el bebé no puede manipular nada, simplemente espera que llegue la cuchara, mucho antes de que haya perdido el reflejo de extrusión (condición indispensable para iniciar al bebé en cualquier tipo de alimentación complementaria), lo que, como poco, hará que cada comida sea una lucha.

Recordemos, además, que el sistema digestivo del bebé aún está madurando y ofrecerle alimentos no apropiados puede acarrear problemas en el futuro.

3. LOS ALIMENTOS

ALIMENTOS NO RECOMENDABLES (AL MENOS) ANTES DEL AÑO

1. Sal

No es adecuada para sus riñones aún inmaduros. Quizá creáis que si no aderezáis la comida con sal o no ponéis una pastilla de caldo concentrado en las verduras, no les resultarán sabrosas. Para nada. Pensad que los bebés desconocen ese sabor y no lo echarán de menos.

2. Miel

La miel no es recomendable hasta el año por riesgo de botulismo y hasta los tres por ser altamente cariogénica.

3. Frutos secos enteros

No es por un tema de alergias y molidos nos darán mucho juego.

¿Entonces?

Resulta que su dureza y su forma redondeada favorecen el riesgo de asfixia, de hecho, son uno de los alimentos más peligrosos junto con las palomitas de maíz y las salchichas tipo Frankfurt (cortadas en rodajas pueden hacer ventosa y quedar atascadas en la garganta).

Es preferible no ofrecer estos alimentos hasta al menos los tres años de edad.

Os estoy oyendo pensar. En serio, no lo hagáis, ¡podéis llevaros un buen susto!

Vale, vale... grrr.

4. Desnatados y bajos en grasa

Estamos en una etapa de pleno desarrollo, necesitamos esa grasa (saludable) para crecer.

5. Grandes pescados y mariscos

Debido a la contaminación ambiental, muchos grandes pescados acumulan mercurio, que puede alterar el desarrollo neuronal del bebé.

Además, las cabezas de las gambas y ciertos mariscos como los cangrejos acumulan otro tipo de metal pesado, el cadmio, que favorece la disfunción renal.

6. Lácteos (leche entera)

¿Por qué creéis que hay leche adaptada para cuando no es posible la lactancia materna?

La leche entera de vaca tiene muchas proteínas que a los riñones de un bebé en pleno desarrollo les cuesta filtrar. Además, este exceso de proteínas evita la absorción de hierro, tan necesario en esta etapa de la vida del bebé.

★ PESCADOS Y CONTENIDO DE MERCURIO ★

Muy bajo	Bajo	Alto	Muy alto
Anchoas	Pescado blanco	Lubina	Mero
Almejas	Palometa	Anjova	Caballa
Langostas de río	Bacalao	Anguila	Aguja
Merluza	Cangrejo	Langosta	Tiburón
Arenque	Corvina	Rape	Pez espada
Ostras	Caballa del Altántico	Trucha de mar	Atún
Abadejo	Mejillones	Bacalao negro	
Salmón	Perca	Raya	
Sardinas	Vieiras	Pargo	
Camarones	Calamares		
Pescadilla	Trucha de río		

7. Carne, pescado y huevo poco hecho
Evitaremos ofrecer estos alimentos crudos o cocinados a menos de 70 °C, temperatura a la que los microorganismos patógenos se destruyen.

Si un adulto puede tener un problema serio en caso de intoxicarse, imaginad un bebé. Es mejor evitar riesgos innecesarios.

Así que nada de sushi, nada de «un poquito de *na* de la yema de mi huevo frito», nada de carpaccio y cosas así, ¡que me entero de todo!

Esta parte me va a costar...

8. Carne de caza con plomo
Seguimos intentando evitar carnes y pescados potencialmente contaminados con metales pesados, en este caso, con plomo. Evitaremos la carne de caza hasta al menos los seis años.

9. Espinacas, acelgas, remolacha y borrajas
Vaya, esto sí que es una sorpresa, ¿verdad?

Pero si son verduras, ¡y son sanísimas!

Lo son, lo son... pero antes del año deberían evitarse. Los nitratos son unas sustancias que las verduras de hoja verde absorben a través de la propia tierra de cultivo. Una vez metabolizados por nuestro organismo, se convierten en nitritos que, en cantidades elevadas, pueden resultar tóxicos. Ojo, que hablamos de menores de 1 año. Podrán tomar verduras de hoja verde más adelante.

10. Bebidas y tortitas de arroz

Te lo estás inventando... ¡Nooo!

Bueno, son cosas en las que no reparábamos cuando no teníamos hijos, pero la información siempre ha estado ahí.

Por su situación geográfica y sus métodos de cultivo, hay lugares en que se produce un arroz con más cantidad de arsénico que otros, y digo bien «más», porque el arsénico es una sustancia que se encuentra de manera natural en la tierra y el agua.

Las variedades integrales, al conservar la cáscara, tienen una mayor concentración. Por eso las bebidas de arroz y las tortitas, elaboradas con el grano entero, pueden llegar a ser potencialmente tóxicas a largo plazo. No son alimentos adecuados para menores de seis años.

Para eliminar la mayor cantidad posible de arsénico, es suficiente con hervir el arroz, así que no hay por qué preocuparse si tenemos este cereal integrado en nuestra rutina alimentaria.

11. Soja y bebidas de soja

Sobre este tipo de bebidas y la soja en sí, es conveniente saber que de igual manera que muchos estudios afirman que esta legumbre, por su contenido en isoflavonas, puede producir efectos endocrinos negativos si el consumo es continuado y no la recomiendan al menos hasta los cinco años, otros estudios aseguran que tal afirmación no es concluyente y que no está completamente demostrado que esto sea así.

Personalmente, siempre tiendo a prevenir porque, además, puedo prescindir perfectamente de la soja hasta la edad recomendada. Vosotros decidís.

12. Algas

Sí, no es un alimento muy común (o no lo era hasta hace poco), pero hay muchos fans de las algas porque estas poseen excelentes propiedades nutricionales. La mala noticia es que también contienen un porcentaje de yodo muy alto que no es recomendable para un cuerpo en pleno proceso madurativo como el de un bebé.

Así que, a la lista de los olvidados... Bueno, solo hasta el año esta vez.

13. Azúcar

Hay muchas razones por las que deberíamos huir del azúcar en cualquiera de sus presentaciones.

Es cariogénico: esto lo sabéis, produce caries se tengan dientes o no.

Es adictivo: todos somos conscientes de que está tan rico que siempre apetece, pero ¿sabíais que hay estudios que aseguran que es hasta ocho veces más adictivo que la cocaína? ¿Creéis que por un poquito que tome vuestro hijo no va a pasar nada?

No os recomiendo que hagáis la prueba; hay muchas posibilidades de que a partir de ese (para vosotros) inocente momento, tengáis ciertos problemas con su hasta ahora saludable alimentación y os cueste convencer a vuestro bebé de que solo era «un poquito para probar».

El azúcar desmineraliza. Para metabolizarse en nuestro organismo necesita nutrientes que «roba» de nuestras reservas. Perdemos vitaminas del grupo B, calcio, fósforo, hierro y otras sustancias. Así que esos alimentos tan sanos, esas comidas hechas con tanto amor pueden servir de poco si de manera paralela le ofrecemos al bebé alimentos azucarados.

Nutricionalmente, no aporta nada y al eliminar el apetito, sustituye otras comidas que sí son saludables. Mal asunto en una fase tan importante de crecimiento.

Por si esto fuera poco, el consumo continuado de azúcar está asociado a la obesidad infantil.

Hay que entender que igual que nuestros hijos no necesitan sal para aderezar los alimentos, no necesitan azúcar. No lo conocen, no lo echarán de menos.

Mucha gente os dirá cosas como que un bebé necesita azúcar para el desarrollo del cerebro (¡azúcar no!; glucosa, presente hasta en las verduras), que por una vez no pasa nada, que tarde o temprano tendrá que ir a un cumpleaños y ahí se pondrá *morao*... Bueno, pues no, no podemos aislarlo del mundo, pero al inculcarle hábitos saludables, en muchas ocasiones preferirá una fruta a cualquier dulce. Doy fe.

14. Alimentos superfluos

Deberíamos prescindir de todo lo que no nos aporta nada nutricionalmente y modifica el apetito: patatas chips, bollería industrial (ya sabéis a qué me refiero) y, por supuesto, dulces.

Pfff... ¡no se le puede dar nada!

Que sí. Un poco de paciencia.

MANERAS DE PREPARAR LOS ALIMENTOS

Lo ideal es comenzar con alimentos blandos que se puedan deshacer al masticar (con dientes o sin ellos), de un tamaño lo suficientemente grande para que cuando los agarre con el puño, sobresalgan el equivalente al tamaño de un pulgar. Eso será justo lo que se podrá llevar a la boca.

Curiosamente, es preferible cortar los alimentos en trozos grandes para que así le sea más fácil manipularlos.

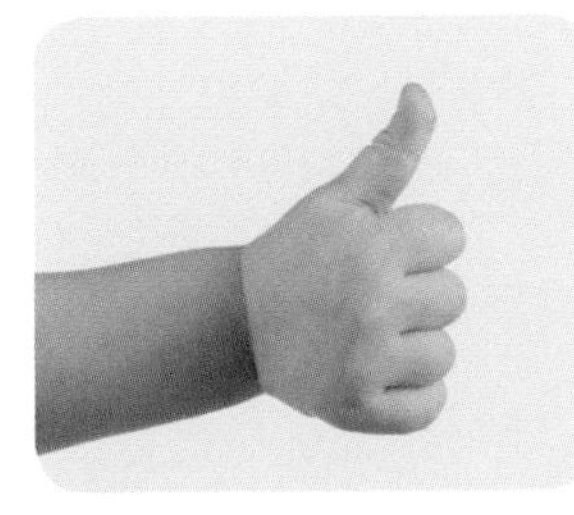

Hasta pasados uno o dos meses tras iniciar la alimentación complementaria, no será capaz de hacer la pinza, es decir, articular los dedos para poder coger cosas pequeñas como, por ejemplo, unos guisantes.

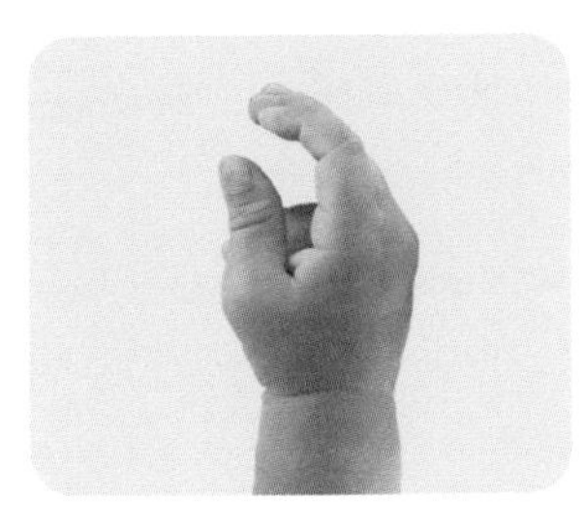

Es un momento muy emocionante que causa mucha satisfacción tanto a los padres como al bebé.

No es recomendable ofrecerle alimentos duros tales como zanahoria o manzana cruda. Puede que no pase nada, pero cabe la posibilidad de que se desprenda un trozo lo suficientemente grande para provocar un buen susto. ¿Qué tal ralladas, cocidas o asadas? Seguro que le encantarán.

Los alimentos pequeños y redondeados como cerezas y uvas, debemos prepararlos sin huesos y cortados en cuartos. Además, se los proporcionaremos una vez sepa realizar la pinza para que no se frustre al intentar alcanzarlos.

Por último, cortaremos la carne a contraveta para facilitar la masticación.

ALIMENTOS RICOS EN HIERRO

Alrededor de los seis meses comienzan a descender las reservas de hierro del bebé, justo cuando iniciamos la alimentación complementaria. ¡Qué oportuno!, ¿verdad?

Es importante entender que se trata de un descenso gradual. Lo digo porque también hay otra simpática coincidencia: el bebé empieza a experimentar con trozos de comida y probablemente no comerá demasiado, al menos no lo que vosotros esperáis. Entonces nos entrará el pánico pensando que se quedará anémico o algo así.

¡Aaaaaargh!

Tranquilidad. Recordad que el descenso de las reservas es paulatino y, además, no es necesario ingerir completamente los alimentos para absorber el hierro; en la mayoría de los casos, con chupar y extraer sus jugos es suficiente.

Además, vamos a tener en cuenta una serie de alimentos ricos en hierro en el momento de preparar las comidas:

★ Hierro de origen animal o hemo ★
(De absorción 3 veces mayor que el de origen vegetal)

Carnes	Pescados	Moluscos	Varios
Pollo	Pescadilla	Mejillones	Yema de huevo*
Pavo	Sardinas	Almejas	
Vaca	Boquerones	Ostras	
Ternera			
Cerdo			

★ Hierro de origen vegetal o no hemo ★

Legumbres	Cereales	Verduras y hortalizas	Frutas	Frutos secos**
Lentejas	Avena	Patata	Uvas	Pipas de calabaza
Garbanzos	Amaranto	Tomate	Albaricoque	Coco
Guisantes	Cereales integrales	Brócoli	Higo	Pipas de girasol
Alubias	Quinoa (pseudocereal)	Coliflor	Plátano	Piñones
Porotos		Alcachofa	Aguacate	Almendras
		Perejil	Sandía	Cacahuetes
			Ciruela	Anacardos
			Mango	Pistachos
			Granada	Nueces
			Fresas	Avellanas
			Dátiles	Sésamo

* Recordad, siempre bien cocinada.
** Frutos secos y semillas siempre pelados, sin sal, crudos o tostados. Molidos, nunca enteros.

Y como somos unos padres molones, además, para ayudar a su absorción vamos a intentar combinarlos con alimentos con un alto contenido en vitamina C.

¡Sí!

¿Sabíais que el hierro procedente de alimentos de origen vegetal (no hemo) se asimilan igual de bien que los de origen animal (hemo) combinados con alimentos ricos en vitamina C?

¡Guau!

Pues eso. Vamos al lío.

Esta vez solo destacaremos los de origen vegetal:

★ Vitamina C de origen vegetal ★

Verduras y hortalizas	Frutas
Brócoli	Fresas
Coliflor	Cerezas
Tomate	Grosellas
Pimiento (verde o rojo)	Frambuesas
Especias (cilantro, cebollino, tomillo, albahaca y perejil)	Kiwi
	Sandía
	Melón
	Papaya
	Cítricos (limón, naranja, lima y pomelo)

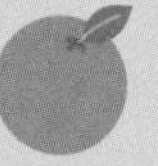

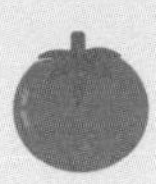

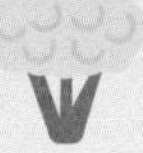

PROTEÍNAS VEGETALES

Bien, sabemos ya qué alimentos (aptos para bebés) tienen hierro, cuáles vitamina C para ayudar a su absorción, y ahora toca... ¡tachaaán! ¡Sí! ¡Las proteínas vegetales!

Pero ¿qué me estás contando?

Ya le damos carne y pescado, ¡no me líes!

Perfecto, pero si le estamos enseñando a nuestro peque a tener buenos hábitos alimentarios, entonces debemos saber que lo saludable es mantener un equilibrio entre las proteínas vegetales y las animales. Así que tomemos nota:

★ Proteínas de origen vegetal ★

Legumbres	Cereales	Verduras y hortalizas	Frutas	Frutos secos y semillas
Lentejas	Espelta	Brócoli	Aguacate	Semillas de calabaza
Garbanzos	Trigo sarraceno	Coliflor		Semillas de girasol
Guisantes	Arroz	Champiñones o setas		Almendras
Alubias	Maíz	Boniato o batata		Avellanas
Porotos	Avena	Patata		Nueces
	Quinoa (pseudocereal)	Tomate		Anacardos
		Espárragos		Pistachos
				Cacahuetes

Combinaciones para conseguir proteínas completas similares a las de origen animal:

Legumbres + cereales

Vegetales + frutos secos + cereales o legumbres

Proteínas completas de origen vegetal (tienen todos los aminoácidos esenciales): quinoa, garbanzos, lentejas, amaranto, y trigo sarraceno.

¿Os dais cuenta de que muchos alimentos se repiten? ¿A qué ahora entendéis por qué se recomiendan alimentos como el aguacate, el tomate, el brócoli o la quinoa?

¡Ajaaá! Esto empieza a tener sentido, ¿verdad? Todo se hace por algún motivo. Ahora, atención, llega un tema peliagudo...

ALERGIAS

Quizá a estas alturas os estéis preguntando si no hay demasiados alimentos de los considerados potencialmente alergénicos y que sugiero dar muy alegremente. Comprendo la reflexión, pero lo cierto es que la Sociedad Española de Inmunología Clínica, Alergología y Asma Pediátrica (SEICAP) ha concluido que no es necesario retrasar la introducción de alimentos para prevenir alergias.

Es decir, que si hemos de ser alérgicos a algo, lo seremos sin importar el momento en que ese alimento fue ingerido por primera vez.

¿Qué dices? Huevo, gluten... ¿ahí, a lo loco?

Pues tampoco. Ante todo, somos padres responsables y tomaremos ciertas medidas porque para nosotros la seguridad de nuestros hijos es lo primero.

Entonces ¿qué es lo que haremos?

Seguiremos una pauta de introducción de alimentos segura: la regla de los tres días. Durante tres días, no necesariamente consecutivos, ofreceremos un alimento a nuestro hijo. Este lo manipulará, lo probará o no y puede que se lo ponga de sombrero (haced foto de eso, por favor). Si ninguna de esas tres veces manifiesta síntomas de alergia, podéis dar ese alimento por introducido o controlado.

Ejemplo práctico:
Ofrecemos tres días pan; luego, pan con tomate otros tres días; pan con tomate y aceite, otros tres; y así hasta que coma (casi) de todo.

¡Qué follón! Pero ¿por qué se hace esto?

Pues porque si le ofreciéramos varios alimentos nuevos y alguno le diera alergia, no sabríamos cuál ha sido y tendríamos que exponer de nuevo a nuestro hijo hasta dar con el dichoso alimento o dejar de darle todos aquellos que nos parecieran sospechosos de haber causado la alergia.

Dárselos de uno en uno es un poco pesadete, es verdad, pero vale la pena.

Os sugiero que hagáis un cuadro similar al de la página siguiente para controlar mejor los alimentos que ha probado.

Importante
Recordad darle cada alimento nuevo de uno en uno y durante tres días, pero no necesariamente consecutivos. Nunca le ofrezcáis un alimento nuevo por la noche porque será complicado ver la evolución de una posible manifestación alérgica si os vais todos a dormir.

Además, debemos prestar especial atención a los niños con antecedentes familiares de alergias alimentarias.

¿De verdad que esto es necesario?

Sí, totalmente. La tranquilidad que tendréis a cada paso es impagable.

Tanta información de golpe puede parecer demasiada y quizá se os pase por la cabeza que todo esto es excesivamente complicado, pero solo son rutinas que adquiriréis muy deprisa, de verdad. En unas semanas, ni os acordaréis de vuestras dudas.

Verduras y hortalizas	1	2	3
Brócoli			
Zanahoria			
Coliflor			
Papas			
Boniato			
Calabacín			
Calabaza			
Pimiento rojo			
Pimiento verde			
Cebolla			
Ajo			
Tomate			
Pepino			
Puerro			
Chayota			
Col			
Champiñones			
Setas			
Berenjena			
Habichuelas			
Guisantes			
Nabo			
Lechuga			
Endibia			

Frutas	1	2	3
Pera			
Sandía			
Manzana			
Naranja			
Ciruelas			
Melón			
Nísperos			
Albaricoque			
Nectarina			
Mandarina			
Limón			
Pomelo			
Aguacate			
Piña			
Melocotón			
Fresas			
Kiwi			
Plátano			
Dátiles			
Papaya			
Cerezas			
Higos			
Uvas			
Arándanos			
Paraguayo			
Grosellas			
Moras			

Pescados	1	2	3
Salmón			
Caballa			
Sardinas			
Merluza			
Dorada			
Trucha			
Vieja			
Sargo			
Bacalao			
Peto			
Rodaballo			
Gallo			
Alfonsiño			
Peje verde			
Fula			
Chicharro			
Galana			
Abadejo			
Cabrilla			
Catalufa			

Especias y otros	1	2	3	Cereales y legumbres	1	2	3	Carnes, aves y huevos	1	2	3
Aceite				Pan				Pollo			
Orégano				Pasta				Pavo			
Albahaca				Trigo				Pato			
Canela				Avena				Ternera			
Rúcula				Arroz				Huevo			
Pimentón				Cuscús				Conejo			
Comino				Maíz				Cerdo			
Cacahuetes				Garbanzos				Cabra			
Almendras				Lentejas				Oveja			
Nueces				Judías							
				Quinoa							
				Algarroba							
				Habas							
				Alubias							

EL HUEVO, MEJOR PREVENIR

El huevo es un alimento al que tendremos una consideración especial por diversas razones:

- Las reacciones alérgicas suelen ser más escandalosas que con otros alimentos.
- Puede ocasionar alergia en su totalidad, parcialmente (solo la clara o la yema), en trazas o incluso dependiendo de la temperatura de cocción.

Vamos a hacer una introducción gradual y por partes. Así lo recomiendan los alergólogos, la AEPED y la SEICAP. Será algo tedioso, pero paciencia.

Debemos tener en cuenta que las cantidades son aproximadas, lo importante es aumentar la proporción cada día. Además, no debemos introducir alimentos nuevos mientras realizamos este proceso.

YEMA
Día 1: 1/3 aproximadamente
Día 2: 2/3 aprox.
Día 3: yema completa

CLARA
Día 4: 1/3 aproximadamente
Día 5: 2/3 aprox.
Día 6: clara completa

Día 7: Receta con todo el huevo cocinado a una temperatura superior a 70 °C.

Día 8: ¡Fiesta loca, habéis introducido el huevo!

Los días del 1 al 7, la yema y la clara estarán bien cocinadas, al menos a 70 °C durante 20 minutos.

Pero ¿cómo vamos a darle de comer eso durante 7 días? Además, no se lo comerá todo, ¡fijo!

No vais a darle exclusivamente huevo durante 7 días. Aprovechad cuando hayáis introducido o controlado varios alimentos para mezclarlos. Por ejemplo, mezclad la yema con un poco de aceite y untadla en pan, deshacedla en la salsa de alguna comida o utilizad la clara como aglutinante en las hamburguesas...

Además, la idea no es que se coma todo lo que le ofrecemos (esto estaría muy bien, pero no es indispensable), sino exponerle cada día a mayor cantidad.

Oye, y ¿qué es una alergia exactamente? ¿En qué debemos fijarnos?

A eso iba, buena observación, *touché!*

Para comenzar, hay que diferenciar entre una **intolerancia** y una **alergia**, aunque frecuentemente se utilicen como sinónimos sin serlo realmente.

Alergia: Es una manifestación a la ingesta de un alimento concreto que puede desencadenar una respuesta del sistema inmunológico desproporcionada y acarrear serias complicaciones.

Síntomas de reacciones alérgicas

Cutáneos: urticaria, hinchazón de manos, labios o párpados...
Digestivos: diarreas, sangre en heces, vómitos o rechazo marcado a un alimento...
Respiratorios: estornudos, rinitis, mucosidad, conjuntivitis, asma (raramente), dificultad respiratoria, voz ronca o dificultad para tragar. Suelen estar asociados a las reacciones cutáneas.
Orales: picor en la cavidad bucal, lengua o paladar, con erupción peribucal o sin ella.

Intolerancia: Es una reacción adversa a la ingesta de un alimento, que presenta sobre todo manifestaciones digestivas, pero no es inmunológica.

Síntomas de intolerancias

Sus síntomas son similares a los que aparecen cuando se produce una alergia pero, a diferencia de estos, generalmente no suelen ir más allá de un malestar.
Digestivos: Náuseas, gases, retortijones abdominales, vómitos, hinchazón abdominal, diarrea...
Otros: Dolor de cabeza, nerviosismo e irritabilidad, cansancio, dolor articular...

Un buen ejemplo de esto son las diferencias entre la intolerancia a la lactosa, la intolerancia a la leche (IPLV) y la alergia a la leche (APLV).

Los intolerantes a la lactosa carecen de la enzima capaz de asimilarla, y su consumo puede ocasionarles malestar. Pero eso no significa que no puedan tomar lácteos; en el mercado hay una gran variedad de productos adaptados.

Los intolerantes a la leche (IPLV) tienen una reacción adversa a la ingesta de proteínas de la leche que les provoca malestar, pero no una reacción inmunológica. Deben evitar los lácteos.

Los alérgicos a la leche (APLV) sufren una reacción exagerada del sistema inmunitario ante las proteínas de la leche. También deben evitar los lácteos en cualquier tipo de presentación.

Aunque en general las intolerancias no suelen suponer más que trastornos digestivos molestos en mayor o menor grado, hay algunas que pueden tener consecuencias graves, como es el caso de la celiaquía, que si no se trata eliminando el gluten de la dieta, puede resultar incapacitante.

ETIQUETAS, ¿SABÉIS LEERLAS?

Cuando ibais a comprar, no os fijabais apenas en la composición de lo que metíais en el carrito, pero ahora que sois padres, la cosa ha cambiado.

Vamos a aprender unas nociones básicas para leer las etiquetas.

La etiqueta se divide en dos partes que se complementan: los ingredientes y la tabla de valor nutricional. Debéis fijaros en las dos para extraer vuestras conclusiones.

★ Ingredientes ★

Deben aparecer todos los componentes del producto.

1. Los ingredientes tienen que estar ordenados de mayor a menor en función de la cantidad presente.

Sencillo, ¿no?

Pues, por ejemplo, en el caso del azúcar suele emplearse el recurso de diversificarlo en diferentes nombres y dividir la cantidad. Si os fijáis exclusivamente en el porcentaje de azúcar, quizá este os parezca poco, pero sumado con los otros porcentajes, puede ser realmente excesivo.

Es interesante conocer los otros nombres que puede tener el azúcar: dextrosa, fructosa, galactosa, glucosa, lactosa, miel, melaza, maltodextrina, concentrado de zumo de fruta, concentrado de puré de fruta, malta, malta de cebada, jarabe de agave, jarabe de caña, jarabe de maíz, jarabe de arroz, caramelo, panela, azúcar mascabado... Y podría seguir.

Además, evitaremos cualquier producto con edulcorantes químicos (sacarina, aspartamo, acesulfamo de potasio, ciclamato, sucralosa...).

Primero, porque no se recomienda en menores de tres años por posibles reacciones adversas; y segundo, porque a efectos prácticos tiene el mismo fin que el azúcar, que es endulzar por endulzar sin aportar nada nutricionalmente.

2. Los alérgenos deben estar resaltados. Si tu peque es alérgico a algún alimento, esto ayudará mucho.

3. Los aditivos, si los hubiera, pueden aparecer por su nombre o con un código.

Así, es lo mismo ácido ascórbico que E-300, vitamina C, vamos.

★ Tabla de valores nutricionales ★

Esta tabla nos indica las cantidades exactas de cada nutriente. Contiene información muy relevante que debemos tener en cuenta.

1. Está expresada en kcal/kJ por cada 100 g o kcal/kJ por cada unidad. Esta diferenciación es importante porque, por ejemplo, no es lo mismo tomar cierta cantidad de sal por unidad que por cada 100 g.

2. Grasas saturadas, ¡por fin enseñáis la patita! Si no estamos familiarizados con sus presentaciones en los ingredientes, aquí las veremos claramente. Mejor evitarlas.

3. La cantidad tolerable de sal para nuestros peques es de 0,25 g o 0,1 g de sodio (o menos) por cada 100 g. Para menores de un año es cero.

4. En el caso de que los azúcares sean añadidos, aparecerán en el listado de ingredientes con cualquiera de sus nombres. Si están presentes de forma natural, aparecen solo en la tabla de valores nutricionales.

La OMS recomienda que la ingesta máxima de azúcar no suponga más del 5 % del aporte calórico diario. Esto equivale a unos 25 g. Para menores de un año, la cantidad es cero.

Un caso curioso es el de los cereales hidrolizados. Dicen no llevar azúcar añadido, pero nos saben muy dulzones, ¿qué ha pasado?

Bueno, pues es cierto que no han añadido nada, pero sí han transformado almidones en azúcares mediante un proceso químico muy complejo.

En principio, si hemos elegido el Baby-Led Weaning como método, esto no nos debería importar, pero es interesante conocer el significado real de lo que pone en los envases y las etiquetas.

Oh, my God! ¡Tardaré horas en salir del súper!

Qué va, al principio es un poco farragoso, pero la vista se acostumbra y lo haréis cada vez más rápido. Al final sabréis cuáles son y dónde están los productos más saludables e iréis directos a por ellos.

4. PRECAUCIONES

Tal y como hemos comentado al principio, este método no comporta más riesgos que cualquier otro. Pero también debemos poner de nuestra parte y tener en cuenta una serie de normas básicas de seguridad:

1. El peque debe estar erguido cuando le ofrezcamos la comida. Nada de tumbonas, ni reclinado con cojines, ya que esta posición facilita posibles atragantamientos.

2. Cuando lo sentemos a comer, no debe tener sueño ni hambre. Si tiene sueño no podrá centrarse, y si tiene hambre quizá coma de manera acelerada, lo que puede llegar a ser un problema. Vigilar que coma de forma pausada, atendiendo a lo que se lleva a la boca, evitará posibles sustos.

3. Nunca dejaremos a nuestro bebé desatendido. Sí, come de manera autónoma, pero eso no quiere decir que deba comer solo.

4. Le ofreceremos alimentos saludables adecuados. Nada excesivamente duro, pequeño o redondo como manzana o zanahoria cruda, frutos secos y uvas o cerezas enteras.

5. No lo distraeremos. Evitad en la medida de lo posible la televisión, los juguetes y, en general, cualquier cosa que pueda despistarle de su comida.

6. Esto os resultará complicado: no le quitaremos las cosas de la boca, porque si no nunca aprenderá qué cantidad puede gestionar.

Es una parte del proceso que, comprensiblemente, causa ansiedad en los padres, pero debéis darle un margen razonable. Nunca ha tomado otra cosa que no sea leche, está aprendiendo a comer cosas sólidas y no sabe cuánta comida puede manejar.

Si se mete en la boca un trozo demasiado grande o más comida de la que es capaz de manipular, tendrá una arcada y la expulsará.

7. No lo forzaremos a comer. Durante algún tiempo tendremos un conflicto interior. Al habernos informado, sabremos que es normal que no coma demasiado (o nada) al principio, pero también tendremos dudas sobre si se está alimentando lo suficiente. Esto quizá nos lleve a darle comida directamente a la boca.

No lo hagáis, el bebé no comerá más de esta manera y, además, al no controlar las cantidades, se retrasará en el proceso de aprender a comer de manera autónoma.

8. En el momento en que tenga una arcada, no gritaremos ni gesticularemos en exceso para no asustarlo. Sé que es muy complicado para los padres, pero alzar la voz no ayuda.

Aunque os pongáis nerviosos, no lo demostréis. Vuestro gesto debe ser tranquilo para que el peque no se altere y resuelva la situación de la manera más fácil y rápida posible.

Permitiéndole controlar las cantidades que se lleva a la boca, le estamos enseñando a comer con seguridad, porque él mismo aprende qué cantidades puede gestionar.

9. No le ofreceremos comida en el coche. Si vuestro bebé se atraganta estando vosotros conduciendo, podéis tener un buen susto. Por seguridad, vamos a evitar este tipo de situaciones.

10. Finalmente, es aconsejable no atarlo en la trona, por si pasara algo que necesite una respuesta rápida, ya que el simple hecho de desabrochar un cinturón representa la pérdida de unos segundos muy valiosos.

DIFERENCIAS ENTRE ARCADA Y ATRAGANTAMIENTO

Arcada

Las arcadas son movimientos espasmódicos que alejan la comida de las vías respiratorias, y llegan en ocasiones a provocar el vómito.

Esto depende de la intensidad de la arcada y entra dentro de la normalidad. También podemos sufrirla si tosemos en exceso.

Pero ¿por qué pasa esto?

Porque vuestro peque se ha metido en la boca un trozo demasiado grande, demasiada cantidad o demasiado adentro.

La arcada es un mecanismo que le ayuda a comprender cuánta comida puede ingerir, por eso es importante no retirar ni meter nada en la boca, ya que de lo contrario no controlará las cantidades y no aprenderá a medirlas.

Atragantamiento

El atragantamiento ocurre cuando las vías respiratorias quedan parcial o totalmente bloqueadas.

Cuando algo bloquea parcialmente las vías respiratorias, el bebé empieza a toser de forma automática para despejarlas, y lo consigue la mayoría de las veces.

Si el bloqueo es total, el pequeño no podrá toser, se congestionará y necesitará nuestra ayuda para retirar rápidamente lo que le impide respirar con normalidad.

Por tranquilidad, seguridad y para daros confianza en el día a día, recomiendo encarecidamente que os informéis sobre técnicas de primeros auxilios.

Podéis acudir, por ejemplo, a la Cruz Roja e informaros sobre los cursillos que imparten, visionar vídeos y leer mucho sobre cómo actuar.

Pensad que estos accidentes no solo ocurren con la comida. La mayoría de ellos se dan con un juguete o cualquier objeto pequeño que tengamos por casa.

5. VAMOS ALLÁ

QUÉ ESPERAR

¿Creéis que va a comer como lo hacéis vosotros desde el primer día?

Ah, ¿no?

No, lo siento.

Pasarán días, semanas, incluso puede que meses, antes de que podáis verlo comer así, pero no debéis angustiaros por ello pues es absolutamente normal.

Además, cada bebé es un mundo y aunque el de tu prima ya se haya animado a comer legumbres y el vuestro esté renqueante, sin saber bien qué hacer con el brócoli..., ES NORMAL.

Este método aprovecha la curiosidad innata del bebé. Las primeras veces que le ofrecemos alimentos, se limita a mirarlos, estrujarlos, olerlos o tirarlos al suelo. Esto, que a lo mejor os enfada y os frustra (a vosotros o a la abuela) es parte del proceso.

No saben (todavía) que eso es comida, están experimentando y son felices haciéndolo. Necesitan una etapa de adaptación para entender su nueva situación.

Nuestro papel será el de ofrecerles una amplia variedad de alimentos saludables adecuados a su edad, acompañarlos en este viaje maravilloso disfrutando con ellos de cada descubrimiento y, por supuesto, hacer muchas, muchas fotos.

LA LECHE, SIEMPRE PRIMERO

Su alimento principal hasta que cumpla un año es la leche, sea con lactancia materna sea con lactancia artificial.

Es importante tener este concepto presente, porque nos ayudará a sobrellevar días en los que dudemos si el bebé está recibiendo los nutrientes necesarios para su desarrollo.

Recordad, además, que debemos ofrecerle la toma de leche antes de sentarlo a comer para que una vez saciado pruebe los alimentos de manera más relajada, sin el nerviosismo que pudiera provocarle el hambre.

OFRECER, NO OBLIGAR

El principio básico del BLW es la autorregulación. Un bebé sano, con comida a su alcance, sabrá indicaros cuándo está saciado.

Nunca hay que obligarle a comer por encima de su apetito.

Debéis tener en cuenta que...

Tu bebé está bien alimentado con leche (LM o LA).

Su estómago es bastante más pequeño que el de un adulto, y lo que a nosotros nos puede parecer poco, para él no lo es.

No siempre tendrá el mismo apetito y no siempre le apetecerá comer lo que le ofrezcamos.

A veces, los bebés simplemente no necesitan comer más por su propia constitución.

Pero ¿y si no come lo suficiente?

Si vuestro hijo está activo, se ríe, juega y disfruta cuando le ofrecéis la comida, comerá lo que necesita. Confiad en él.

¿SE ALIMENTA BIEN?

La principal fuente de energía y nutrientes de un bebé hasta que cumpla un año es la leche (LM o LA), lo demás es complementario.

En el caso de que le estéis dando lactancia materna a vuestro bebé, tranquilos, la leche de mamá está perfectamente adaptada a las necesidades nutricionales de vuestro hijo. La leche artificial también está especialmente formulada para alimentar a vuestro bebé en esta etapa de su vida.

Además, la alimentación complementaria, del tipo que sea, nunca deberá superar el 50 % de la ingesta calórica diaria de un bebé.

MI HIJO TIENE BRÓCOLI EN LA CABEZA

En su cabeza, en vuestra cabeza, en la del perro, en la pared, en el suelo... esto va a ser así, aceptadlo.

Os vais a tener que armar de paciencia y asumir que este método, igual que tiene muchas ventajas, tiene un gran inconveniente: es bastante sucio.

Si os centráis en los múltiples beneficios de este sistema y entendéis la limpieza diaria del comedor como un mal menor, el proceso se os hará más llevadero.

EL CAMBIO DE ALIMENTACIÓN

Desde el momento en que iniciamos la alimentación complementaria, comenzaremos a ofrecerle agua en las comidas. Al principio, en vasos de aprendizaje y a medida que vaya adquiriendo soltura podremos dársela en un vaso normal.

Uy, agua ¿así de repente?

Sí, antes solo tomaba leche, un alimento sin apenas residuos, y ahora que comienza a tomar alimentos sólidos a veces el bebé puede estreñirse. Darle agua es una buena forma de ayudar a mejorar esta situación.

Pero ¿y si no quiere tomar?

Pues procuraremos darle alimentos con fibra e intentaremos que no esté mucho tiempo sentado, para así favorecer el movimiento del intestino. Eso sin olvidar nunca sus tomas de leche.

RESPETAR EL APETITO Y PREFERENCIAS DEL BEBÉ

A mí no me gusta el atún caliente ni la lechuga... Uf, me tienen que pillar con mucha hambre para que los tome. Seguro que vosotros tenéis vuestros gustos particulares y son totalmente respetables.

¿Por qué no lo deberían ser entonces los de vuestros hijos?

Si el bebé de ninguna manera quiere brócoli, no le demos brócoli. Sí, tiene muchas vitaminas y es fantástico, pero hay muchísimos otros alimentos con cualidades similares.

Lo mismo pasa con su apetito. Un bebé saludable con comida a su alcance comerá hasta saciarse, no insistamos en que coma más aunque nos parezca que no ha podido tener suficiente.

Recordad, está aprendiendo a comer, la alimentación complementaria en este caso tiene una función lúdica y educativa, su alimento principal seguirá siendo siempre la leche.

FRECUENCIA Y CANTIDADES

Al principio solo tomará alimentos sólidos al mediodía, luego demandará merienda o desayuno y, por último, la cena... o no.

¿Eh?

Bueno, eso es lo que pasó con mis hijos, pero como ya hemos comentado, cada bebé es particular. Solo tenéis que estar atentos y observarlo, sabréis cuándo ofrecerle más comida.

Y ¿qué cantidad de comida le doy?

Las primeras semanas experimentan y no es habitual que coman mucho, pero en el momento en que lo hagan, debemos fijarnos en las cantidades con las que quedan saciados.

Así nos ahorraremos cocinar de más o ver toda esa comida sobrante decorando nuestro comedor.

LOS CUBIERTOS

Oh, ¡los cubiertos!
Sí, sí, sí.

Estaréis esperando que os indique cuándo comenzar a ofrecérselos, ¿eh? Pues no os lo puedo decir, tendréis que descubrirlo vosotros.

Un día os daréis cuenta de que mira atentamente cómo os lleváis la cuchara a la boca o cómo pincháis un trozo de carne. Es entonces cuando podéis comenzar a ponérselos cerca para que se familiarice con ellos.

Es posible que los ignore, pero probablemente le produzcan tanta curiosidad que comience a cogerlos. Poco a poco lo hará cada vez con más soltura hasta que los maneje perfectamente. Es importante que, de la misma manera que aprende a comer de forma autónoma, aprenda a usar los cubiertos a su ritmo, sin presiones, observando cómo lo hacéis vosotros.

LA TEMIDA CRISIS

¿Crisis? ¿Hay una crisis?

Pues sí.

Vuestro hijo come estupendamente ya, han sido unos meses intensos en los que habéis tenido vuestras dudas, pero por fin, ¡come genial! Hasta que un día deja de hacerlo.

Empieza a rechazar cosas que le encantaban y solo quiere comer tres o cuatro alimentos.

No entendéis nada, porque no parece estar enfermo, sigue feliz, juega, pero a la hora de comer, es como si os hubieran cambiado al niño.

¿Qué ha pasado?

Pues que en este año su crecimiento ha sido brutal, pero ahora comenzará a crecer más despacio y ya no necesitará comer tanto.

Habrá una fase de adaptación de unas semanas (en ocasiones meses) y luego, volverá a la normalidad.

Ay, no, con lo bien que íbamos...

No desesperéis, es una etapa pasajera. Recordad que un niño sano con comida a su alcance nunca se quedará con hambre. Así que tranquilos, comerá lo que necesite.

6. EL ENTORNO

ES VUESTRA DECISIÓN

Era muy sencillo pensar solo en vosotros cuando no erais padres, pero las cosas han cambiado, y si estáis leyendo estas líneas es porque queréis informaros sobre las diferentes opciones que existen para alimentar a vuestro hijo.

Deseáis lo mejor para él, así que una vez os hayáis documentado y decidáis practicar BLW o cualquier otro método, ignorad las presiones, sed firmes. La decisión es vuestra y solo os incumbe a vosotros, los padres.

Confiad en vuestro instinto, seguro que hacéis lo mejor para vuestro hijo.

OPINÓLOGOS

Cuando decidáis embarcaros en la aventura del Baby-Led Weaning, os encontraréis con muchas personas que se sentirán fascinadas por el método, pero también habrá muchas otras (con frecuencia en el entorno más cercano) que os mostrarán su disconformidad.

Entre las expresiones más frecuentes que oiréis están:

1. Así no comerá nada

Tenemos como alimento principal la leche (LM o LA), y un bebé sano comerá lo que necesite, ni más ni menos.

Siempre queremos que coman más de lo que lo hacen, pero nunca hay que hacerles comer por encima de su apetito. Insisto, confiemos en ellos.

2. Comerá solo lo que le gusta

De la variedad de alimentos saludables que le ofrezcamos, habrá cosas que le gusten más y otras que le gusten menos.

¿Cuál es el problema? ¿Acaso compráis la comida que menos os gusta en el supermercado? ¿Pedís lo que menos os apetece de la carta de un restaurante?

Como cualquier niño o adulto, tiene preferencias y hay que respetarlas.

Al evocar nuestra infancia seguramente recordemos episodios en los que nos obligaban a comer algún alimento, y fijaos, al final de adultos no lo queremos ver ni en pintura.

Uy, sí. ¡Ni me quiero acordar!

3. Le hará daño al estómago

Pues no. Los jugos y la saliva que se producen con la masticación estimulan los ácidos del estómago que facilitan la digestión, esto hace que los alimentos se digieran mejor que ingeridos en forma de puré.

Como nuestro bebé aún no mastica bien, encontraremos algunos trozos en las heces, pero eso no quiere decir que no se hayan aprovechado sus nutrientes ni que su sistema digestivo no esté preparado. De hecho, sucede lo mismo con los purés, pero no nos damos cuenta porque los alimentos están triturados.

Me da que esto lo vamos a oír mucho...

4. Es peligroso

Como hemos dicho alguna vez, el Baby-Led Weaning no es más peligroso que cualquier otro método de alimentación complementaria, pero se han de seguir las pautas de seguridad básicas que hemos mencionado en apartados anteriores.

Simplemente, usemos el sentido común y seamos precavidos con nuestros hijos, practiquemos BLW o no.

APOYOS

Las andanzas por este método no siempre serán sencillas, sobre todo al principio.

La gente os mirará extrañada por no aplicar el sistema habitual y muchas veces os sentiréis incomprendidos.

Oh, vaya...

Sí, os parecerá que nadáis a contracorriente, pero... ¡tranquilos, no estáis solos!

Buscad padres que practiquen el método; compañeros de fatigas con los que compartir vuestras dudas, vuestras alegrías, los avances de vuestro pequeño...

Os recomiendo, por ejemplo, que echéis un vistazo a los múltiples grupos de BLW que encontraréis en las redes sociales o que asistáis a charlas sobre el tema, así podréis conocer a otros padres que, como vosotros, se han lanzado de cabeza a este maravilloso mundo.

Cuando tengáis una tribu con la que batallar, os sentiréis más seguros de vuestra elección, ya veréis.

7. RECETAS

COMIDA ABURRIDA... ¡JA!

Practicar BLW no quiere decir comer de manera aburrida.

Os asustasteis un poco al ver la lista de alimentos no recomendados para menores de un año y disteis por hecho que sería complicado elaborar menús aptos que además fueran sabrosos, ¿a que sí?

Pues estabais equivocados. A continuación, podréis comprobarlo con un montón de saludables recetas que os ayudarán en el día a día con vuestro peque.

Oh, sí. ¡Ahora viene lo bueno!

Y que lo digáis. Vamos allá.

SUSTITUTOS DEL HUEVO

Si aún no le habéis ofrecido huevo, en caso de alergia o simplemente porque no lo queréis utilizar, existe una amplia variedad de sustitutos que os facilitarán la elaboración de vuestras recetas.

Sustitutos del huevo preferentemente en recetas de comidas y cenas

- 3 cucharadas de harina de garbanzo + 3 cucharadas de agua
- 2 cucharadas de harina fina de maíz + 3 cucharadas de agua
- 2 cucharadas de harina de trigo integral + 3 cucharadas de agua
- 3 cucharadas de harina de avena + 3 cucharadas de agua (dejar reposar 30 minutos)
- 2 cucharadas de harina de coco + 5 cucharadas de agua

Sustitutos del huevo preferentemente en recetas de repostería

- ¼ de taza de yogur natural (a partir de un año)
- 2 cucharadas de crema de cacahuete casera
- 1 kiwi triturado
- ½ plátano
- ¼ de puré de manzana casero
- ¼ de taza de pera o manzana rallada
- 1 cucharada de lino molido + 3 cucharadas de agua (dejar reposar 5 minutos)

LA PASTA DE DÁTILES Y OTRAS OPCIONES PARA ENDULZAR

Los dátiles son una buena alternativa al azúcar refinado. Endulzan ligeramente nuestras preparaciones de repostería y aportan una cantidad muy interesante de nutrientes.

Son ricos en vitaminas del grupo B y, además, una gran fuente de minerales como potasio, magnesio, calcio y hierro.

Los buscaremos naturales y tendremos en cuenta que en la etiqueta no se indique que llevan algún extra poco recomendable.

La preparación de la pasta de dátiles es muy sencilla:

Se deshuesan los dátiles y se cubren con agua. Se dejan reposar 6 horas en la nevera (para evitar que en épocas calurosas puedan fermentar) y se tritura todo en una procesadora hasta obtener una pasta con textura densa, como la de la mermelada.

Hay una versión exprés con agua caliente y solo 30 minutos de remojo; al final obtenemos el mismo resultado tras triturarlo todo.

La proporción aproximada es de 150 g de dátiles deshuesados por cada 100 ml de agua.

Se conserva bien hasta 2 semanas en la nevera en un bote de cristal o en un tupper. Además, se puede congelar. Probad a guardarla en cubiteras, para poder usarla según se necesite.

Si no podéis o no queréis usar dátiles, hay otras alternativas, como el plátano maduro, las ciruelas pasas o el puré de manzana.

EQUIVALENCIAS

La taza se usa cuando queremos medir un ingrediente por volumen y no por peso.

La cucharada y la cucharadita se utilizan cuando las cantidades son pequeñas y difíciles de medir con báscula.

1 taza = volumen de 250 ml
1 cucharada = 15 ml
1 cucharadita = 3 ml

1 taza = 16 cucharadas
= 48 cucharaditas

½ taza = 8 cucharadas
= 24 cucharaditas

¼ de taza = 4 cucharadas
= 12 cucharaditas

⅛ de taza = 2 cucharadas
= 6 cucharaditas

Al medir por volumen, el peso del ingrediente será variable. Aquí unos ejemplos de pesos aproximados:

1 taza de...
Harina de trigo = 140 g
Harina de trigo integral = 130 g
Harina de repostería = 120 g
Harina de arroz = 130 g
Copos de avena = 110 g
Almendra molida = 115 g
Coco rallado = 80 g
Manzana rallada = 125 g
Brócoli (arbolitos) = 75 g

¿PROBLEMAS CON UNA RECETA?

Vaya, parece que lo habéis hecho tal y como pone la receta, pero no os ha acabado de salir.

¿Qué ha podido pasar?
Vamos a ver:

Repostería

El bizcocho no ha subido lo suficiente

- Falta levadura.
- Exceso o escaso batido de los ingredientes.
- Exceso de agua o grasa.
- Uso de un molde demasiado grande en proporción a la cantidad de masa.
- Temperatura del horno incorrecta.

El bizcocho tiene el centro hundido

- Escaso batido de los ingredientes.
- Falta de líquido.
- Poco tiempo de cocción o temperatura del horno baja.

El bizcocho se eleva en el centro

- Poca grasa.
- Falta de líquido.
- Temperatura del horno demasiado elevada.
- Poca levadura.

El bizcocho se queda seco

- Poca levadura.
- Exceso de harina.
- Demasiado tiempo en el horno.

La parte superior del bizcocho queda húmeda

- Temperatura del horno elevada.

El bizcocho queda apelmazado

- Falta de precalentado del horno o tiempo insuficiente.
- Exceso o escaso batido de los ingredientes.
- Cantidad de ingredientes superior a la indicada.
- Hemos retirado el bizcocho del horno antes de cocinarse completamente.
- Hemos abierto la puerta del horno demasiado pronto.
- Temperatura incorrecta del horno.
- Exceso de humedad (preparaciones con mucha fruta o pasta de dátiles con excesiva cantidad de agua).

El bizcocho queda perfecto, pero al sacarlo se hunde

- Horno excesivamente caliente, cambio brusco de temperatura.

¿Cuándo sabemos que el bizcocho está hecho?

Pasado el tiempo de cocción, podéis clavar un palillo o una brocheta. Si sale húmedo, necesita unos minutos más de cocción.

Otro indicativo es que los bordes del bizcocho comenzarán a separarse del molde.

¿Cuándo desmoldar?

No se debe desmoldar nunca los bizcochos en caliente. Lo ideal es dejarlos enfriar y luego retirarlos cuidadosamente del molde.

Comidas y cenas

La masa de la hamburguesa o albóndiga queda demasiado blanda

Añadir pan rallado sin sal, avena o frutos secos molidos hasta obtener la textura deseada.

La masa de la hamburguesa o albóndiga queda muy densa

Le falta humedad. Agregar leche (materna, de inicio, de continuación o vegetal) o también caldo (verdura, carne o pescado).

La masa de la hamburguesa, albóndiga o croqueta se deshace

No está bien ligada. Incorporar a la masa avena, miga de pan sin sal remojada en agua o leche (materna, inicio, continuación o vegetal), puré de patata casero, manzana rallada o un huevo.

CONSERVACIÓN

Para conservar platos recién preparados, los tapamos con film transparente y los guardamos en la nevera. Luego simplemente los cocinamos (si no lo hemos hecho ya) o los calentamos en el microondas, en la sartén o en el horno.

Cuando hemos preparado más comida de la que podemos tomar, en general, podemos congelar el sobrante. Las pautas son las siguientes:

Comidas y cenas

Hamburguesas, albóndigas... ¿mejor congelarlas crudas o cocinadas?

Por poder, se pueden congelar de las dos maneras, pero ¿qué preferiríais tomar, una hamburguesa recién hecha o una recalentada?

Exacto. Siempre que podáis, intentad congelarlas antes de pasarlas por la sartén o el horno.

La preparación es sencilla: las envolvemos individualmente en film transparente o papel de hornear (sí, va genial para que no se pegue la comida) y luego las ponemos en un tupper o en una bolsa con cierre bien rotulada con lo que es y la fecha de envasado.

El tiempo de conservación es variable y depende de los ingredientes, obviamente, pero en general nuestras recetas aguantarán en perfectas condiciones hasta 2 meses.

Cuando las queramos consumir, las descongelamos en la nevera con tiempo, y preferiblemente sin utilizar el microondas, ya que las preparaciones pueden quedar secas.

Una vez descongeladas, las cocinamos tal y como indicaba la receta, y ¡a disfrutar!

Por cierto, se puede congelar prácticamente todo menos las preparaciones que lleven patata, ya que su textura y sabor pueden variar mucho.

Repostería

Si no vamos a comernos las magdalenas, las galletas o el bizcocho hasta dentro de unos días, los podemos conservar a temperatura ambiente en un bote hermético o en una lata. Si los metemos en la nevera, se endurecerán.

Los bizcochos sin cobertura o las magdalenas se pueden congelar en trozos individuales envueltos en film transparente, dentro de una bolsa con cierre o en una bandejita de aluminio rotulada. Para descongelarlos, los dejamos unas horas a temperatura ambiente y estarán perfectos para una rica merienda.

Las galletas pueden ir al congelador antes de hornear o ya horneadas. Si hemos preparado mucha cantidad, las organizamos en porciones para poder descongelar solo las que necesitamos.

Las de masa sin cocinar, las pondremos directamente en el horno, siguiendo las indicaciones de la receta, añadiendo unos minutos más de cocción.

Dejamos las horneadas descongelándose unos 15 minutos a temperatura ambiente para luego hornearlas 5 minutos a 180 °C. Quedarán espectaculares.

Además, se puede congelar la masa cruda, bien tapada con film transparente en porciones manejables. Para descongelarla, el proceso es similar al de los bizcochos y las magdalenas; las dejamos unas horas a temperatura ambiente.

Salsas y patés vegetales

Podemos conservarlos en la nevera en un bote de cristal o en un tupper alrededor de una semana o también congelarlos en una cubitera en prácticas monodosis.

Entendido.
¡Listos para llenar el congelador!

8. *TIPS*

BÁSICOS

Hay una serie de cosas que nos serán realmente útiles en la práctica del método, y que se convertirán en indispensables en nuestro día a día.

Así, los *must have* del BLW son:

Utensilios varios

Film transparente normal y resistente al calor, papel de aluminio, papel de hornear, tuppers, espátulas de silicona, espumadera, pinzas para cocinar, cucharas de madera, bandejas de aluminio, rollo de papel, bolsas con cierre zip, sartén molona antiadherente, platos, vasos y cubiertos infantiles, moldes para bizcochos y galletas, cápsulas de magdalenas, emplatadores, unas varillas de batir y finalmente, sin ser indispensable, una procesadora.

Alimentos no perecederos o pseudofrescos

Harina de trigo normal e integral, harina de repostería, harina de arroz, harina de algarroba, harina de garbanzo, avena en copos, quinoa, legumbres, pan rallado sin sal, aceite de oliva, aceite de girasol, leche vegetal, dátiles, almendra molida y levadura química.

La trona

Lo sé, esas tronas de madera son preciosísimas, pero no son nada prácticas. Haceos con una sencilla trona de plástico que pueda limpiarse fácilmente.

Limpieza

Producto desinfectante sin lejía para la limpieza de la trona, bote de quitamanchas con cacito o espray quitamanchas para la ropa, baberos para el peque.

9. *HELLO, TODDLER!*

NUESTRO HIJO YA TIENE UN AÑO

Bueno, bueno, fijaos dónde estamos.

Lo veíais muy, muy lejano, pero al fin ocurrió. Os sabéis de pe a pa los alimentos aptos, controláis las etiquetas, y en la herboristería donde compráis la harina de algarroba ya os llaman por vuestro nombre.

Pero espera, ¿y ahora?

Ahora vuestro hijo es un *toddler*, ya no es un bebé.

Sí, lo sé, tenéis nostalgia al pensar en lo mucho que ha crecido, pero ¡ahora vendrá otra etapa maravillosa con un montón de aventuras más!

¿Y ya puede comer de todo?

No. Me consta que estáis entusiasmados con este gran cambio, pero si repasáis la lista de alimentos aconsejables, veréis que algunos todavía tendrán que esperar.

Una novedad importante es la incorporación de lácteos. El yogur natural le va a encantar, ¡ya veréis!

Tras superar la crisis del año y tras un proceso de adaptación, empieza definitivamente esta nueva etapa.

Enhorabuena por todo lo que habéis conseguido. Mirad a vuestro hijo, cómo disfruta con una simple pera. ¡Qué satisfacción!, ¿verdad?

Pues seguid haciéndolo igual de bien, ¡nos vemos pronto!

CONCLUSIÓN

Hace veinticinco meses que empecé y hoy mismo miraba embobada cómo mis hijos disfrutaban comiendo lentejas.

Tendría que estar acostumbrada, pero no; aún me maravilla ver lo que hemos conseguido entre todos —ellos, mi marido y yo—, con mucha constancia y paciencia, y también con mucha fe ciega, porque cuando iniciamos este camino apenas había información y cada día era un descubrimiento.

Ojalá hubiera tenido los conocimientos que tenéis ahora, ¡me hubiera ahorrado tanto tiempo y tantas dudas!

A pesar de todo, debo decir que el balance ha sido más que positivo y me siento realmente satisfecha.

Mis hijos son felices y disfrutan comiendo. No he tenido berrinches, me he evitado discusiones y el ambiente familiar a la hora de comer siempre ha sido relajado. ¿Se puede pedir más?

Os animo a todos a seguir mis pasos y los de muchísimos otros padres orgullosos de haber hecho esta elección. Vuestros hijos lo agradecerán.

Un abrazo enorme,
Begoña

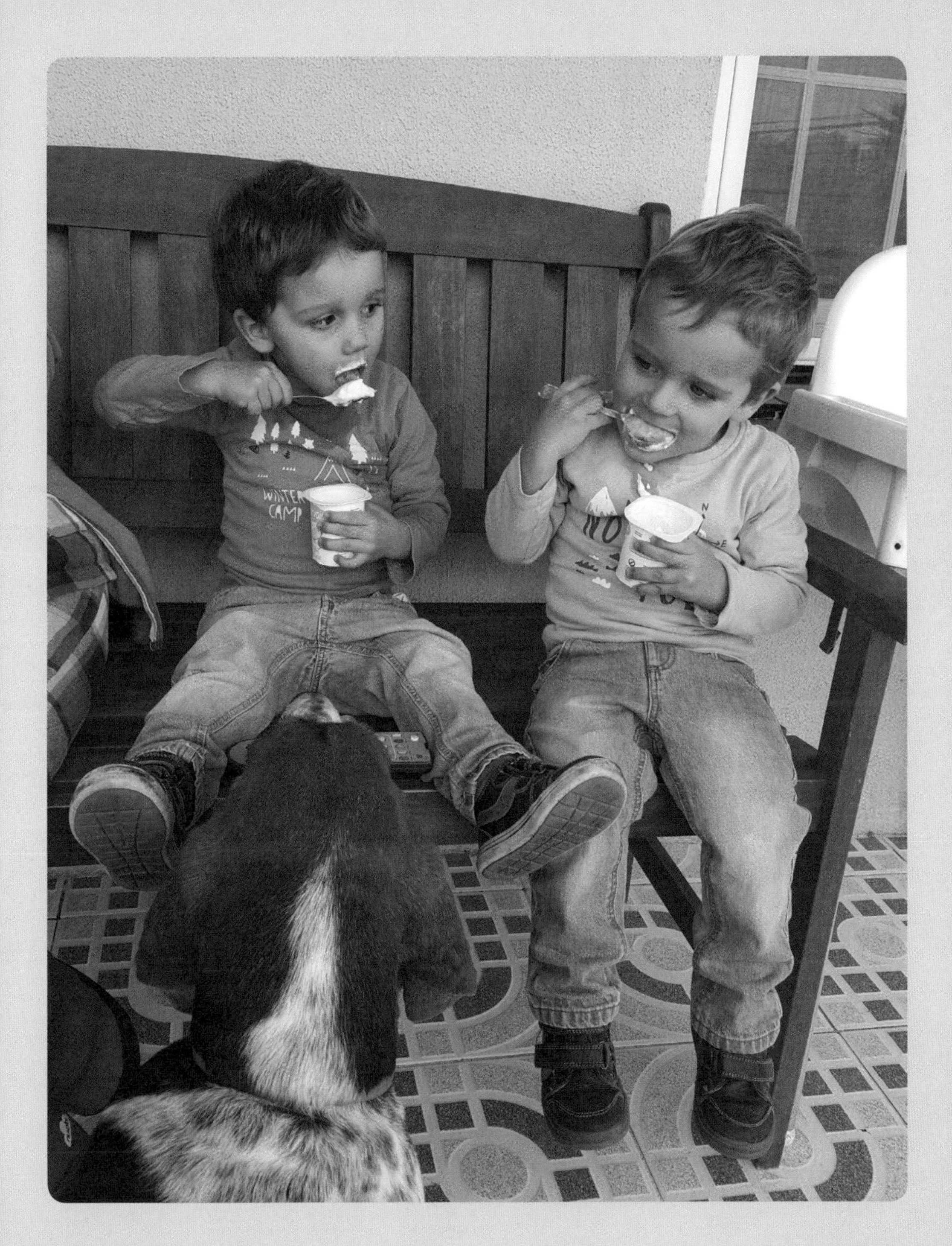
WINTER
CAMP

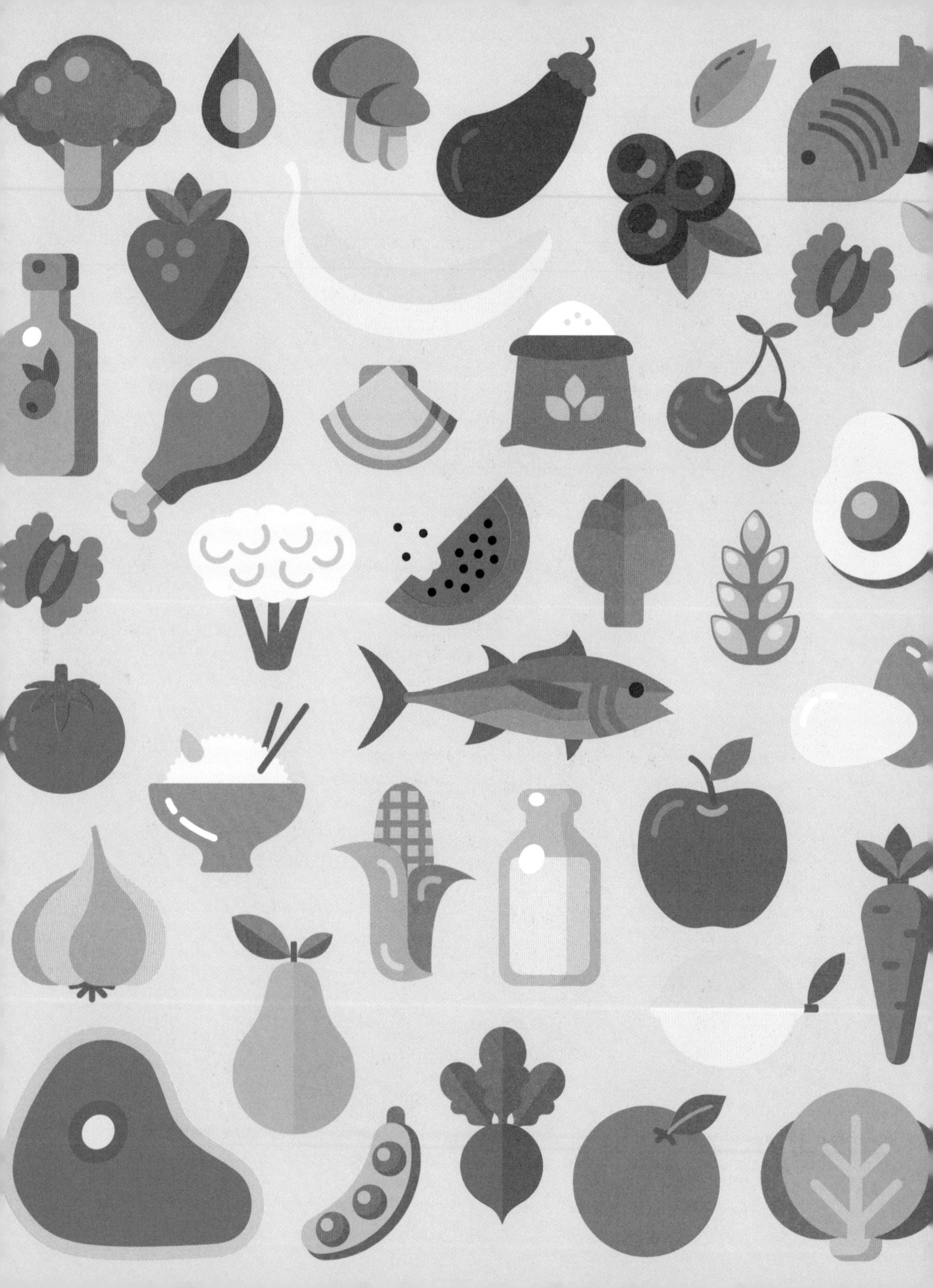

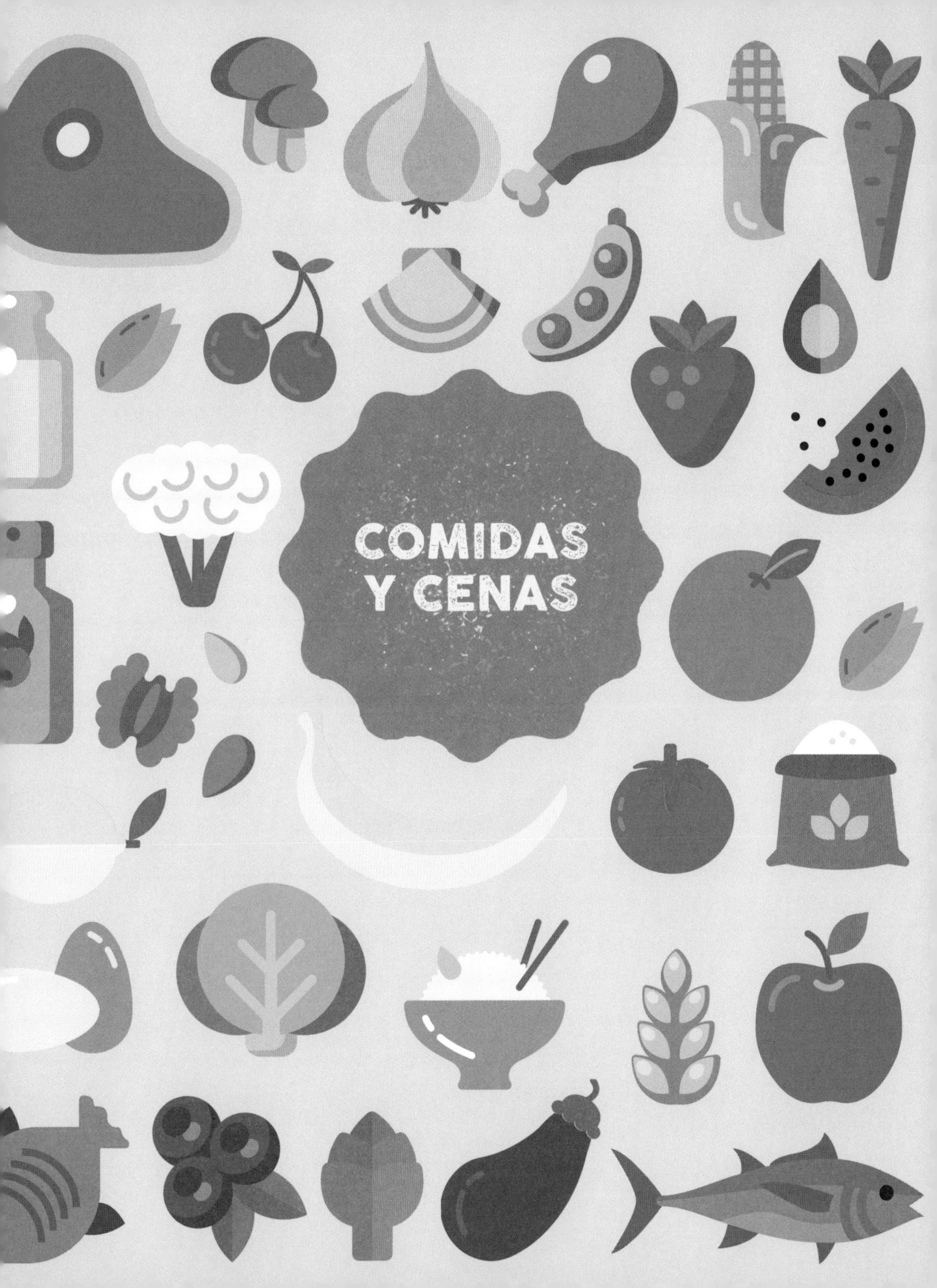
COMIDAS
Y CENAS

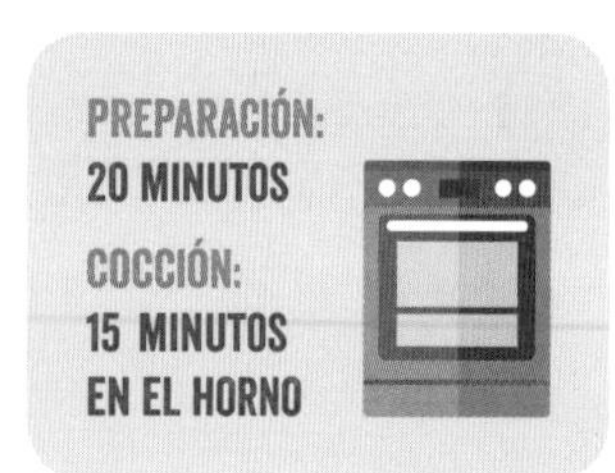

Albóndigas DE BACALAO, PIMIENTOS ASADOS Y ESPÁRRAGOS

PARA 8 UNIDADES

200 g de bacalao cocido
1 huevo
¼ de pimiento rojo asado
4 espárragos trigueros salteados
3 cucharadas de pan rallado (sin sal)

1. Batimos el huevo en un bol grande. Reservamos.
2. Picamos el pimiento rojo asado y los espárragos trigueros, y desmigamos el bacalao cocido al que previamente habremos retirado las posibles espinas.
3. Añadimos todo al bol junto con el huevo e incorporamos el pan rallado. Agregamos más pan rallado si fuera necesario para conseguir la consistencia deseada. Mezclamos hasta obtener una masa manejable.
4. Precalentamos el horno a 180 °C.
5. Formamos bolitas con la masa y las colocamos sobre la bandeja del horno cubierta de papel de hornear.
6. Cocinamos las albóndigas unos 15 minutos. ¡Listas!

Sugerencias

- ¿Qué tal si variáis las verduras para conseguir nuevos sabores? Judías verdes cocidas, maíz, calabacín, cebolla, puerro, pimiento verde... en cantidades similares a las de las verduras de la receta, y mejor salteados con un poquito de aceite.
- También podéis prepararlas con otro tipo de pescado, o incluso con carne.
- ¿Sin pan rallado? Probad con harina o avena.

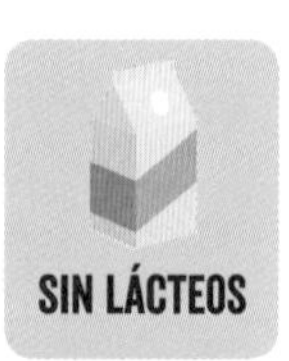

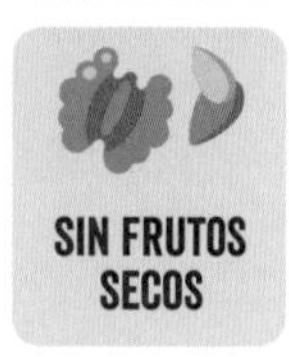

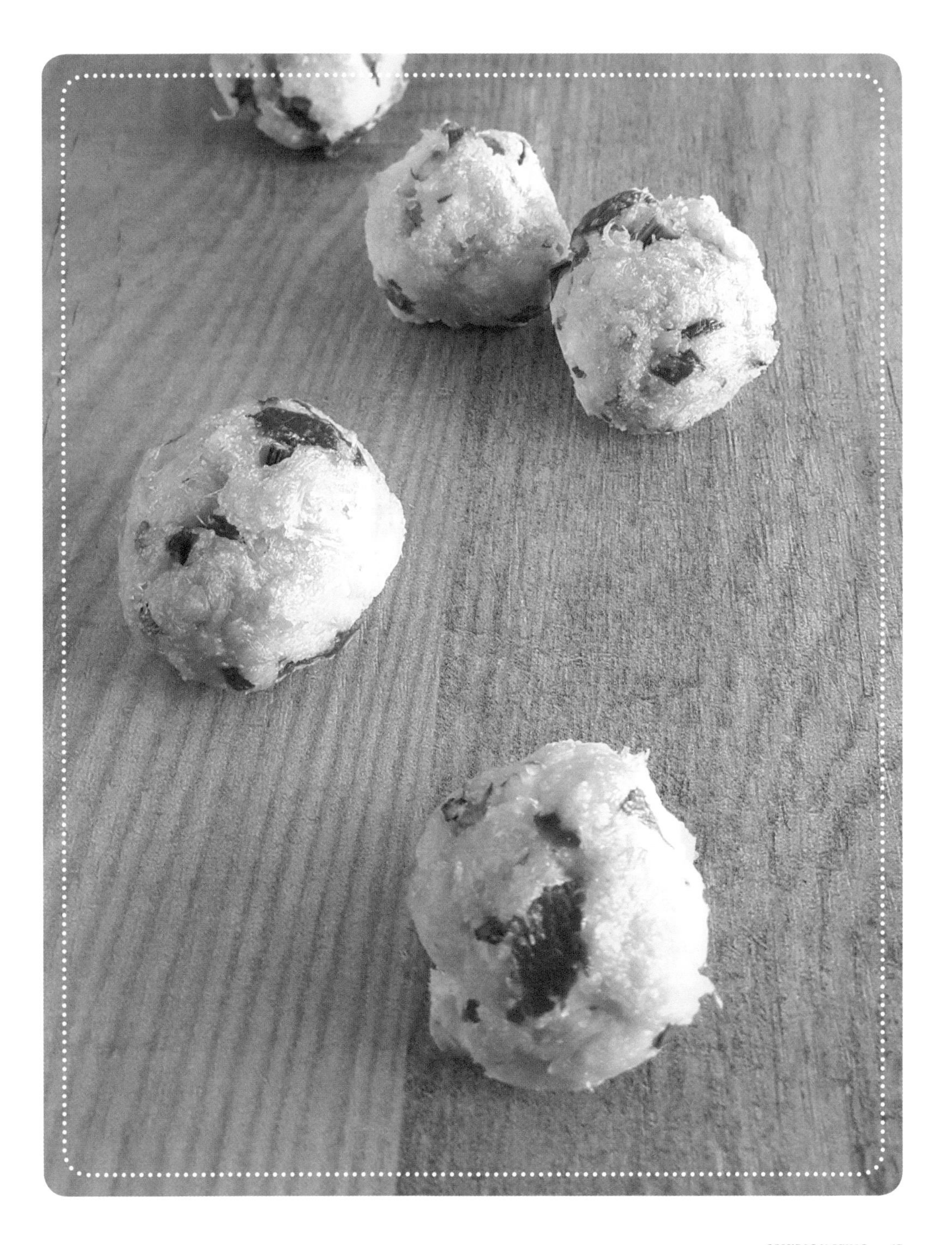

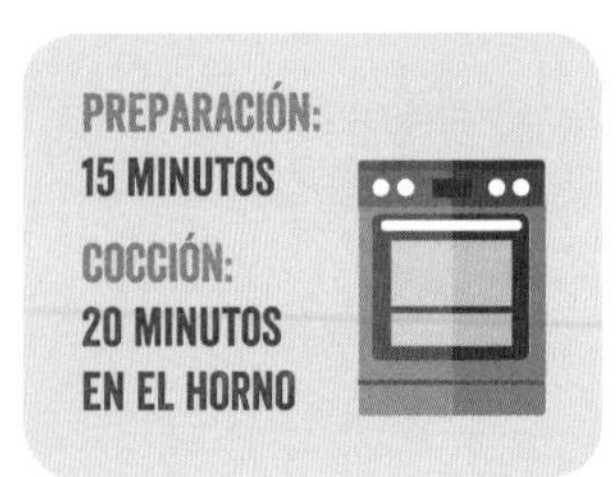

Albóndigas DE CONEJO Y TERNERA

PARA 10 UNIDADES

100 g de carne de conejo
100 g de carne de ternera
1 huevo
½ cebolla
3 o 4 cucharadas de avena en copos
1 diente de ajo
1 cucharadita de perejil fresco picado

1. Batimos el huevo y reservamos.
2. Trituramos las carnes con ayuda de una procesadora o de un buen cuchillo.
3. Mezclamos las carnes con la cebolla, el perejil y el diente de ajo picadito. Incorporamos el huevo y homogeneizamos la mezcla.
4. Añadimos las cucharadas de avena hasta conseguir una masa manejable.
5. Precalentamos el horno a 180 °C.
6. Formamos albóndigas con la masa y las colocamos sobre la bandeja del horno cubierta de papel de hornear.
7. Las cocinamos unos 20 minutos. ¡Qué ricas!

Sugerencias

- ¿Qué tal si probáis con otro tipo de carne en proporciones similares? Seguro que quedará riquísimo.
- ¿No os gusta el sabor del ajo, pero os encanta el del jengibre? Perfecto, sed creativos.
- Para dar a las albóndigas un toque extra de jugosidad, podéis pasarlas por la sartén con un poco de aceite para que se doren, luego seguid las indicaciones de la receta y acabad de cocinarlas en el horno.

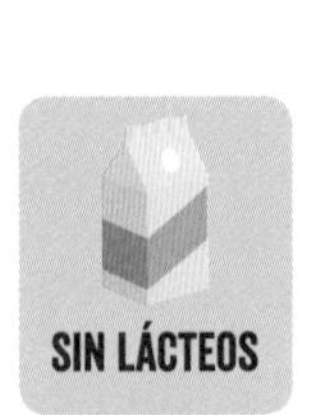

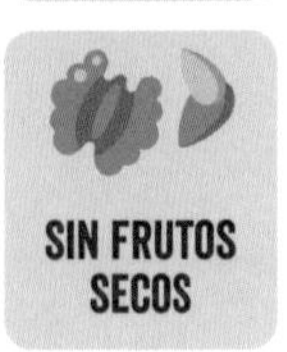

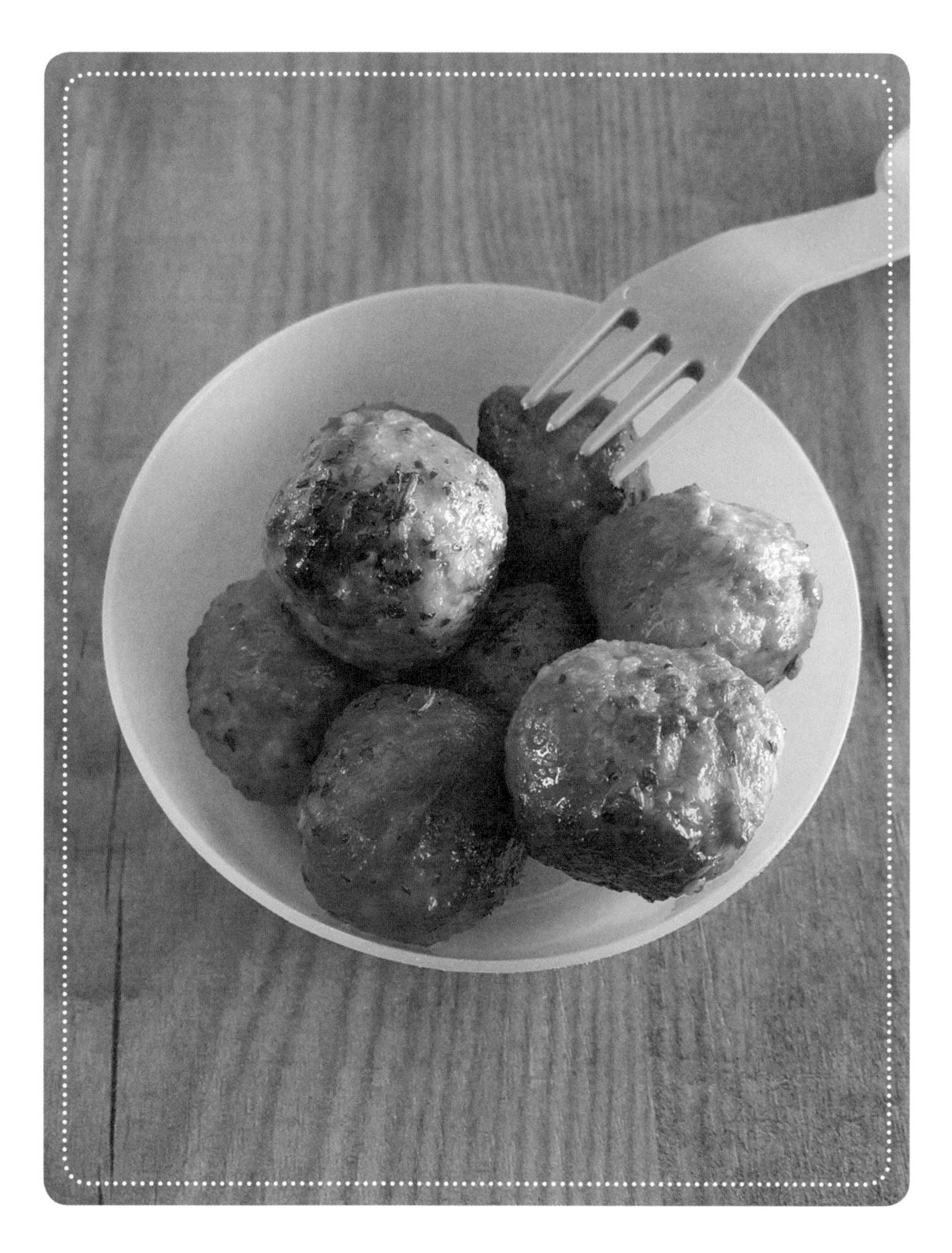

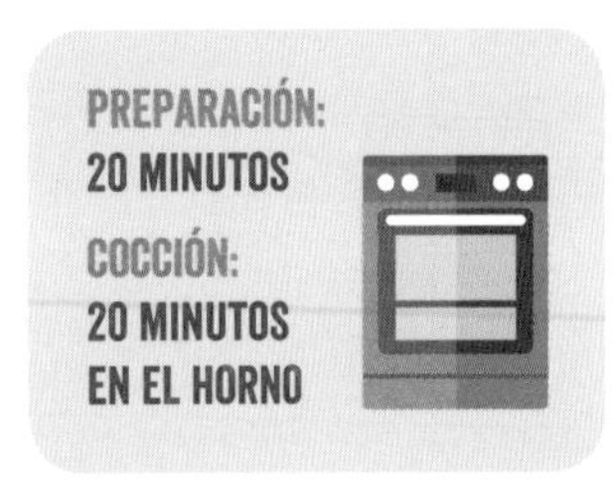

Albóndigas DE PAVO Y MANZANA A LA MENTA

PARA 10 UNIDADES

200 g de carne de pavo picada
1 cucharada de leche vegetal
½ manzana
1 cebolleta
3 cucharadas de almendra molida
5 hojitas de menta o hierbabuena fresca
pimienta (al gusto)

1. Picamos la manzana, la cebolleta y la hierbabuena. Reservamos.
2. Mezclamos la carne de pavo picada y la cucharada de leche vegetal.
3. Añadimos la manzana, la cebolleta y la hierbabuena junto con la almendra molida y la pimienta a la mezcla de carne con leche vegetal. Homogeneizamos.
4. Precalentamos el horno a 180 °C.
5. Damos forma a las albóndigas y las disponemos sobre la bandeja del horno cubierta con papel antiadherente.
6. Las cocinamos entre 15 y 20 minutos, hasta que se doren. ¡A disfrutar!

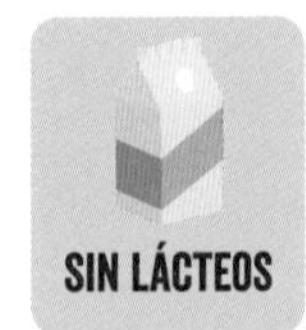

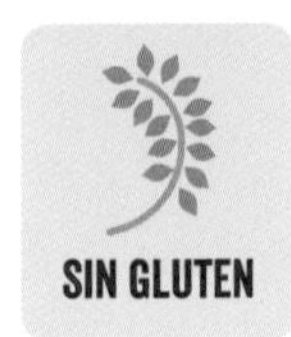

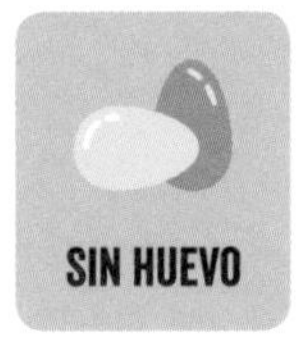

Sugerencias

- Podéis probar con pera, persimón, trocitos de plátano o lo que se os ocurra en vez de la manzana.
- ¿Cambiar el pavo por pollo? Claro, o por la carne que os apetezca.
- La leche vegetal puede sustituirse por leche de inicio, de continuación o materna.

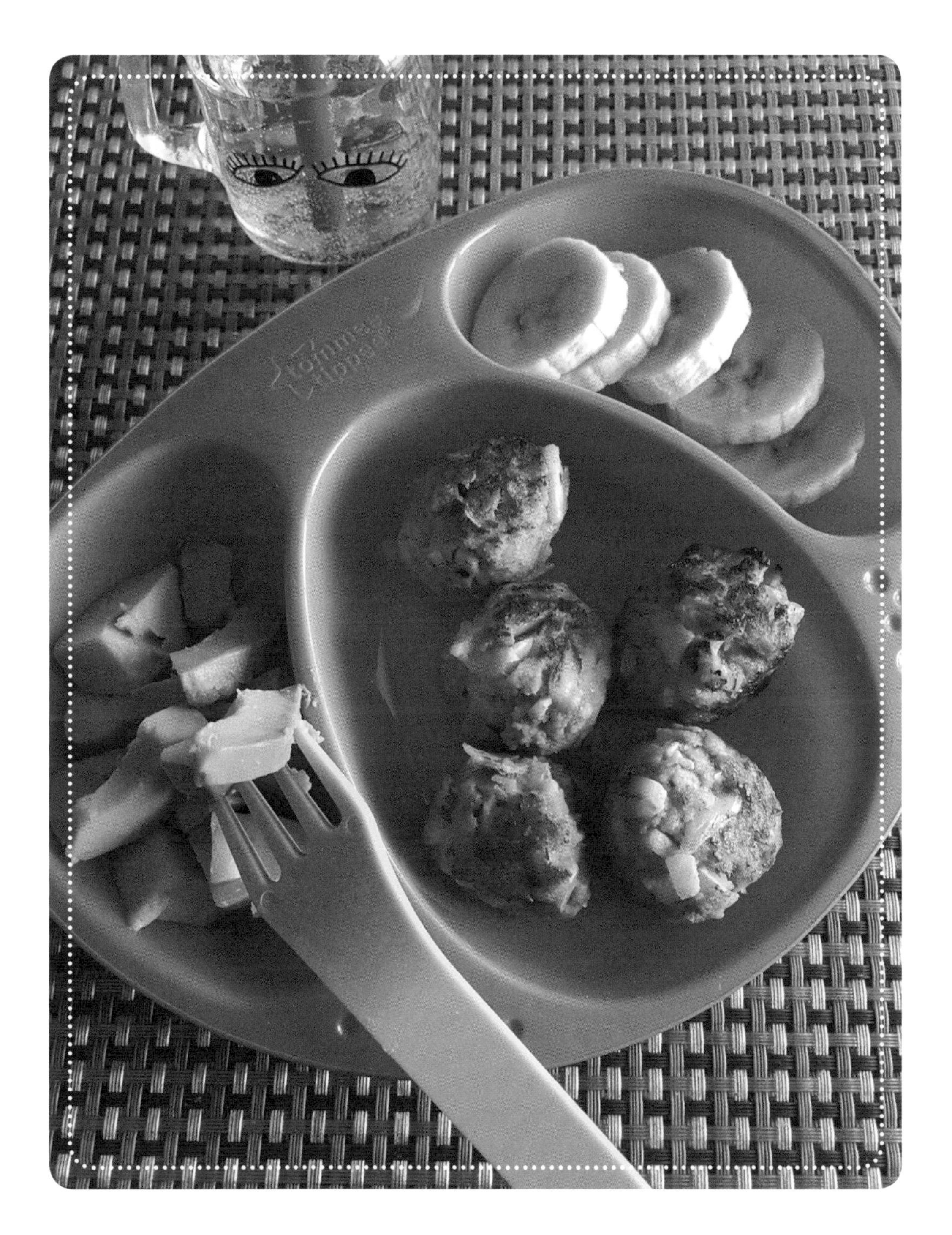
tommee tippee

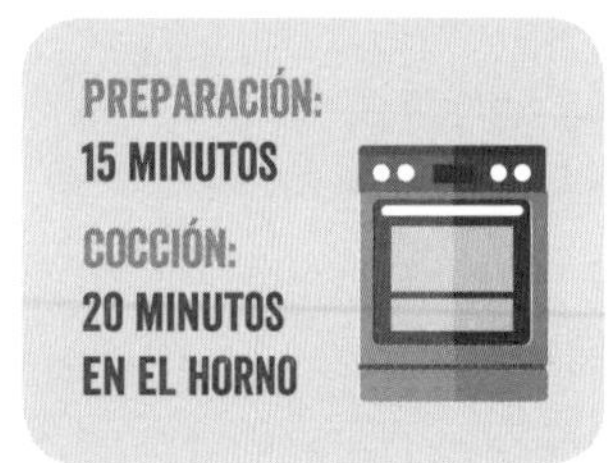

Albóndigas DE POLLO CON MAÍZ Y JUDÍAS VERDES

PARA 8 UNIDADES
½ pechuga de pollo
30 g de harina de arroz
½ cebolla roja pequeña
2 cucharadas de maíz
50 g de judías verdes cocidas
romero (al gusto)
pimienta (al gusto)

1. Picamos la pechuga con una procesadora o un buen cuchillo. La ponemos en un recipiente y reservamos.
2. Picamos la cebolla y las judías verdes. Las incorporamos junto con el maíz, las especias y la harina de arroz al recipiente de la carne. Homogeneizamos hasta conseguir una masa manejable. Rectificamos de harina de arroz si fuera necesario.
3. Precalentamos el horno a 180 °C.
4. Damos forma a las albóndigas y las colocamos en la bandeja del horno cubierta con papel antiadherente.
5. Las horneamos 20 minutos. ¡Listas!

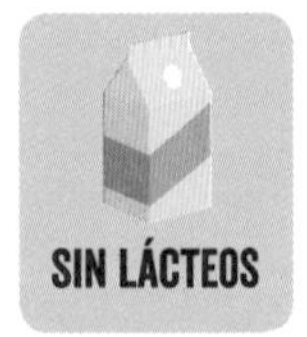

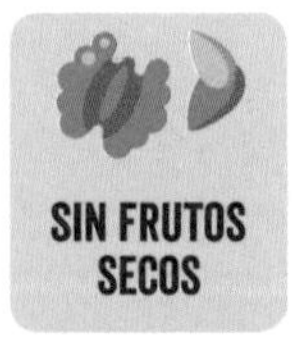

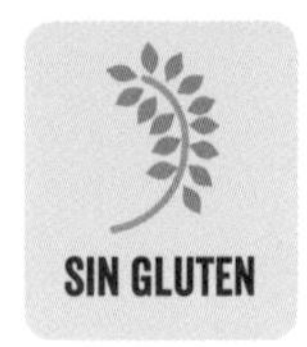

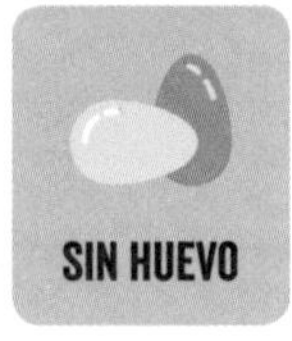

Sugerencias

- Podéis cambiar el tipo de carne si así lo deseáis.
- Vaya, ¿no hay maíz? ¿Qué tal ese pimiento verde que os mira en la nevera? ¿Y si además lo probáis un poquito salteado? Mmm...
- ¿No tenéis problemas de celiaquía? Pues cambiad la harina de arroz por harina de trigo, de avena, pan rallado...

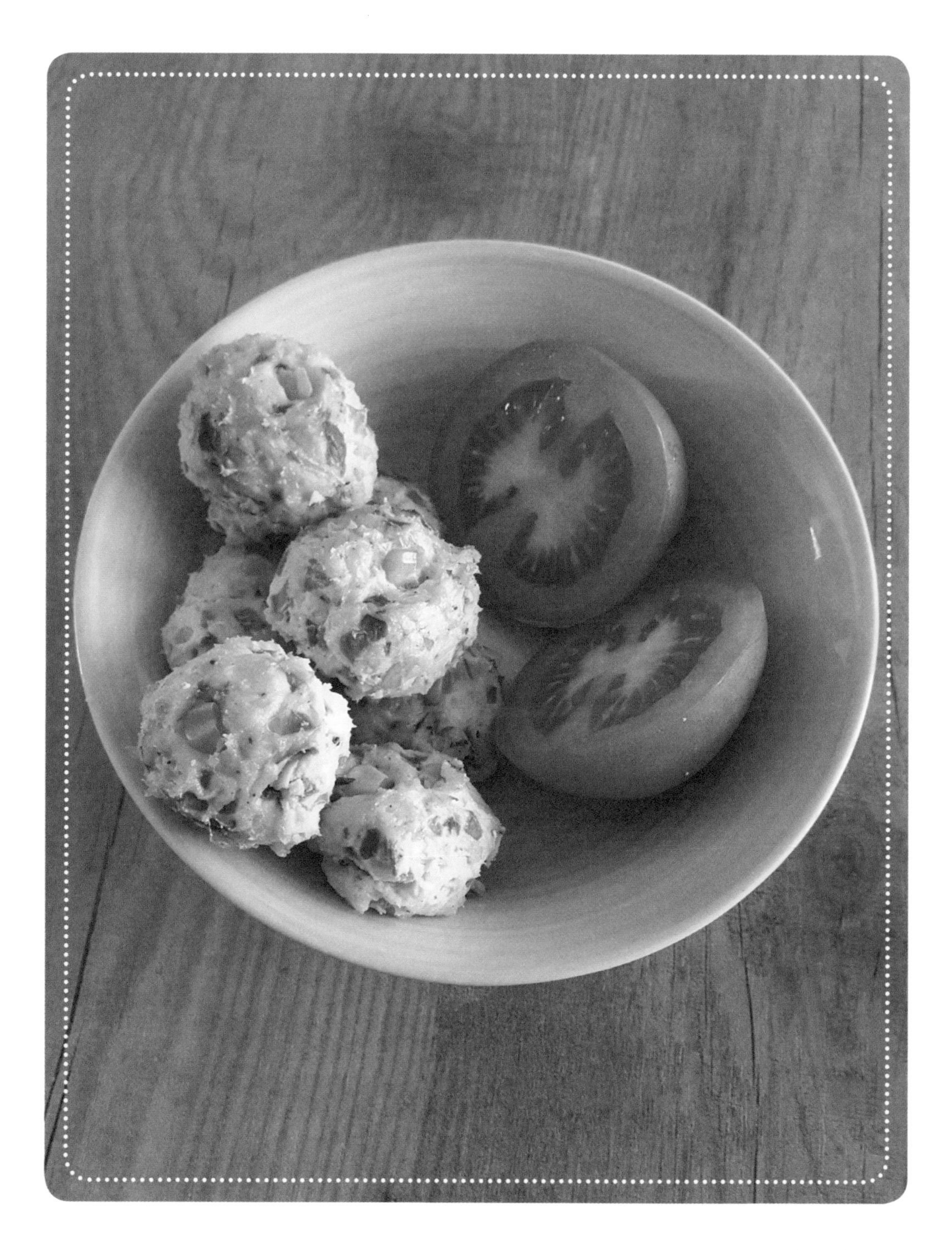

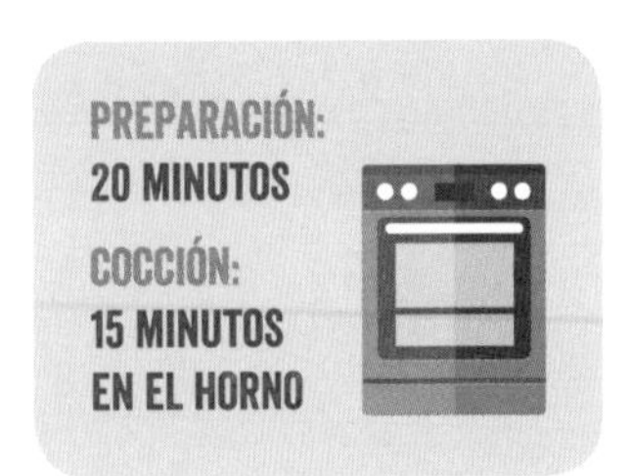

Bocaditos DE CERDO Y PERA

PARA 12 UNIDADES

125 g de carne de cerdo picada
4 cucharadas de harina de avena
1 pera
5 ciruelas pasas
canela (al gusto)
aceite de oliva

1. Picamos la pera y las ciruelas pasas en trocitos pequeños. Reservamos.
2. Mezclamos la carne con la harina y la canela e incorporamos la pera y las ciruelas. Homogeneizamos.
3. Precalentamos el horno a 200 °C.
4. Damos forma a las bolitas y las disponemos sobre la bandeja del horno cubierta con papel antiadherente.
5. Añadimos un poquito de aceite de oliva por encima de cada bolita.
6. Cocinamos los bocaditos 15 minutos. ¡Muy ricos!

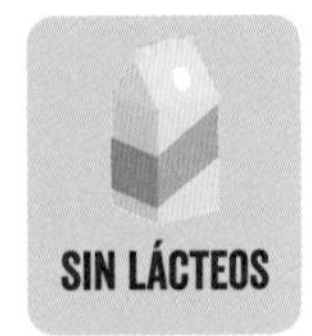

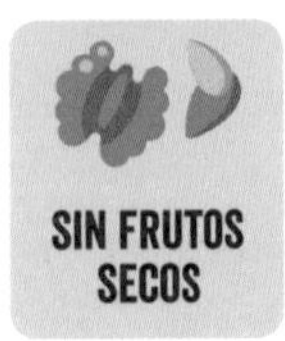

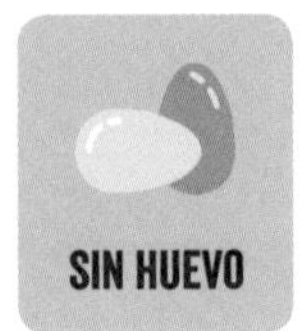

Sugerencias

- ¿No sois muy de cerdo, pero os pirráis por el pollo? Genial, cambiadlo.
- En vez de pera probad a poner otra fruta, por ejemplo, aguacate, ¿por qué no?
- No tenéis harina de avena, pero sí una harina integral de trigo divina. ¡Pues adelante!
- Además, podéis cambiar las ciruelas pasas por orejones de albaricoque o dátiles.

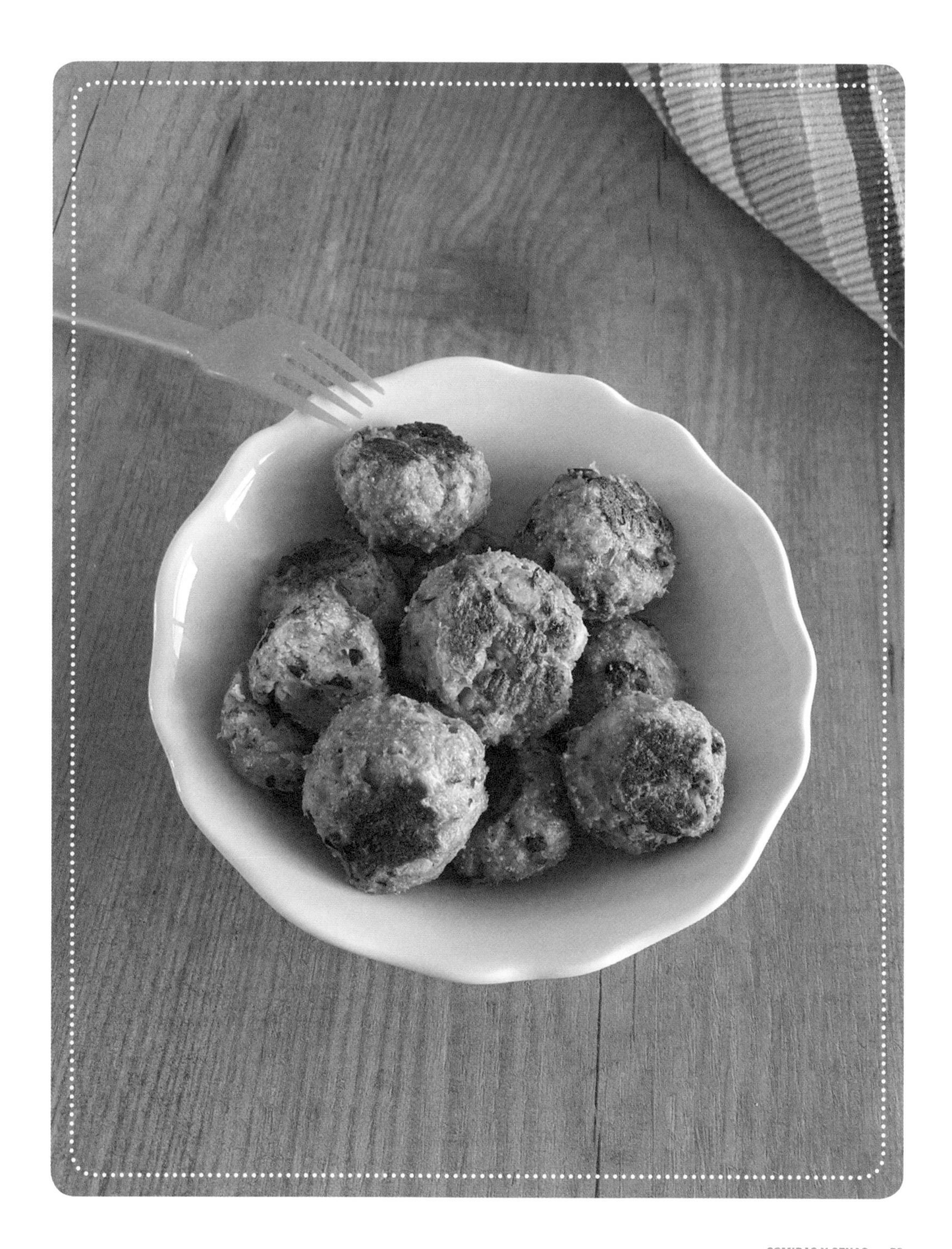

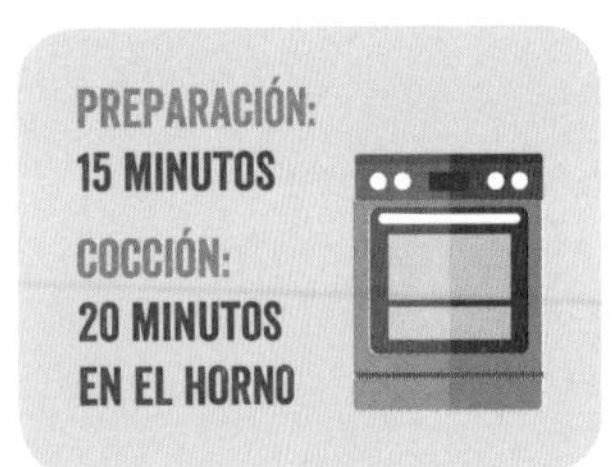

Bocaditos DE MEJILLONES Y PATATA

PARA 8 UNIDADES
15 mejillones cocidos
1 huevo
200 g de patatas cocidas
½ cebolla
100 g de pan rallado (sin sal)
ralladura de limón
cebollino (al gusto)

1. Picamos finamente los mejillones, la cebolla y el cebollino. Reservamos.
2. En un recipiente amplio, trituramos las patatas con un tenedor. Incorporamos el picadillo del paso anterior y la ralladura de limón, y mezclamos bien.
3. Finalmente, agregamos el pan rallado y mezclamos hasta obtener una masa manejable.
4. Precalentamos el horno a 180 °C.
5. Formamos las bolitas con la masa y las colocamos en la bandeja del horno cubierta de papel de hornear.
6. Cocinamos los bocaditos 20 minutos. ¡Listos!

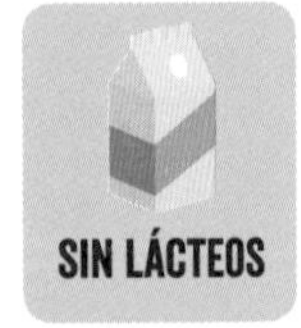

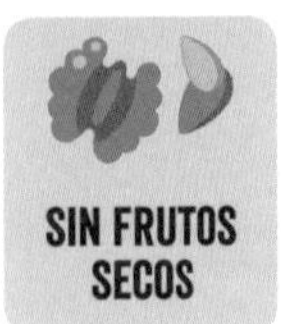

Sugerencias

- Podéis poner avena en copos en vez de pan rallado y cambiar los condimentos a vuestro gusto.

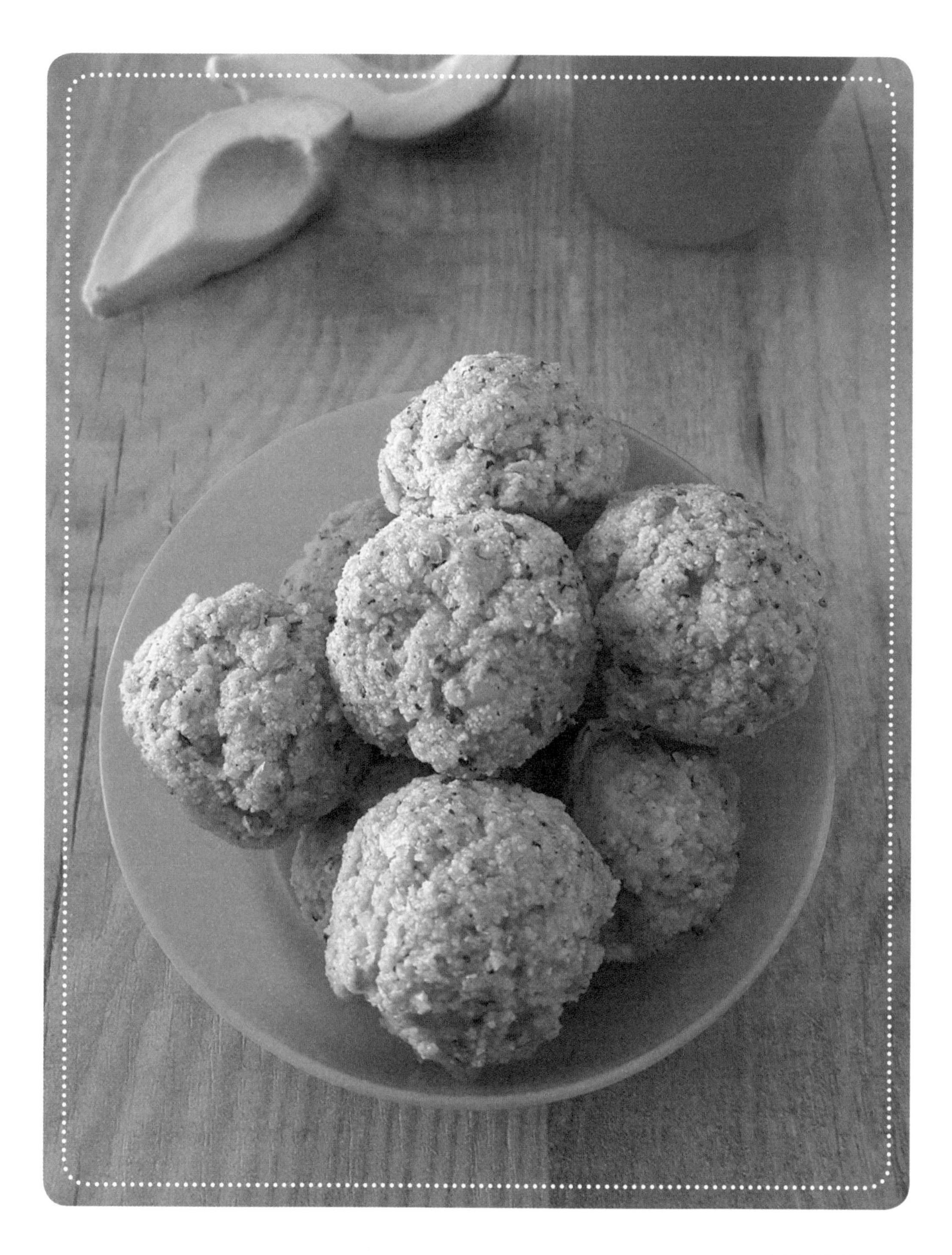

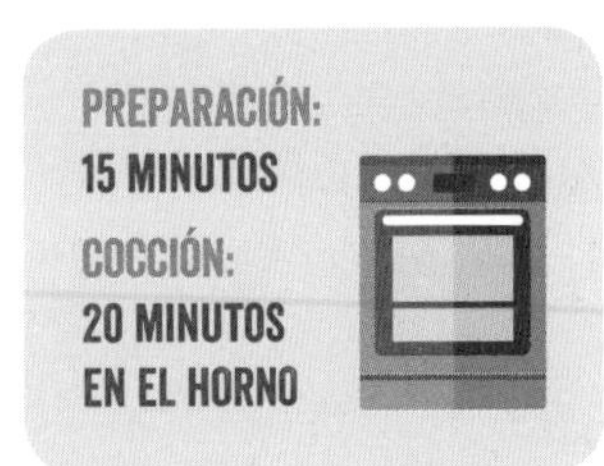

Bocaditos DE TERNERA CON JUDÍAS VERDES Y CALABAZA

PARA 8 UNIDADES

150 g de carne de ternera picada
5 cucharadas de copos de avena
50 g de judías verdes cocidas
½ taza de calabaza asada
pimienta (al gusto)
5 hojitas de albahaca fresca

1. Picamos las judías verdes cocidas y la albahaca. Trituramos la calabaza. Reservamos.
2. En un recipiente, ponemos la carne. Añadimos las verduras y la albahaca. Mezclamos bien.
3. Finalmente, incorporamos la avena y ligamos todo.
4. Precalentamos el horno a 180 °C.
5. Formamos las bolitas y las disponemos sobre la bandeja del horno cubierta de papel antiadherente.
6. Horneamos los bocaditos unos 15 o 20 minutos. ¡A comer!

Sugerencias

- Como siempre, podéis cambiar la carne de ternera por la que más os guste.
- Probad con boniato si no os apetece la calabaza, o cambiad las judías verdes por otra verdura en las mismas proporciones.
- Con avena quedan muy ricos, pero si queréis variar, probad con pan rallado, harina de trigo, almendra molida...

SIN LÁCTEOS

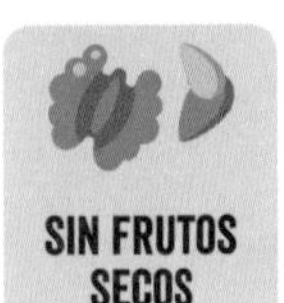

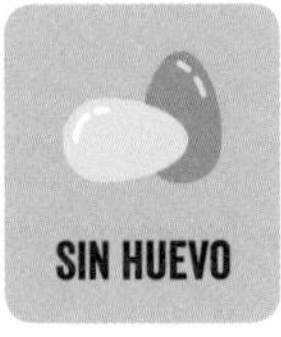

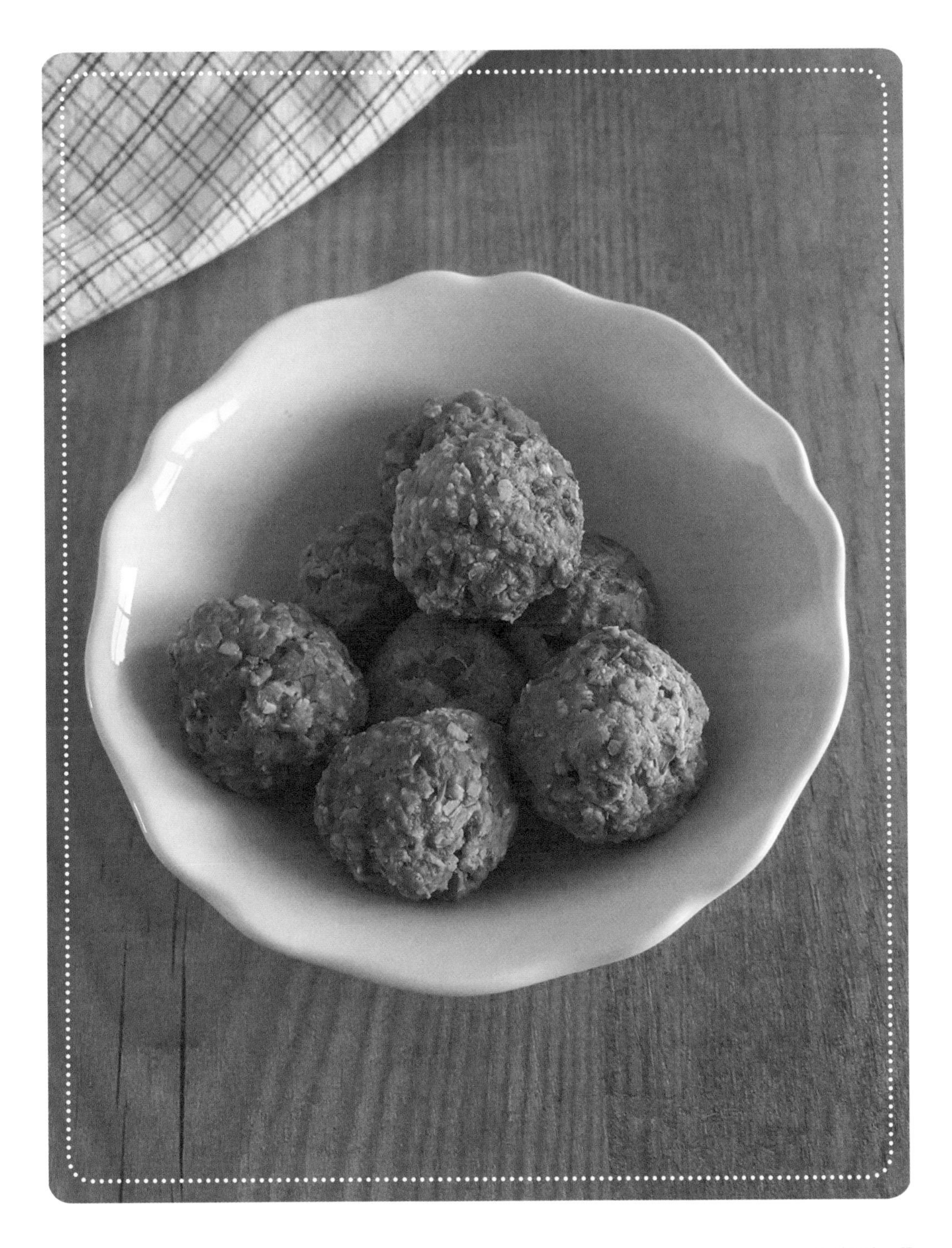

PREPARACIÓN:
15 MINUTOS
COCCIÓN:
20 MINUTOS
EN EL HORNO

Bolitas DE CHAMPIÑONES Y CALABAZA

PARA 8 UNIDADES
150 g de calabaza cocinada
½ cebolla
50 g de champiñones
3 cucharadas de harina de garbanzo
80 g de pan rallado (sin gluten y sin sal)
perejil (al gusto)
aceite de oliva

1. Picamos los champiñones y la cebolla y los salteamos en una sartén con un poco de aceite.
2. Volcamos en un recipiente. Añadimos la calabaza, la harina de garbanzo y el perejil. Mezclamos bien.
3. Incorporamos el pan rallado y homogeneizamos hasta conseguir una masa manejable.
4. Precalentamos el horno a 180 °C.
5. Damos forma a las bolitas y las ponemos sobre la bandeja del horno cubierta de papel de hornear.
6. Las cocinamos unos 20 minutos. ¡A comer!

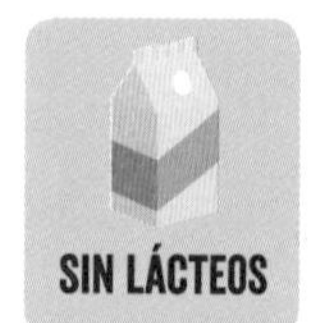

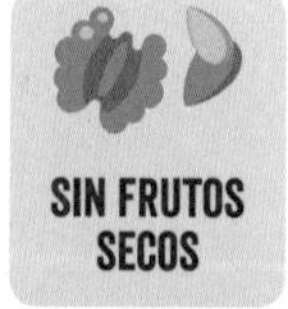

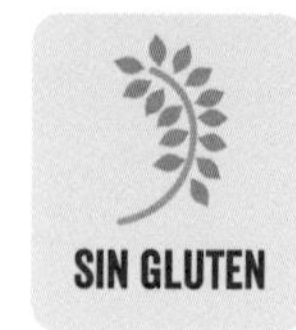

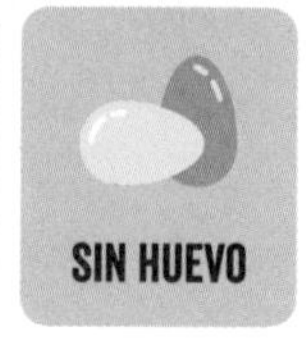

Sugerencias

- Podéis cambiar la harina de garbanzo por 1 huevo; la calabaza, por boniato asado; y el pan rallado, por avena en copos.

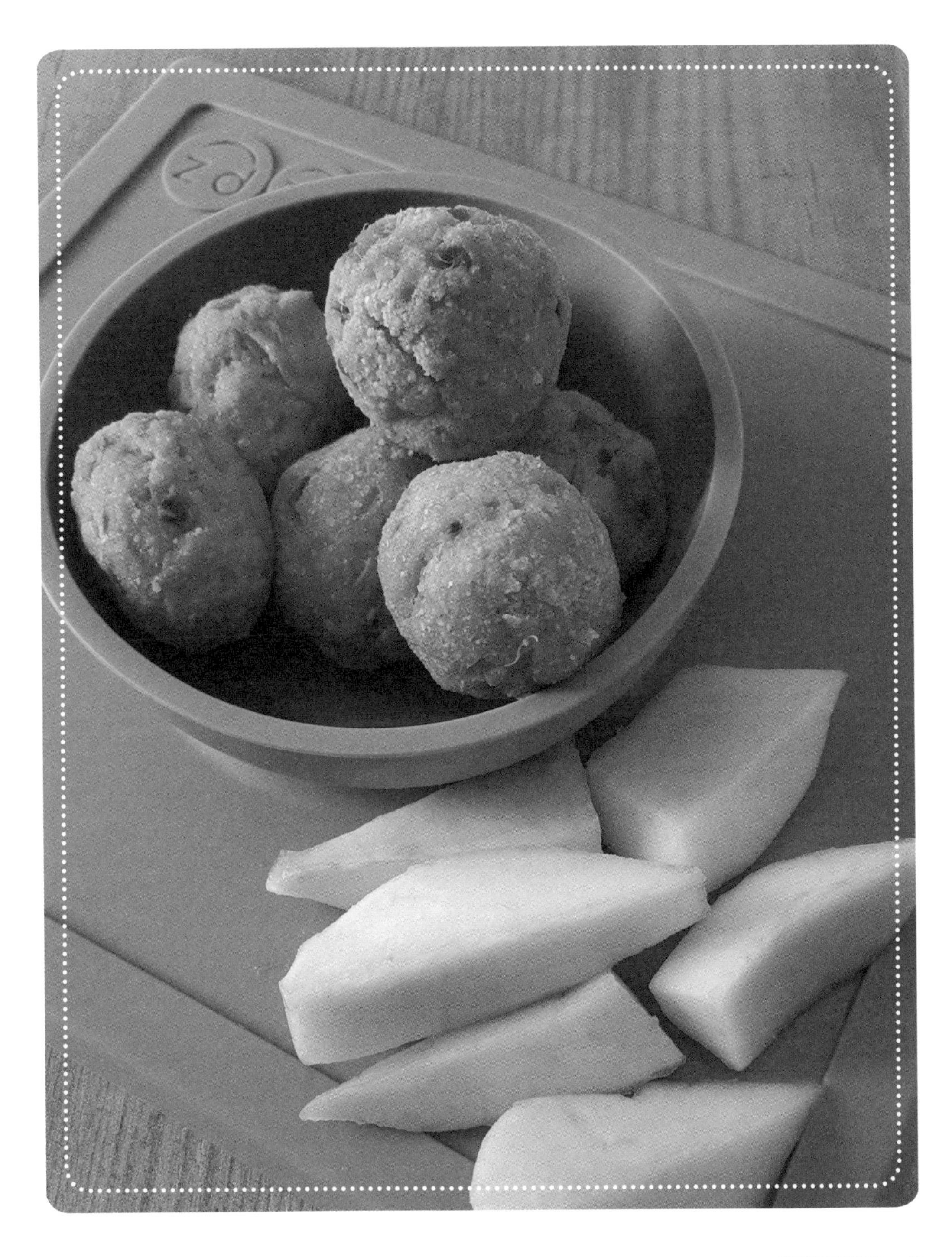

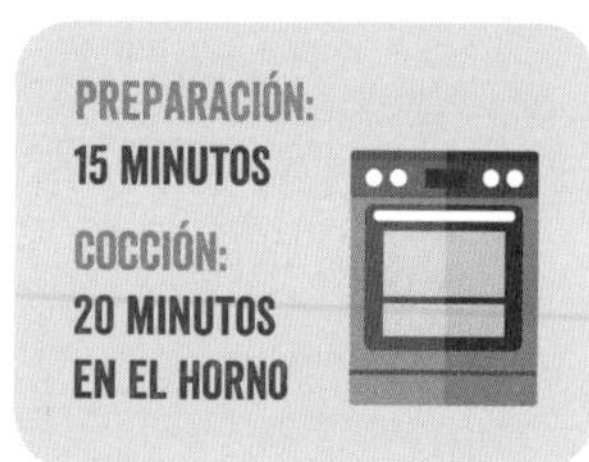

Bolitas DE GARBANZOS CON VERDURAS Y ALMENDRAS

PARA 10 UNIDADES

125 g de garbanzos cocidos
2 zanahorias
3 champiñones
½ cebolla
25 g de almendra molida
3 cucharadas de avena en copos
perejil (al gusto)
pimienta (al gusto)
aceite de oliva

1. Ponemos los garbanzos cocidos en un recipiente y trituramos con un tenedor. Reservamos.
2. Picamos las verduras y las salteamos en una sartén con un poco de aceite de oliva. Las incorporamos a los garbanzos y mezclamos.
3. Añadimos la almendra molida, la avena, el perejil y la pimienta. Homogeneizamos.
4. Precalentamos el horno a 180 °C.
5. Formamos bolitas con la masa y las colocamos sobre la bandeja del horno cubierta con papel antiadherente.
6. Las horneamos 20 minutos. ¡Ya las tenemos!

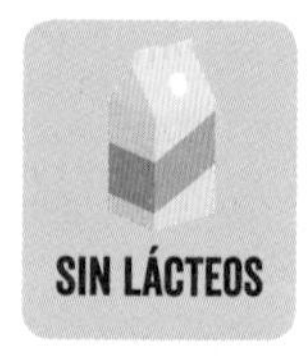

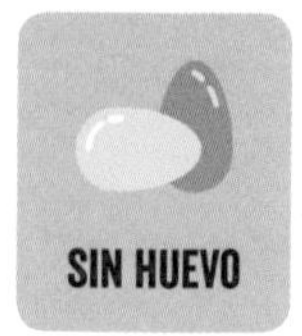

Sugerencias

- Podéis combinar las verduras y los condimentos a vuestro gusto.

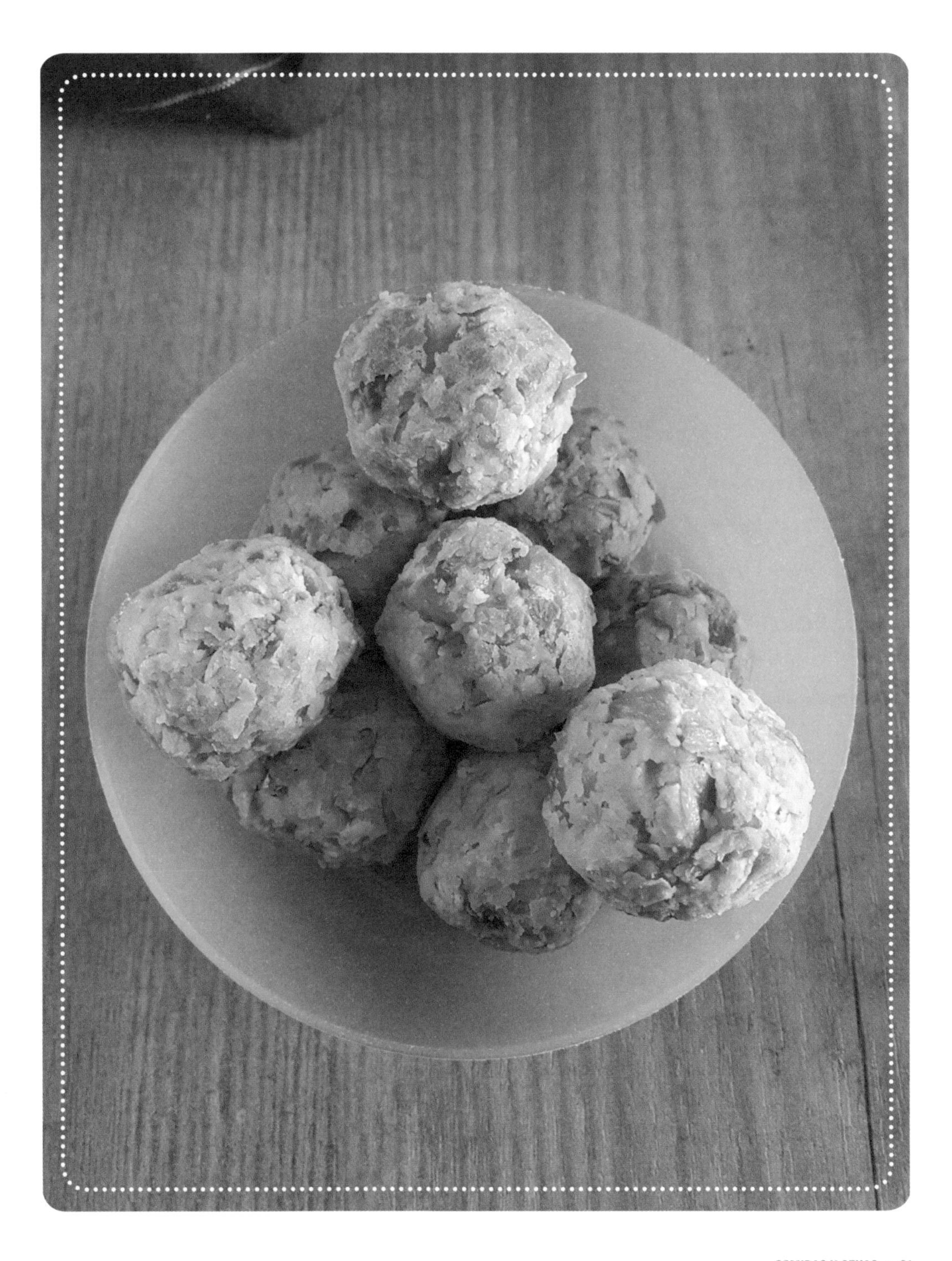

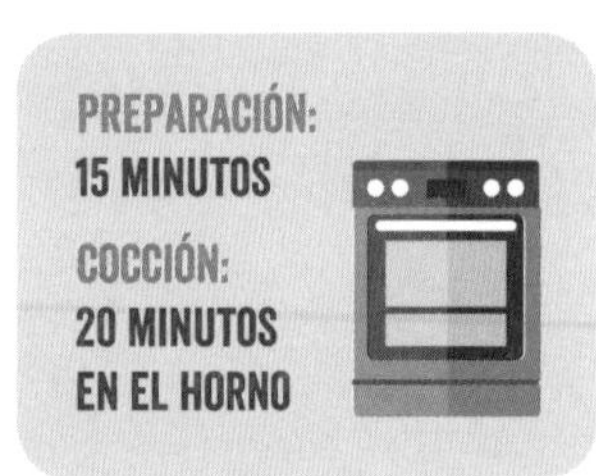

Bolitas DE GARBANZOS Y CUSCÚS

PARA 8 UNIDADES

2 tazas de cuscús cocido
½ taza de garbanzos cocidos
½ diente de ajo
1 huevo
albahaca fresca (al gusto)

1. Ponemos los garbanzos cocidos en un recipiente y trituramos con un tenedor. Incorporamos el huevo y mezclamos.
2. Añadimos el cuscús cocido, el ajo y la albahaca picadita. Homogeneizamos.
3. Precalentamos el horno a 180 °C.
4. Damos forma a las bolitas con las manos y las colocamos sobre la bandeja del horno cubierta con papel de hornear.
5. Las cocinamos 20 minutos. ¡Listas!

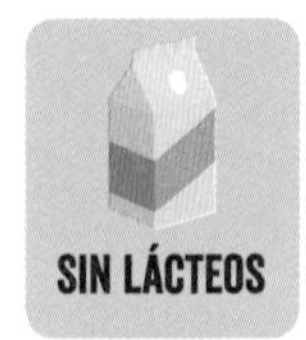

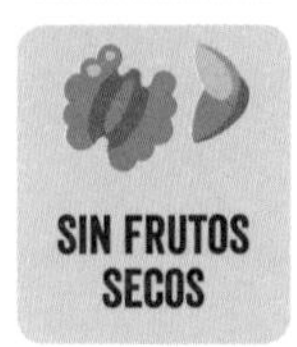

Sugerencias

- Podéis cambiar el cuscús por mijo o quinoa cocidos.
- Además, podéis añadir a la mezcla verduras salteadas a vuestro gusto (no más de ½ taza).

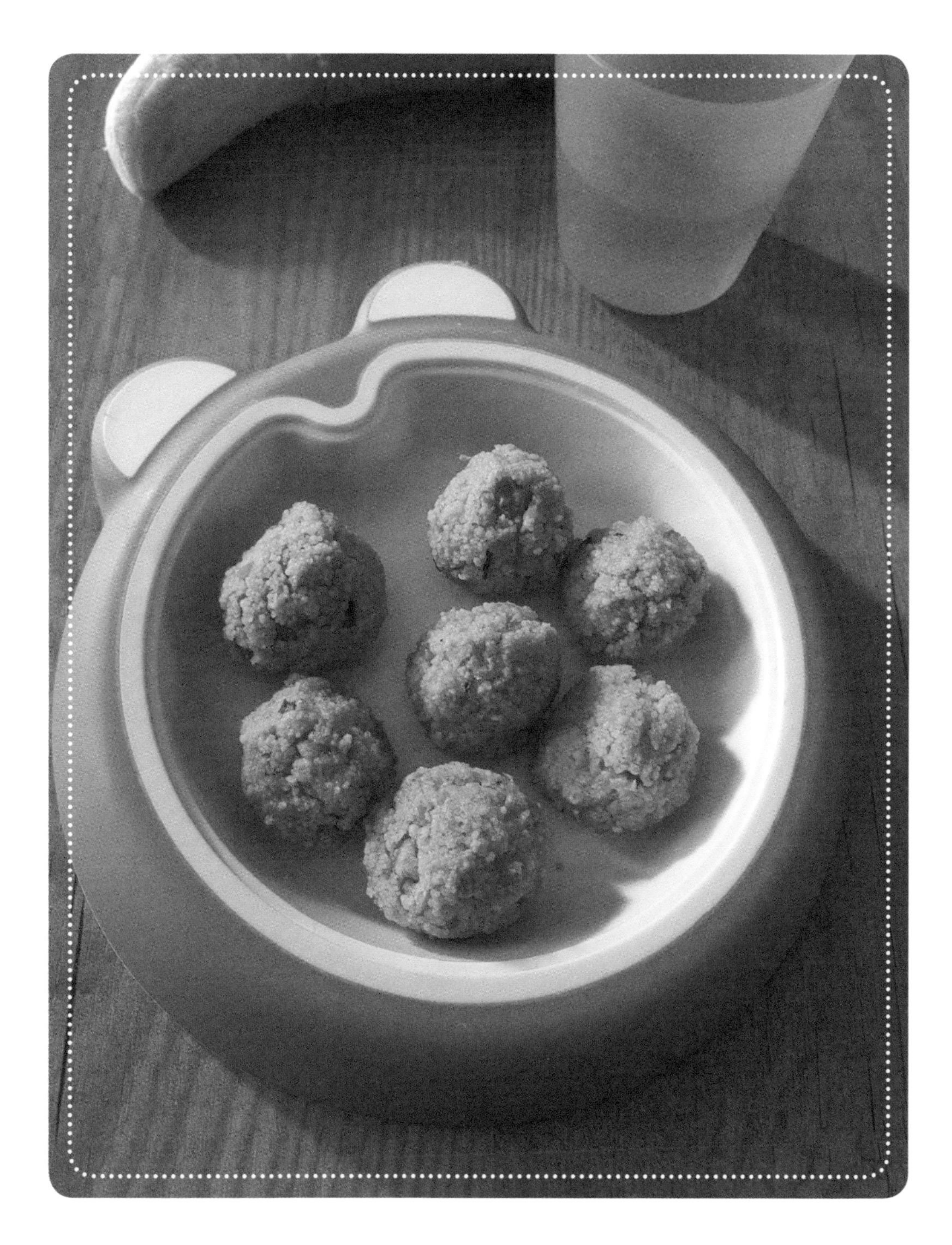

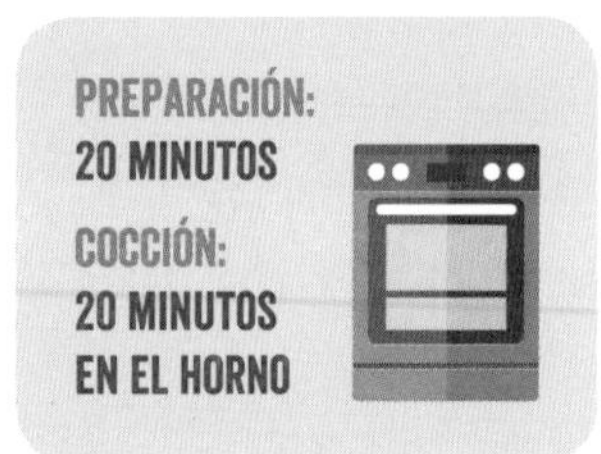

Bolitas DE PATATAS Y VERDURA

PARA 8 UNIDADES
200 g de patatas cocidas
$\frac{1}{2}$ cebolla
$\frac{1}{2}$ calabacín
1 manzana asada
50 g de almendra molida
aceite de oliva

1. Ponemos las patatas cocidas en un recipiente y trituramos con un tenedor. Reservamos.
2. Picamos las verduras y las salteamos en una sartén con un poco de aceite de oliva. Las incorporamos a las patatas y mezclamos.
3. Añadimos la manzana asada en trozos y la almendra molida. Homogeneizamos.
4. Precalentamos el horno a 200 °C.
5. Damos forma a las bolitas y las colocamos en la bandeja del horno cubierta con papel antiadherente.
6. Las cocinamos 20 minutos. ¡Listas!

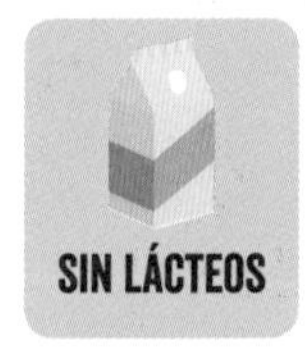

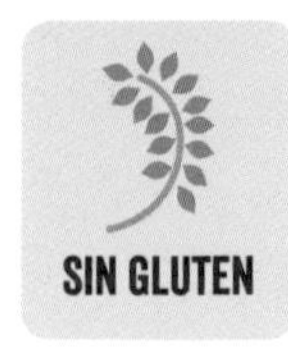

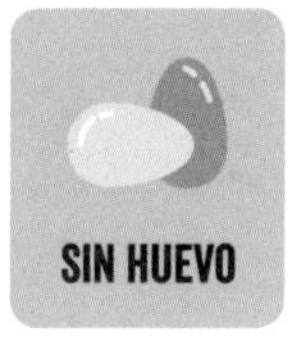

Sugerencias

- Probad a cambiar las verduras a vuestro gusto.
- Podéis sustituir la almendra molida por harina de avena o pan rallado (sin sal).
- ¿Qué tal una pera en lugar de una manzana?

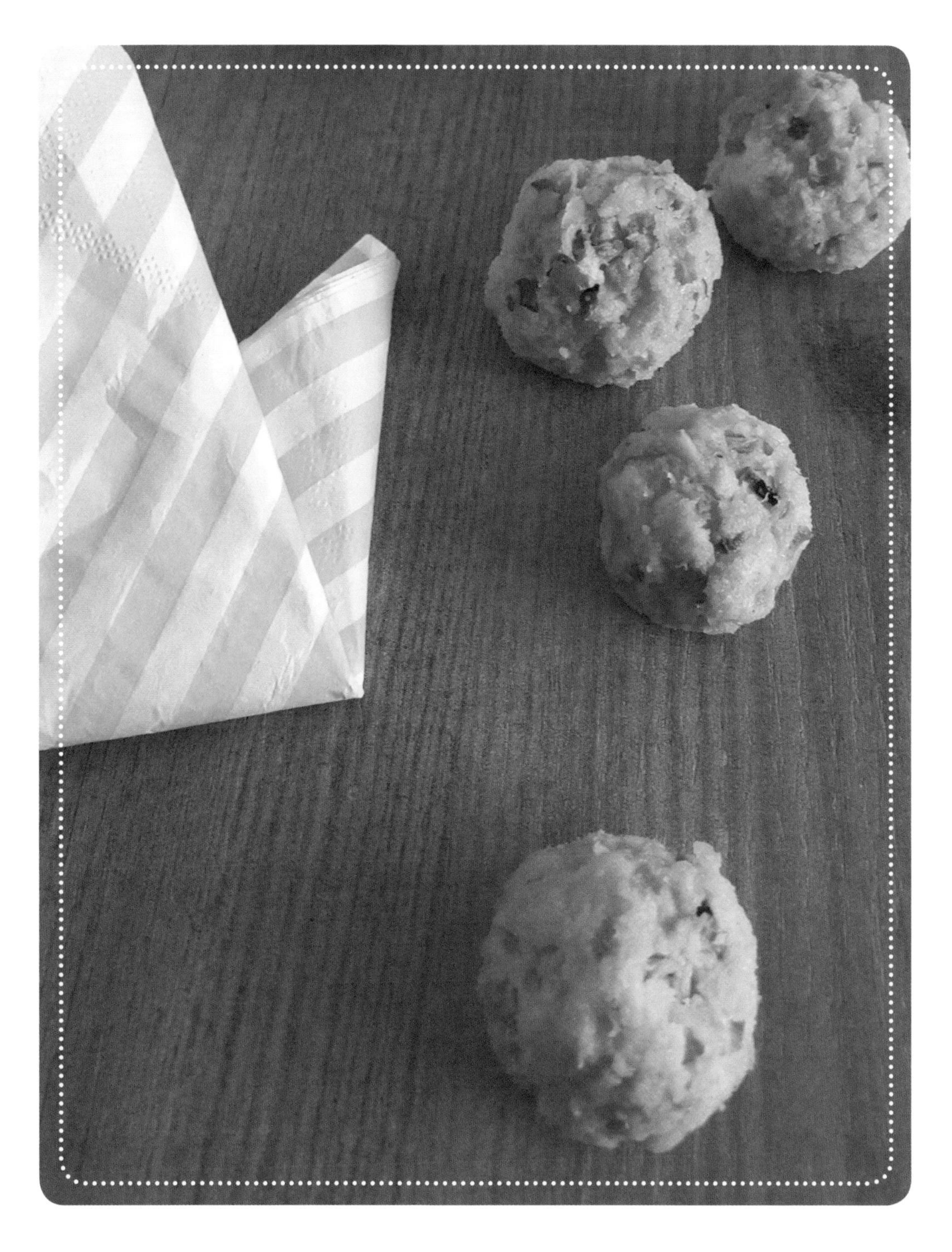

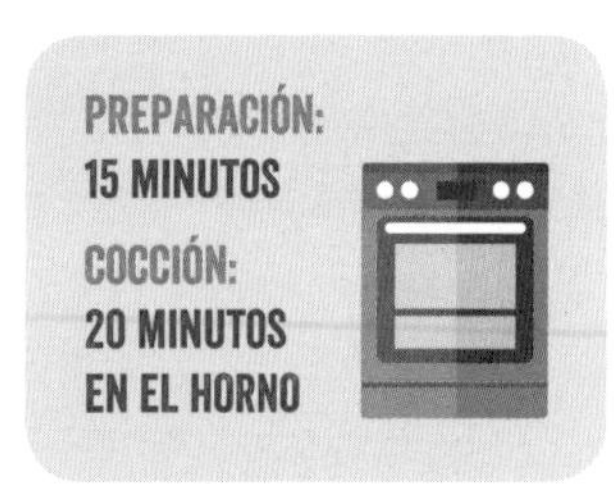

Corazones DE SALMÓN

PARA 10 UNIDADES
125 g de salmón sin cocinar (sin piel ni espinas)
½ cebolla
3 cucharadas de harina de avena
½ diente de ajo
cebollino picado (al gusto)
pimienta (al gusto)

1. Desmenuzamos el salmón sin cocinar. Reservamos.
2. Picamos la cebolla y la incorporamos al salmón junto con la harina de avena, el ajo, el cebollino y la pimienta. Mezclamos bien.
3. Tapamos con film transparente y dejamos reposar en la nevera 15 minutos.
4. Precalentamos el horno a 180 °C.
5. Damos forma a la mezcla con moldes de galleta y colocamos los corazones sobre la bandeja del horno cubierta con papel de hornear.
6. Los cocinamos 20 minutos. ¡Ñam!

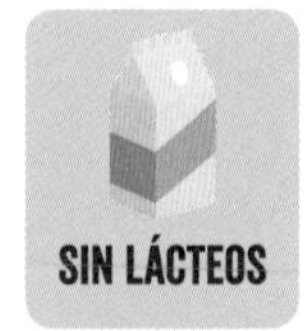

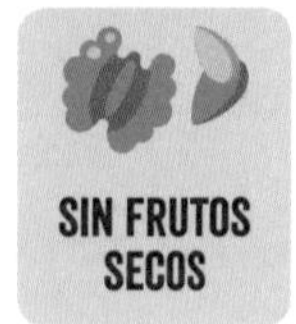

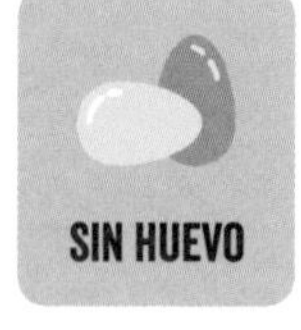

Sugerencias

- Podéis sustituir el salmón por otro pescado a vuestro gusto.
- ¿No encontráis harina de avena? Probad con pan rallado sin sal.

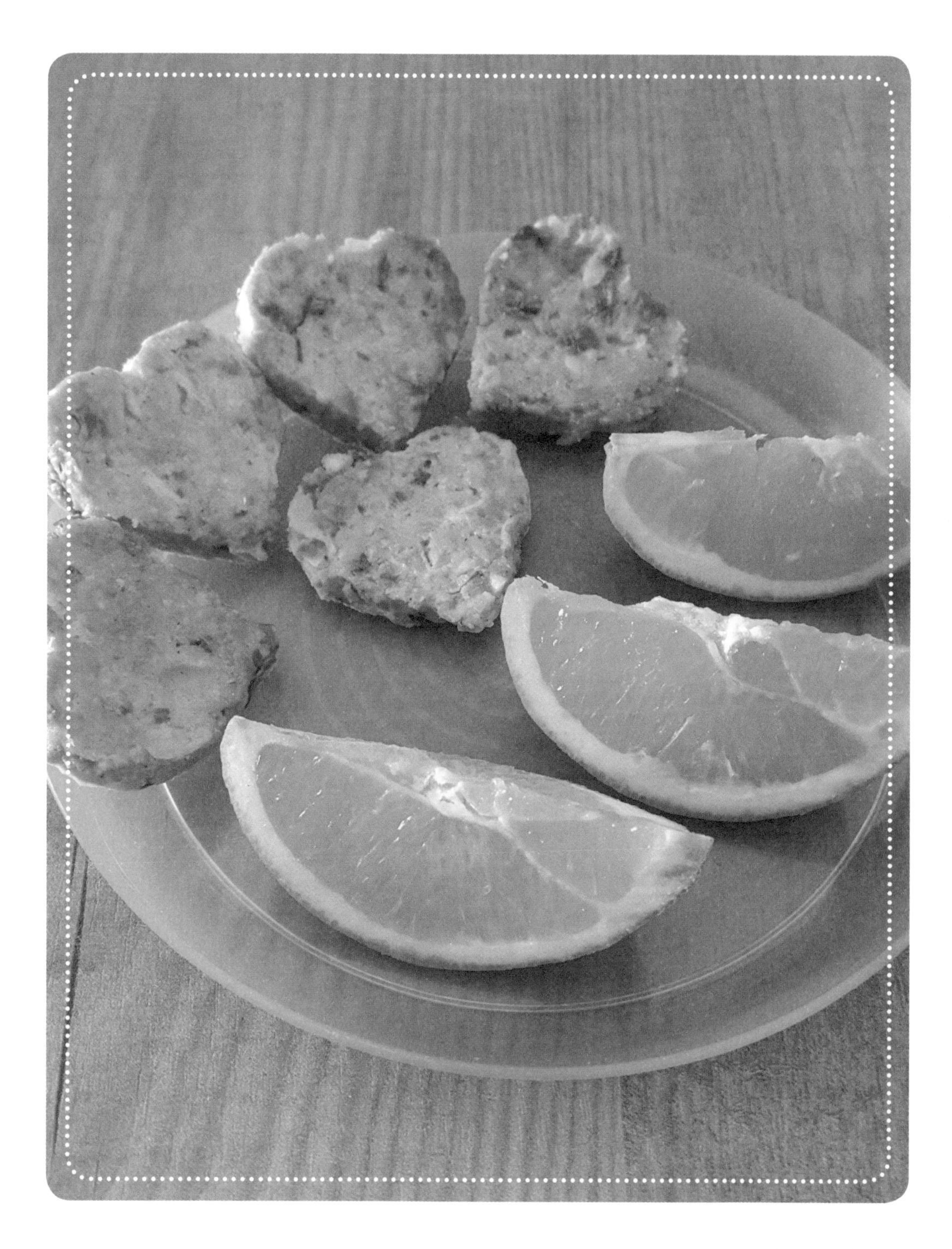

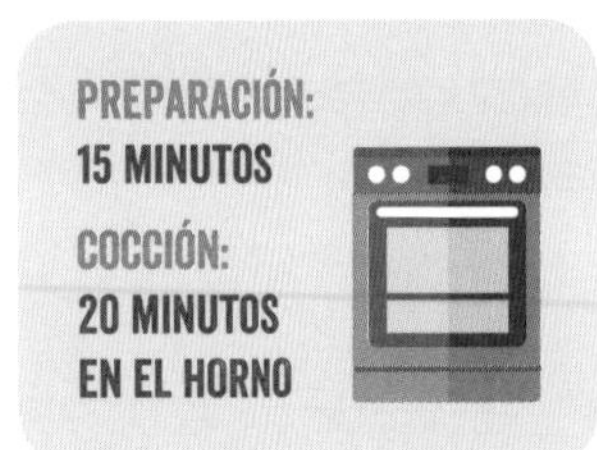

Croquetas DE ARROZ Y CALABAZA

PARA 6 UNIDADES

2 tazas de arroz cocido
½ taza de alubias blancas cocidas
½ taza de calabaza asada
cebollino (al gusto)
pimienta (al gusto)

1. En un recipiente vertemos las alubias cocidas y la calabaza, y trituramos con un tenedor.
2. Incorporamos el arroz cocido y los condimentos. Mezclamos.
3. Precalentamos el horno a 180 °C.
4. Formamos croquetas con la masa y las colocamos sobre la bandeja del horno cubierta con papel de hornear.
5. Las cocinamos 20 minutos. ¡Listas!

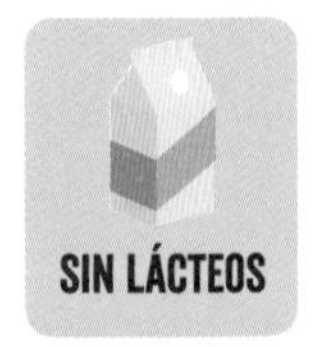

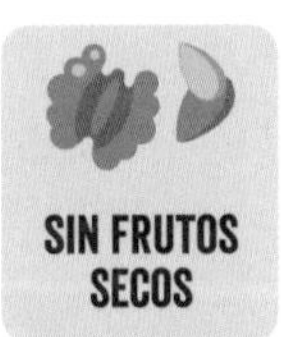

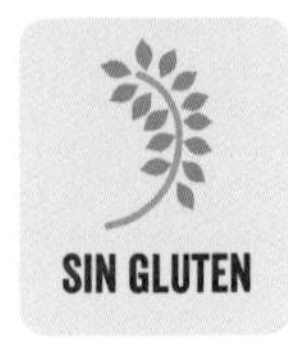

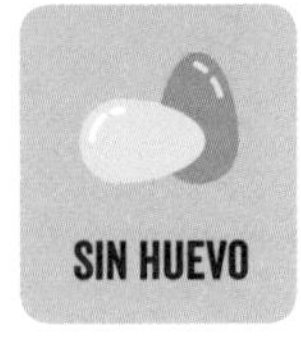

Sugerencias

- Podéis cambiar el arroz cocido por mijo o quinoa cocidos.
- Una alternativa a la calabaza puede ser el boniato.

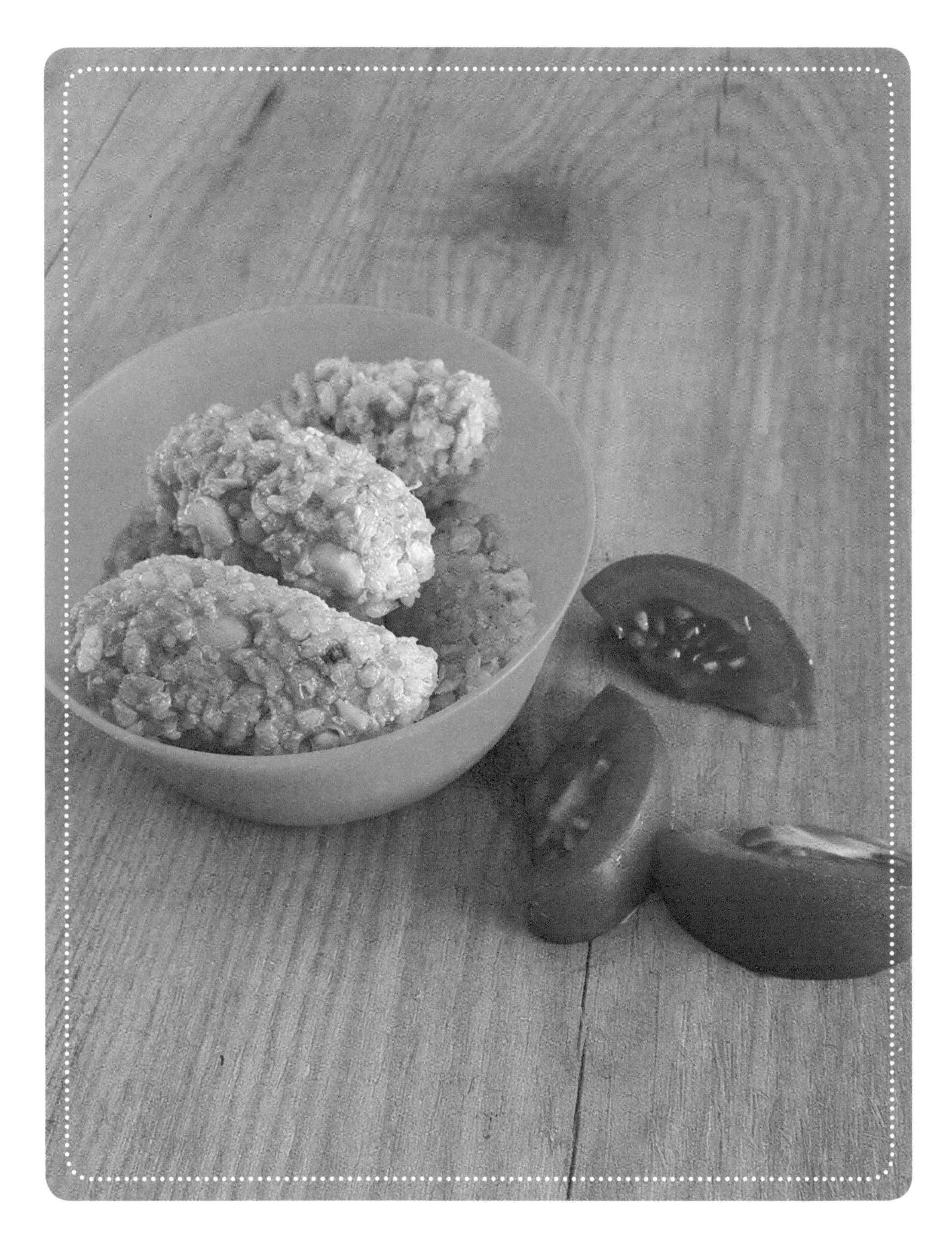

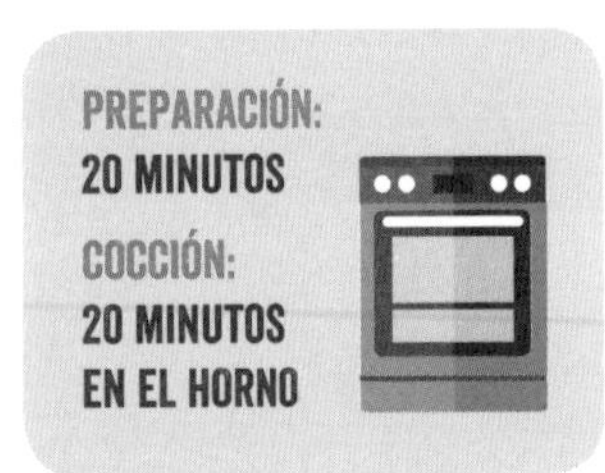

Croquetas DE BRÓCOLI Y COLIFLOR

PARA 12 UNIDADES

¼ de cabeza de brócoli
¼ de cabeza de coliflor
2 huevos
75 g de almendra molida
50 g de pan rallado (sin sal)
pimienta (al gusto)
aceite de oliva

1. Lavamos, escurrimos y troceamos muy finamente el brócoli y la coliflor. Los ponemos en un recipiente apto y los cocinamos en el microondas durante 2 minutos. Removemos y cocinamos otros 2 minutos.
2. Precalentamos el horno a 200 °C.
3. En una fuente amplia, incorporamos el brócoli y la coliflor, los huevos, la almendra molida, el pan rallado y la pimienta molida. Mezclamos bien.
4. Con las manos, damos forma a las croquetas y las disponemos sobre la bandeja del horno cubierta con papel de hornear.
5. Echamos un hilo de aceite de oliva en cada croqueta y metemos la fuente en el horno.
6. Cocinamos las croquetas durante 20-25 minutos. ¡Listas!

Sugerencias

- ¿Las habéis probado solo de brócoli o solo de coliflor?
- Podéis sustituir la almendra molida y el pan rallado por la misma cantidad de harina de avena.

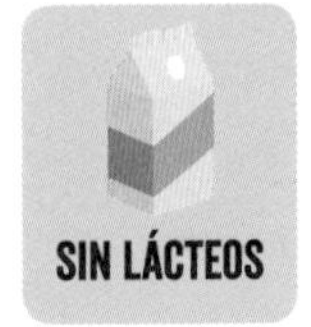

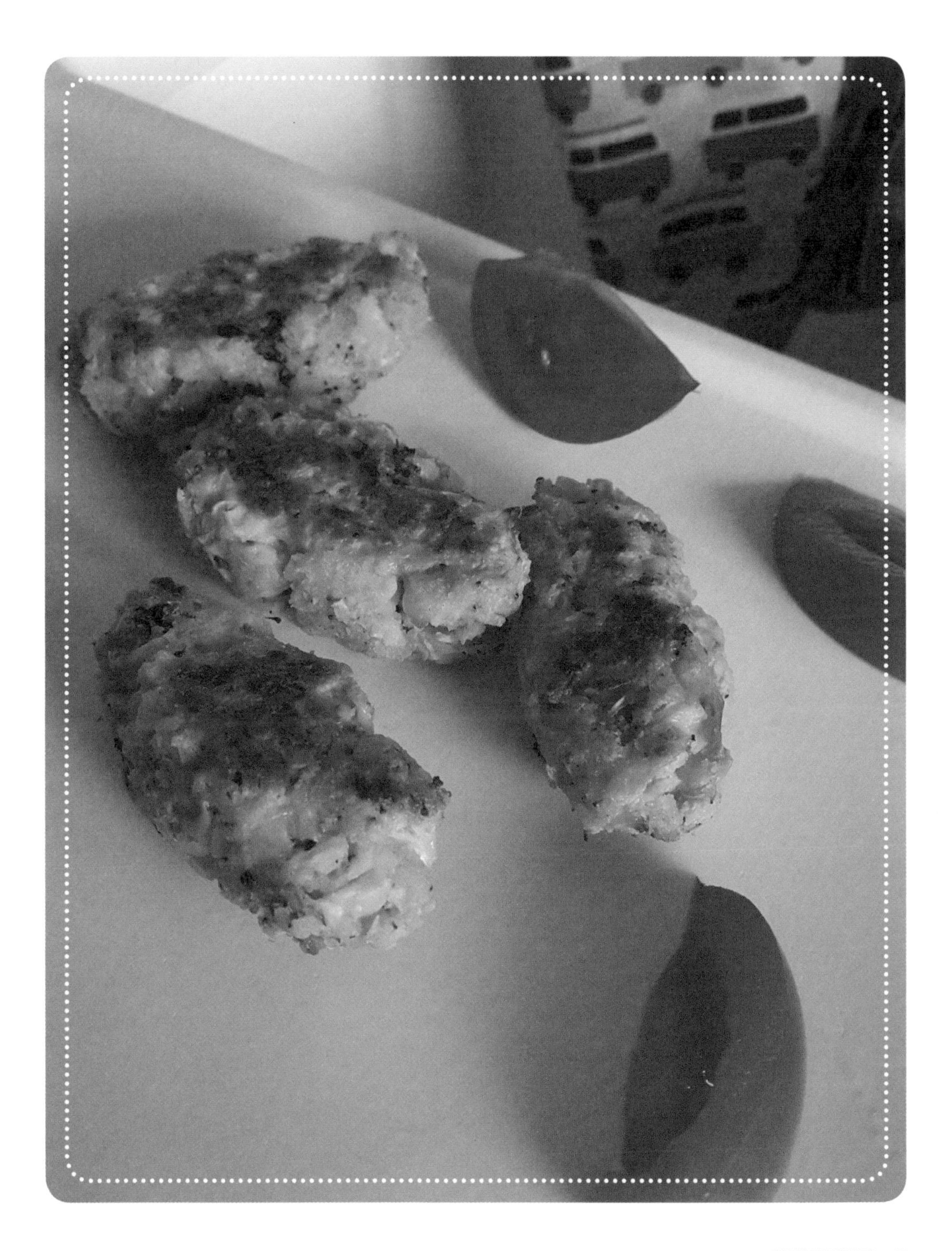

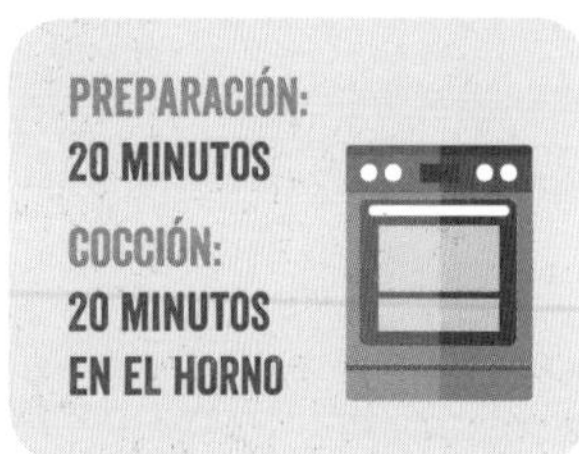

Croquetas DE LENTEJAS Y MIJO

PARA 10 UNIDADES

100 g de lentejas cocidas
150 g de mijo cocido
1 cucharada de harina integral de trigo
1 cucharada de leche vegetal
1 zanahoria
½ calabacín
1 puerro
½ tomate
perejil (al gusto)
pimienta (al gusto)

1. Mezclamos la harina integral con la leche vegetal y reservamos.
2. En un recipiente, vertemos las lentejas cocidas y las trituramos con un tenedor.
3. Picamos las verduras muy finamente y las incorporamos a las lentejas. Mezclamos bien.
4. Por último, añadimos el mijo cocido y la mezcla de harina y leche vegetal. Homogeneizamos.
5. Precalentamos el horno a 180 °C.
6. Damos forma a las croquetas y las disponemos sobre la bandeja del horno cubierta con papel de hornear.
7. Las cocinamos 20 minutos. ¡Hop!

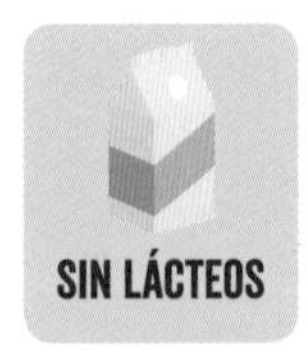

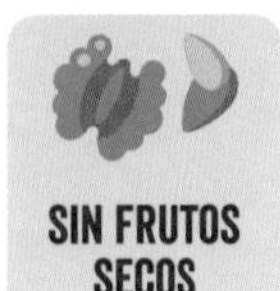

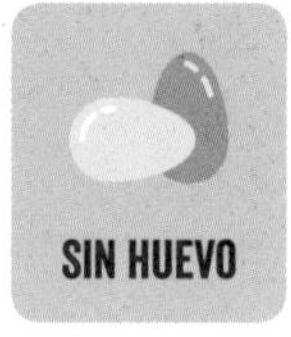

Sugerencias

- Podéis sustituir la mezcla de harina y leche vegetal por 1 huevo.
- Recordad que podéis combinar las verduras a vuestro gusto.

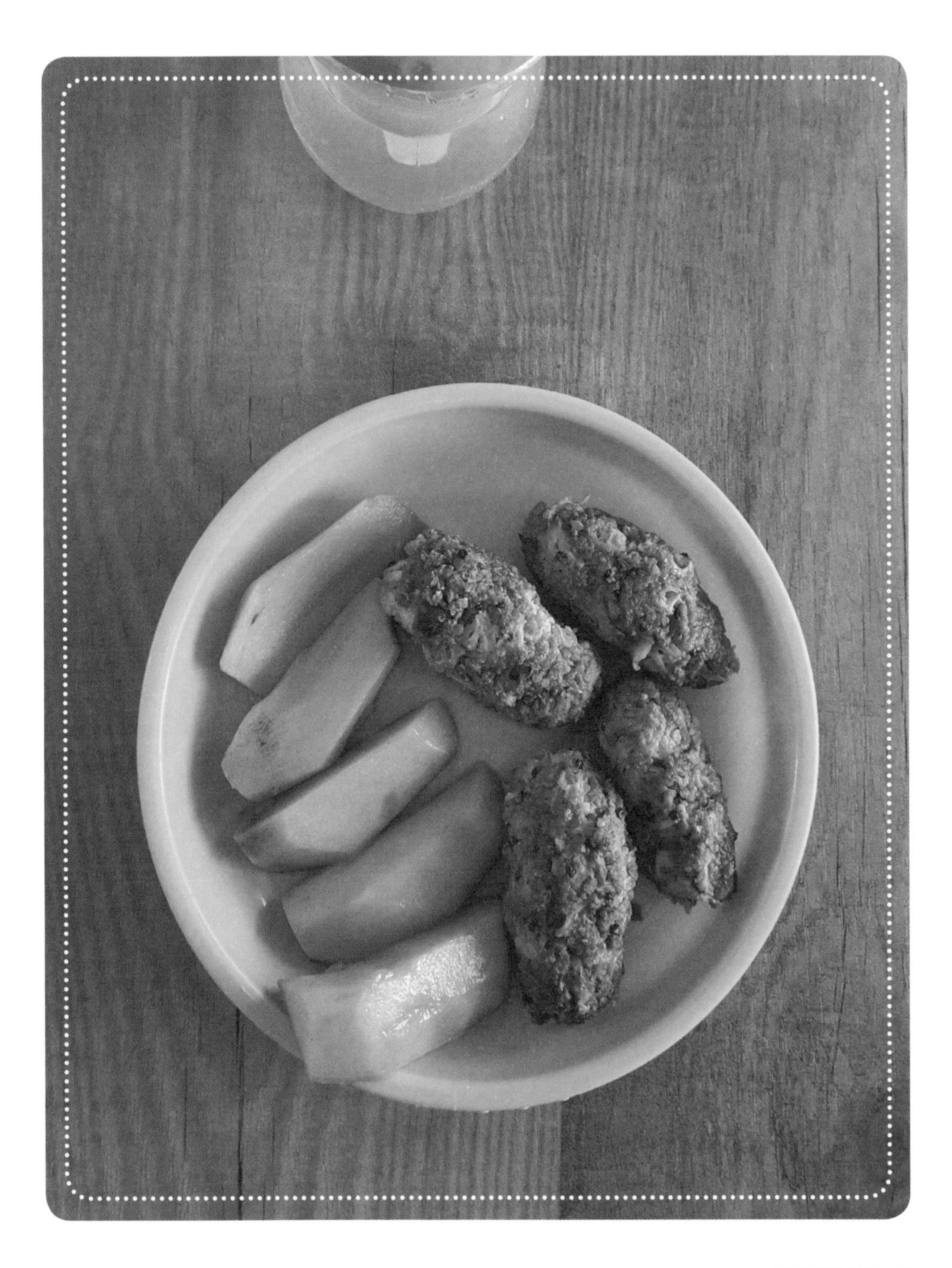

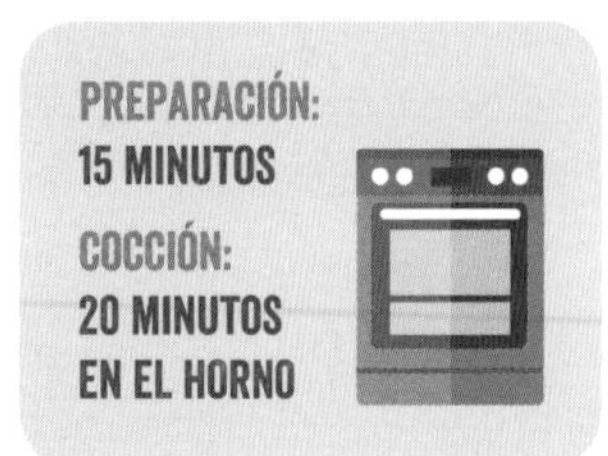

Croquetas DE SALMÓN Y BRÓCOLI CON NUECES

PARA 6 UNIDADES

125 g de salmón sin cocinar (sin piel ni espinas)
2 cucharadas de harina integral de trigo
50 g de brócoli cocido
4 nueces
ralladura de naranja (al gusto)
pimienta (al gusto)

1. Desmenuzamos el salmón y reservamos.
2. Molemos las nueces, picamos el brócoli y añadimos el salmón junto con los demás ingredientes. Mezclamos bien.
3. Calentamos el horno a 180 °C.
4. Formamos croquetas con la masa y las disponemos sobre la bandeja del horno cubierta con papel de hornear.
5. Las cocinamos 20 minutos. ¡Buen provecho!

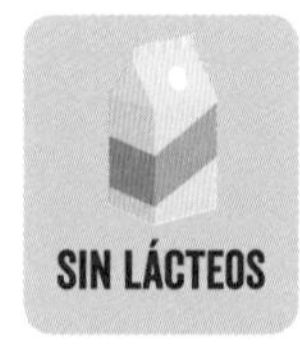

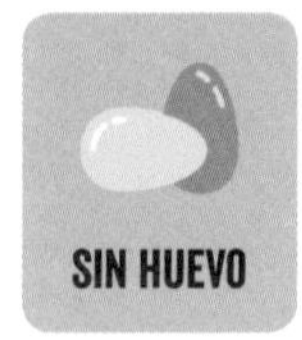

Sugerencias

- ¿Las habéis probado con merluza y ralladura de limón? ¡Están riquísimas!

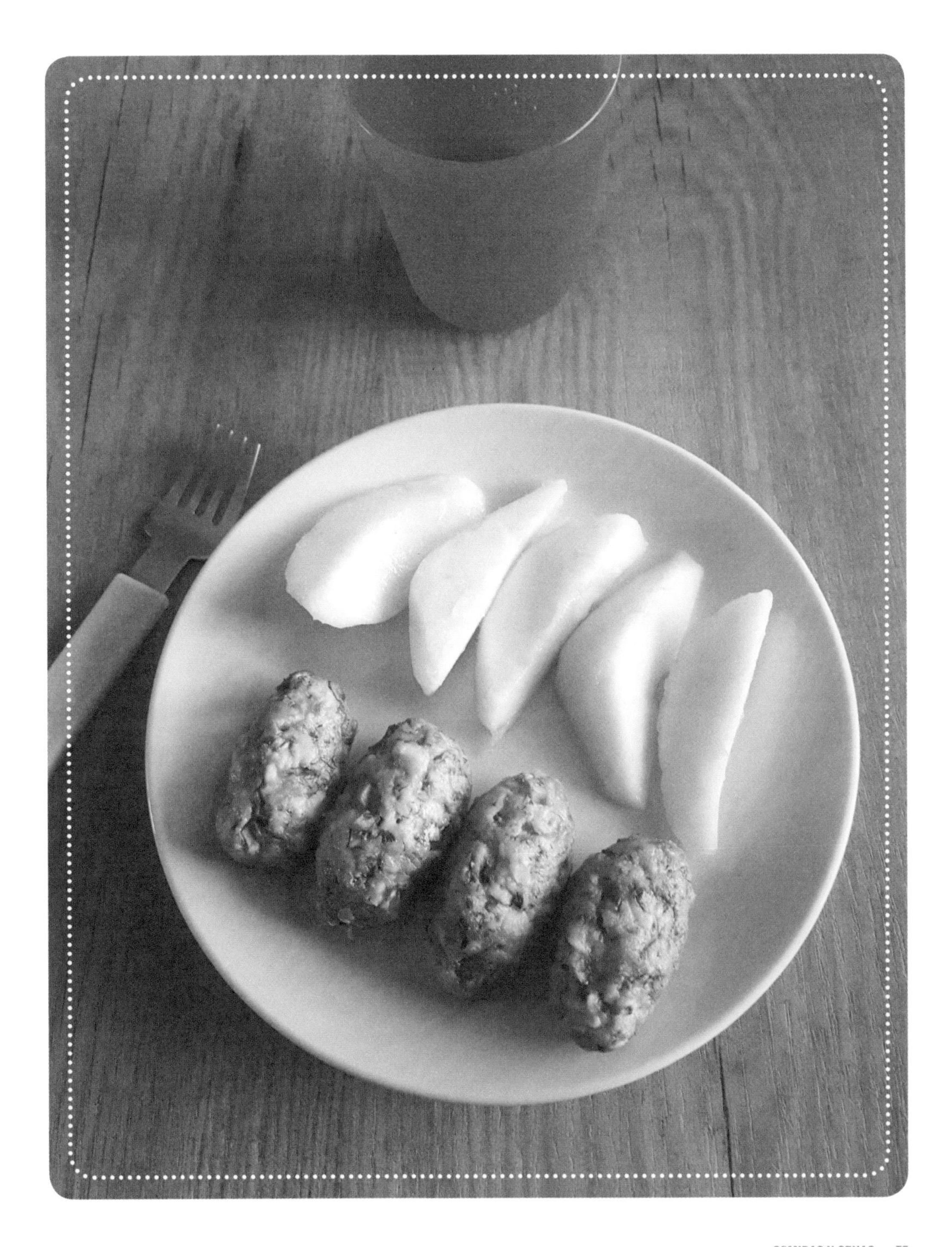

PREPARACIÓN:
15 MINUTOS

COCCIÓN:
20 MINUTOS
EN EL HORNO

Hamburguesas DE QUINOA Y VERDURAS

PARA 6 UNIDADES

2 tazas de quinoa cocida
½ cebolla
1 patata grande cocida
1 zanahoria
orégano
pimienta
aceite de oliva

1. En un recipiente, trituramos la patata cocida con un tenedor.
2. Picamos las verduras. Salteamos en una sartén con un poco de aceite de oliva unos 5 minutos. Añadimos las especias al gusto.
3. Incorporamos la patata y la quinoa cocida y mezclamos bien.
4. Precalentamos el horno a 180 °C.
5. Damos forma a las hamburguesas y las colocamos sobre la bandeja del horno cubierta de papel antiadherente.
6. Las cocinamos 15 minutos. ¡Deliciosas!

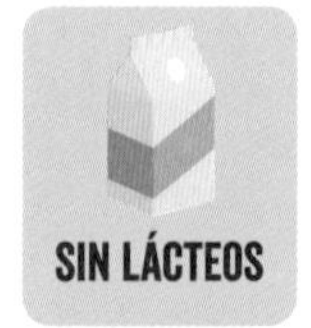
SIN LÁCTEOS

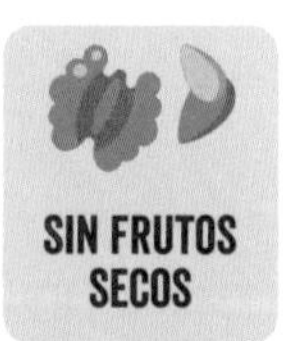
SIN FRUTOS SECOS

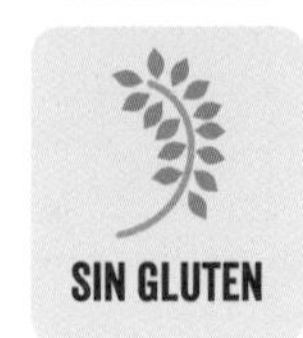
SIN GLUTEN

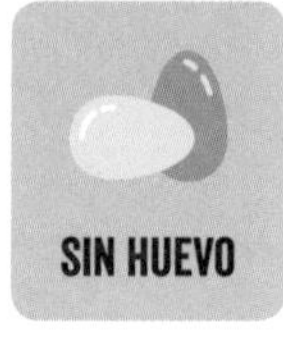
SIN HUEVO

Sugerencias

- La elaboración en forma de hamburguesa es muy práctica para vuestro peque, pero también podéis probar a ofrecerle la mezcla sin hornear. Será un buen entrenamiento con los cubiertos.

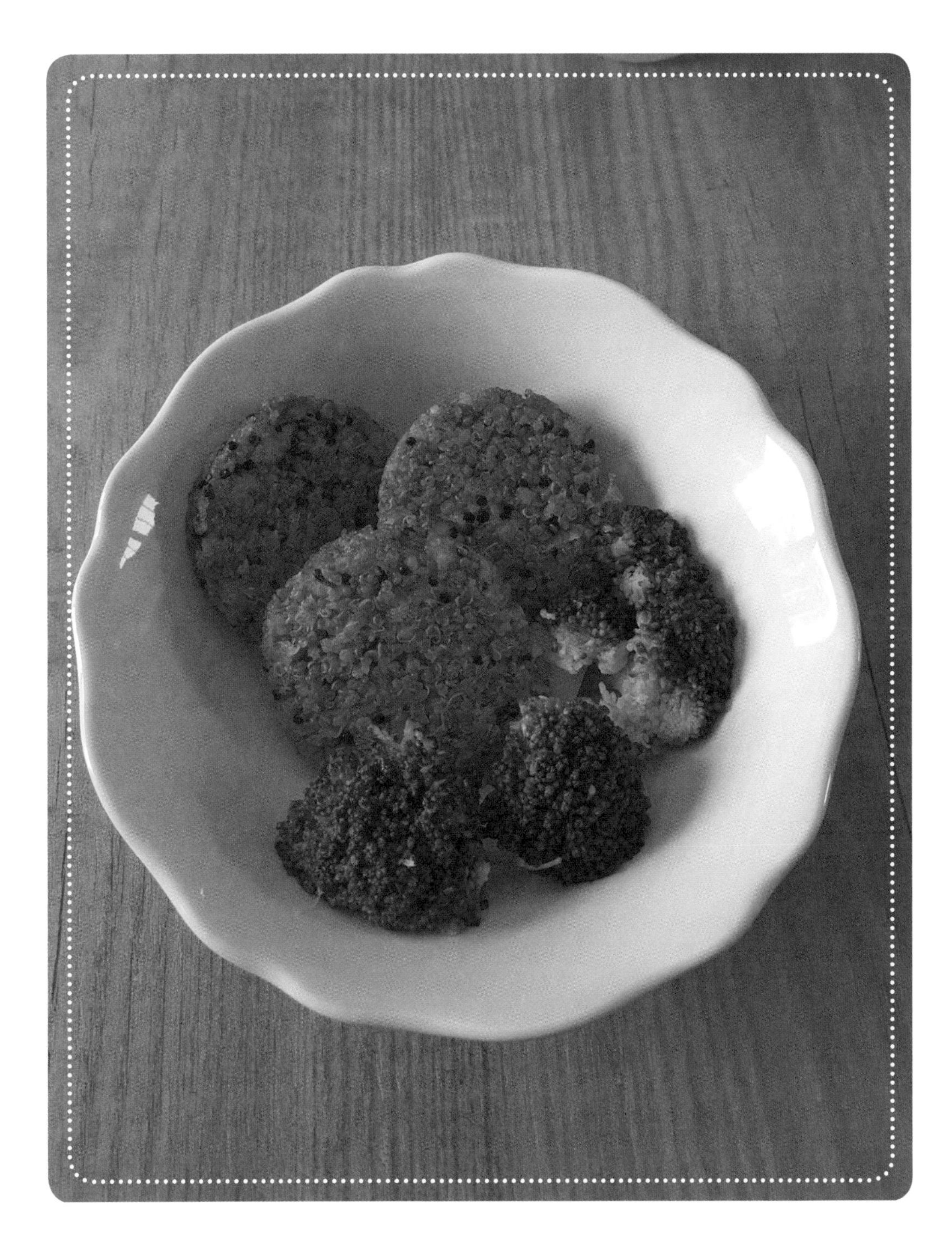

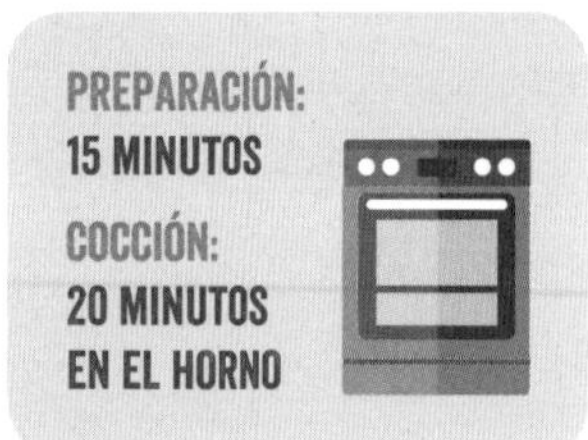

Hamburguesas DE ALUBIAS PINTAS Y QUINOA

PARA 6 UNIDADES
150 g de alubias pintas cocidas
1½ taza de quinoa cocida
½ cebolla
ralladura de limón
1 cucharada de zumo de limón
perejil (al gusto)

1. En un recipiente trituramos las alubias pintas cocidas con un tenedor.
2. Picamos la cebolla muy finamente y la incorporamos al puré de alubias, junto con el resto de los ingredientes.
3. Precalentamos el horno a 180 °C.
4. Damos forma a las hamburguesas y las colocamos sobre la bandeja del horno cubierta de papel antiadherente.
5. Las cocinamos 20 minutos. ¡Listas!

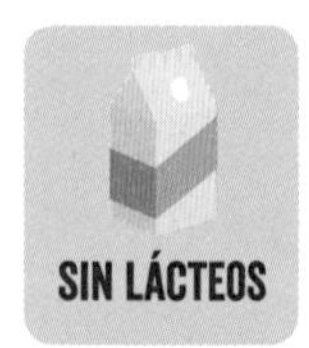

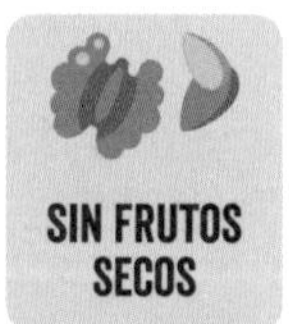

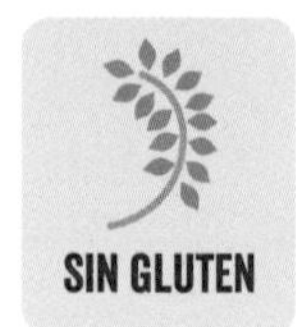

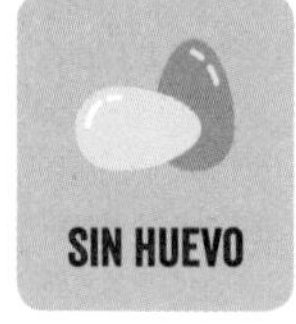

Sugerencias

- Probadlas sin hornear, son muy refrescantes. Os sorprenderán.

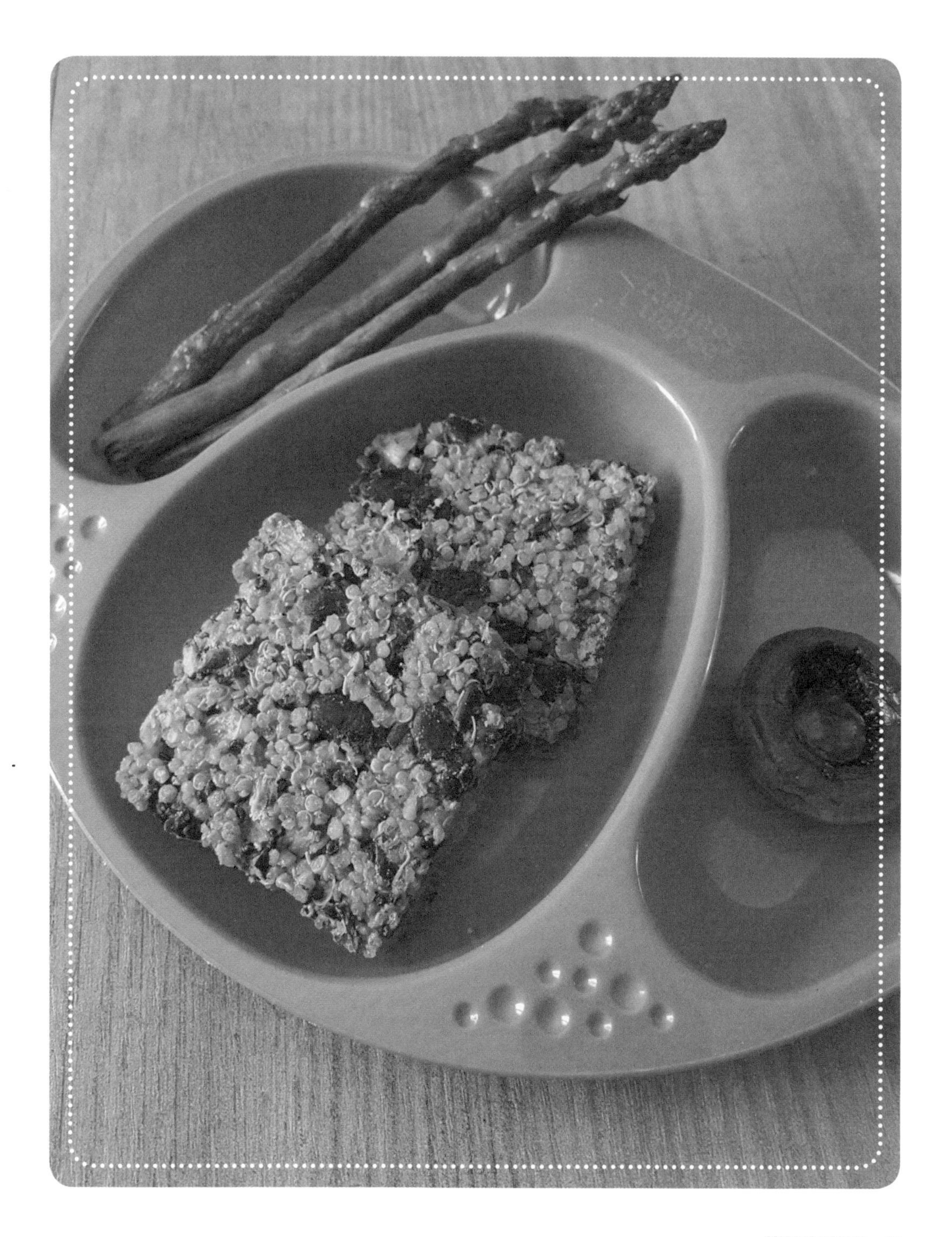

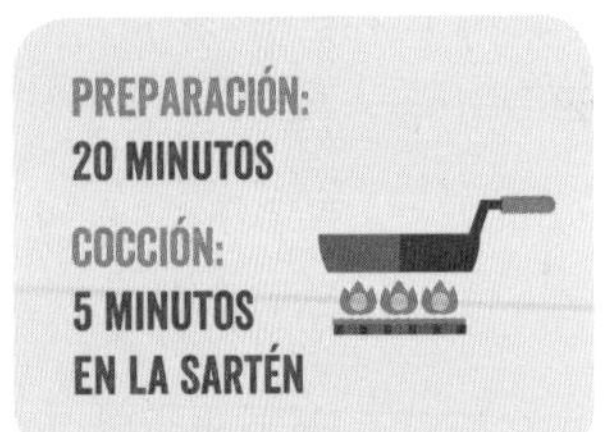

Hamburguesas DE MERLUZA CON PATATA Y AVELLANAS

PARA 4 UNIDADES

250 g de merluza sin cocinar (sin piel ni espinas)
100 g de patatas cocidas
4 cucharadas de pan rallado (sin sal)
10 avellanas
eneldo (al gusto)
aceite de oliva

1. Desmenuzamos la merluza y reservamos en un bol.
2. Incorporamos las patatas cocidas, trituradas con un tenedor, las avellanas molidas, el pan rallado y el eneldo, y mezclamos bien.
3. Damos forma a las hamburguesas y las cocinamos en una sartén con un poco de aceite de oliva. ¡Riquísimas!

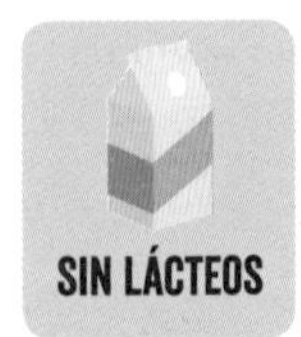

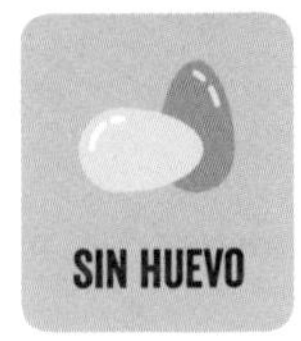

Sugerencias

- Tenéis que probarlas con salmón o bacalao.

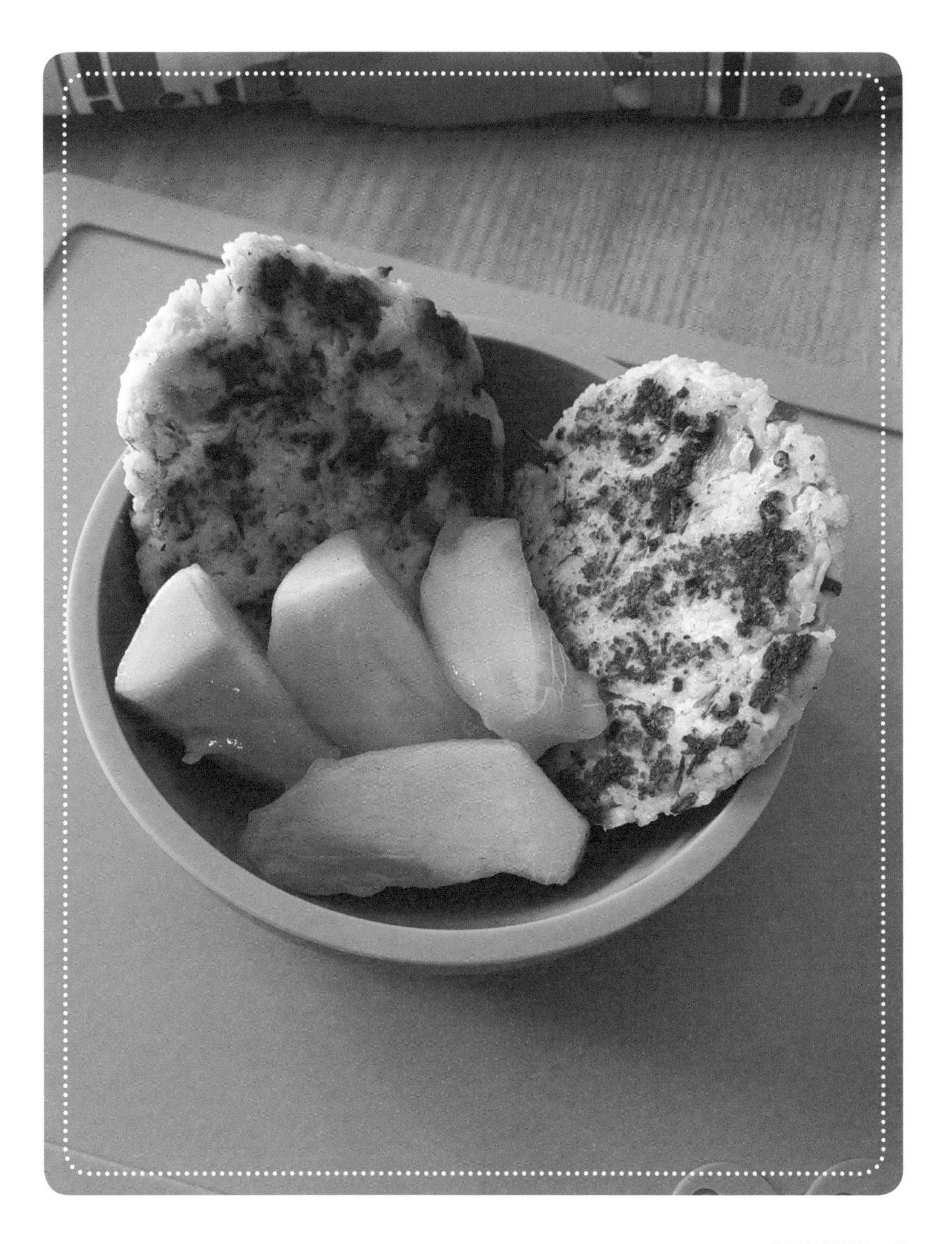

PREPARACIÓN:
20 MINUTOS + 15 MINUTOS DE REPOSO

COCCIÓN:
5 MINUTOS EN LA SARTÉN

Hamburguesas DE BERENJENA

PARA 6 UNIDADES

2 berenjenas asadas
4 cucharadas de harina de garbanzo
3 cucharadas de pan rallado (sin sal)
1 diente de ajo picado
comino (al gusto)
pimienta (al gusto)
perejil picado (al gusto)
1 cucharadita de vinagre de manzana (opcional)
aceite de oliva

1. Picamos las berenjenas y les añadimos la harina de garbanzo. Agregamos el vinagre de manzana si queremos atenuar el sabor de la harina de garbanzo. Mezclamos bien.

2. Incorporamos el resto de los ingredientes y ligamos todo.

3. Tapamos con film transparente y dejamos reposar en la nevera 15 minutos.

4. Damos forma a las hamburguesas y las cocinamos en una sartén con un poco de aceite de oliva. ¡Sorprendentes!

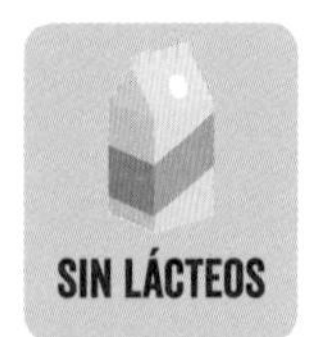
SIN LÁCTEOS

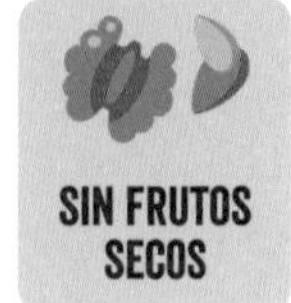
SIN FRUTOS SECOS

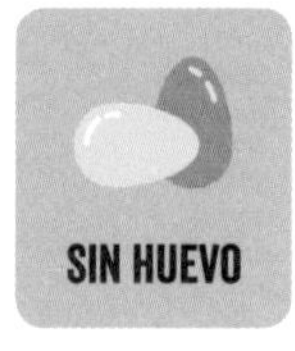
SIN HUEVO

Sugerencias

- Podéis sustituir la harina de garbanzo por 1 huevo.

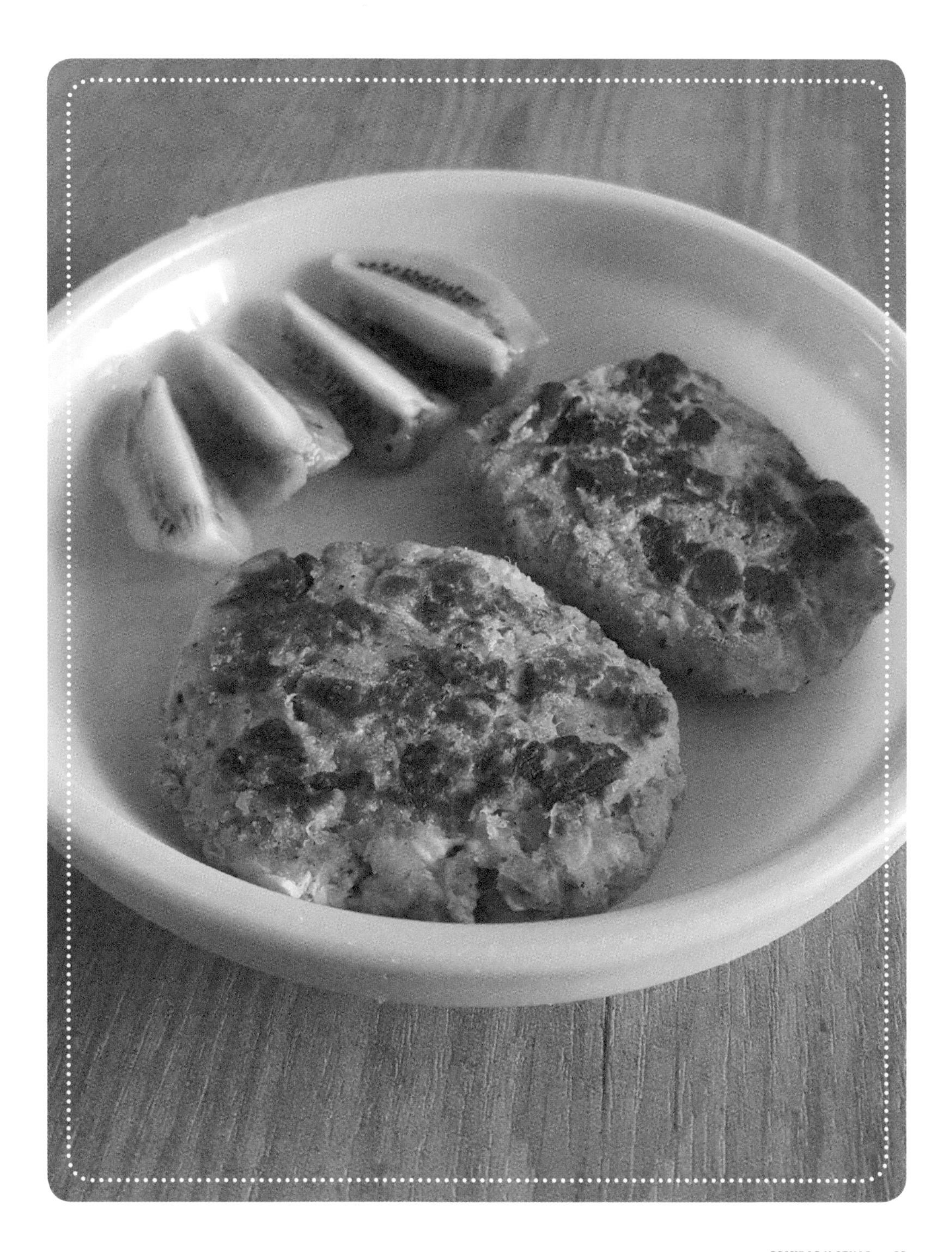

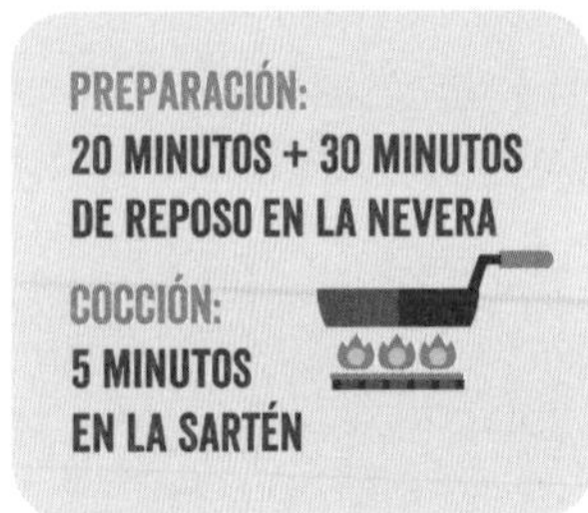

Hamburguesas DE CALAMARES

PARA 4 UNIDADES

200 g de calamares limpios
75 g de pan rallado (sin sal)
50 g de cebolla morada
3 cucharadas de bicarbonato
½ cucharadita de corteza de limón rallada
½ diente de ajo
perejil (al gusto)
pimienta (al gusto)
aceite de oliva

1. Sumergimos en agua con bicarbonato los calamares troceados. Dejamos reposar 30 minutos en la nevera para que se ablanden.
2. Picamos la cebolla y mezclamos con el resto de los ingredientes. Reservamos.
3. Trituramos los calamares con la ayuda de una procesadora.
4. Ligamos todo.
5. Damos forma a las hamburguesas y las cocinamos en una sartén con un poco de aceite de oliva. ¡Listas!

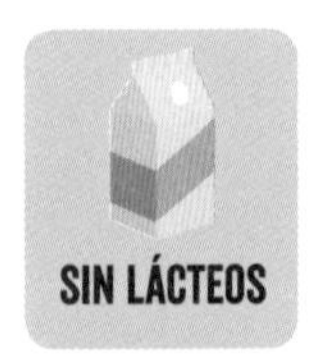

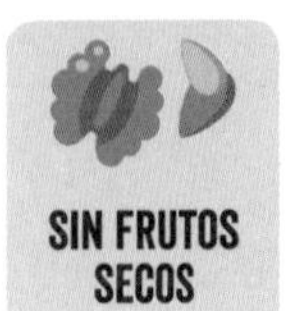

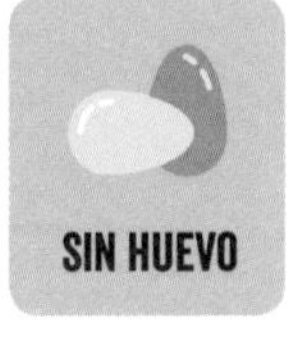

Sugerencias

- Acompañadas con un chorrito de zumo de limón o de naranja están deliciosas.

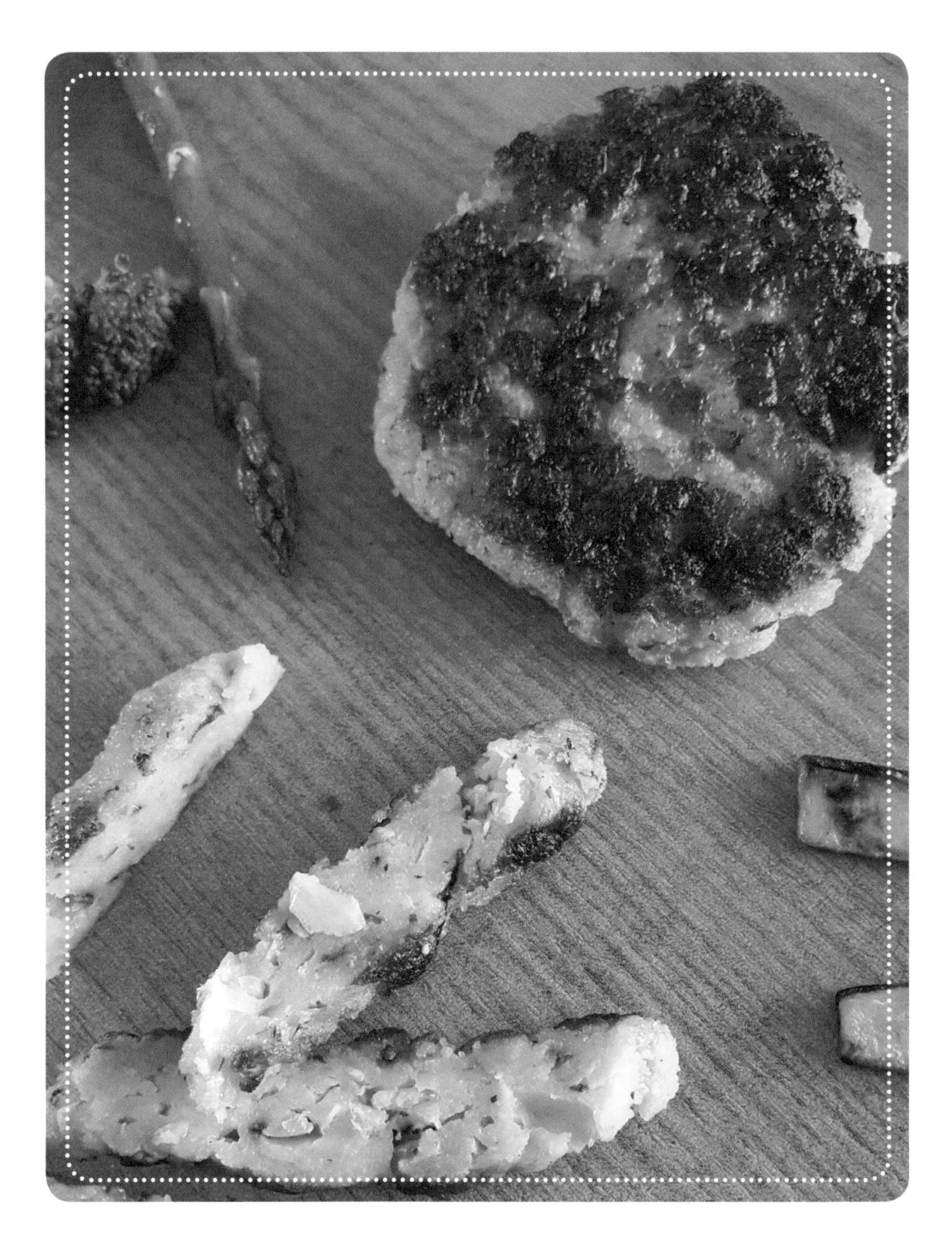

PREPARACIÓN:
15 MINUTOS + 10 MINUTOS DE REPOSO
COCCIÓN:
15 MINUTOS EN EL HORNO

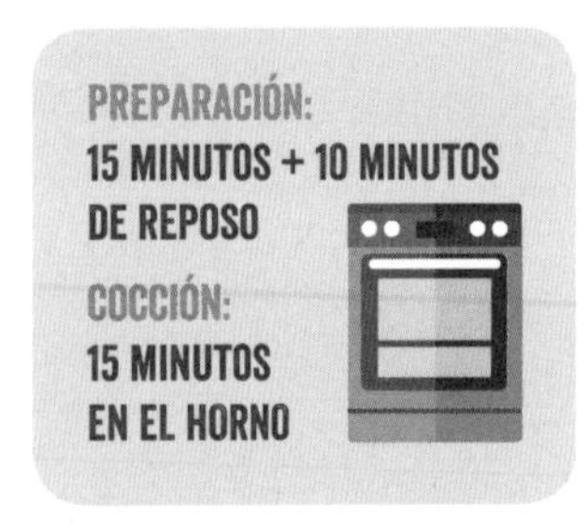

Hamburguesas DE GUISANTES

PARA 4 UNIDADES

130 g de guisantes cocidos
25 g de garbanzos cocidos
½ cebolla
4 cucharadas de avena en copos
el zumo de ½ limón
comino (al gusto)
pimienta negra (al gusto)
perejil (al gusto)
aceite de oliva

1. Picamos la cebolla y la salteamos en una sartén con un poco de aceite de oliva. Reservamos.
2. En un bol, ponemos los guisantes y los garbanzos cocidos, y los aplastamos con ayuda de un tenedor.
3. Añadimos la cebolla, el zumo de limón y los condimentos. Mezclamos bien.
4. Incorporamos las 4 cucharadas de avena en copos y homogeneizamos.
5. Envolvemos la masa con film transparente y la dejamos reposar en la nevera durante 10 minutos.
6. Precalentamos el horno a 200 °C.
7. Tomamos porciones de la masa y damos forma a las hamburguesas. Las disponemos sobre papel antiadherente y las horneamos durante 15 minutos. ¡Muy ricas!

SIN LÁCTEOS

SIN FRUTOS SECOS

SIN HUEVO

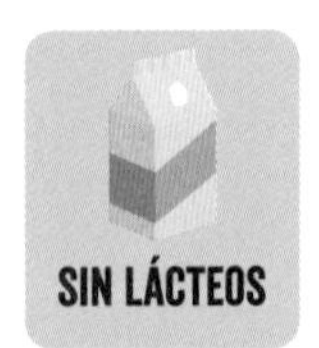

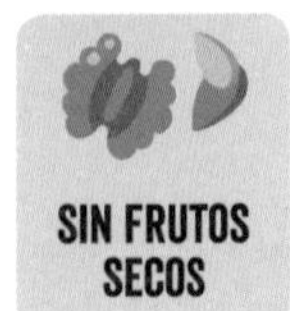

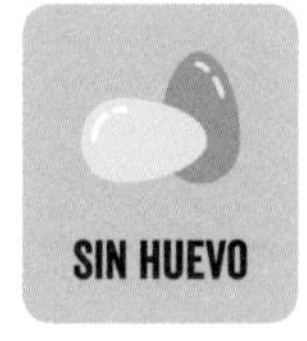

Sugerencias

- Probadlas también sin hornear, ¡están deliciosas!

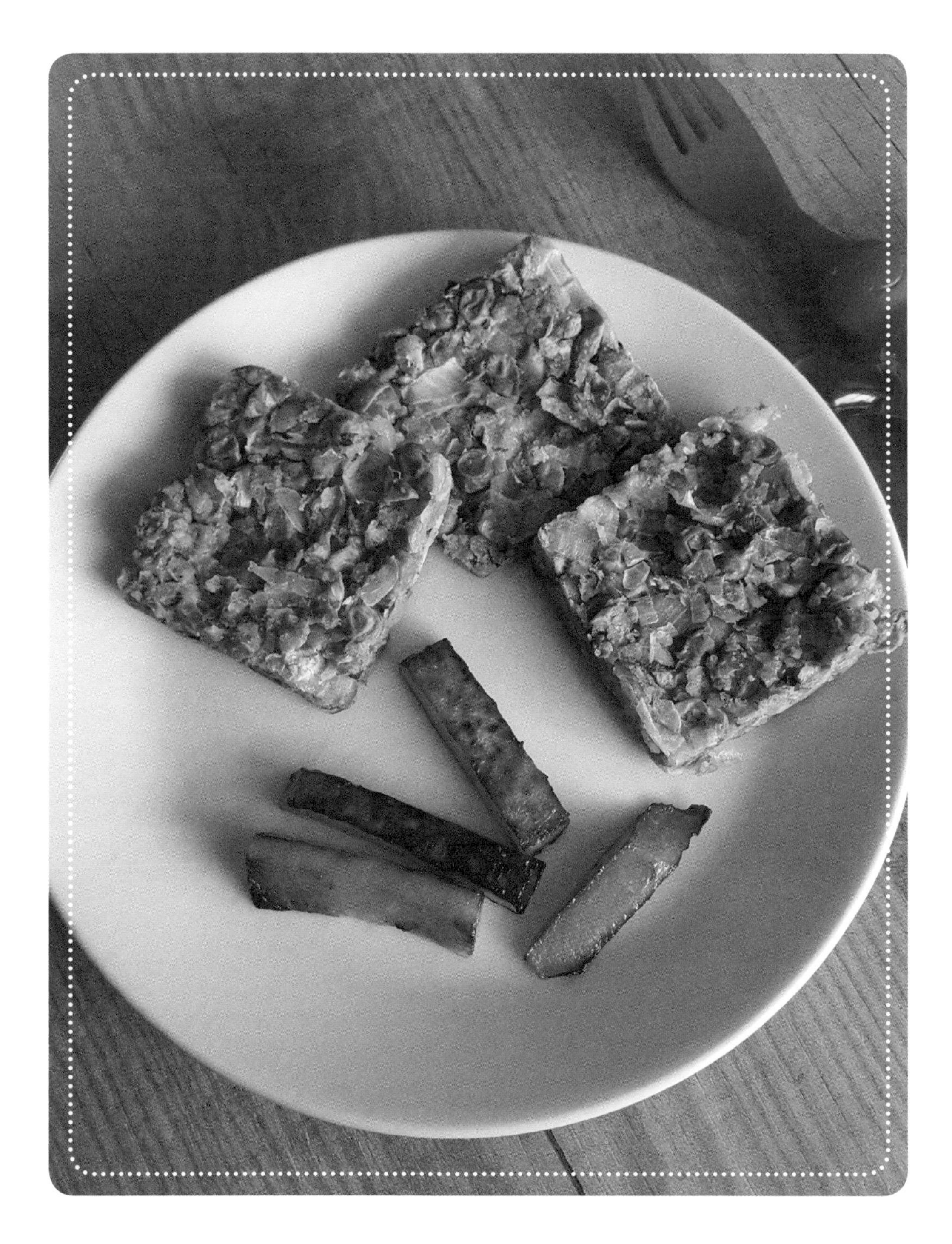

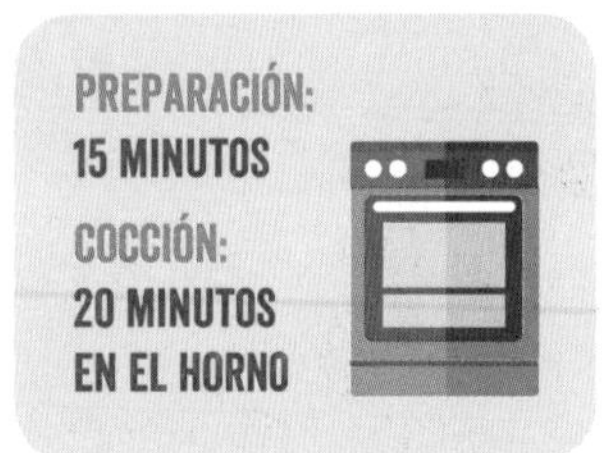

Hamburguesas DE LENTEJAS Y ARROZ

PARA 6 UNIDADES

200 g de lentejas cocidas
100 g de arroz integral cocido
50 g de pan rallado
1 cebolla
1 zanahoria cocida

1. En un bol, ponemos las lentejas cocidas y chafamos con ayuda de un tenedor. Reservamos.
2. Picamos la cebolla y la zanahoria cocida y las incorporamos, junto con el resto de los ingredientes, al bol de las lentejas.
3. Precalentamos el horno a 180 °C.
4. Con la ayuda de un emplatador, damos forma a las hamburguesas y las disponemos en la bandeja del horno sobre papel de hornear.
5. Las cocinamos 20 minutos. ¡Listas!

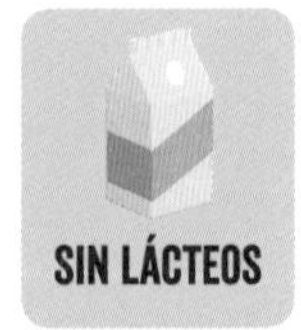

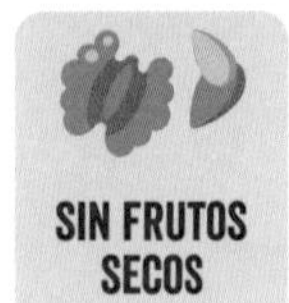

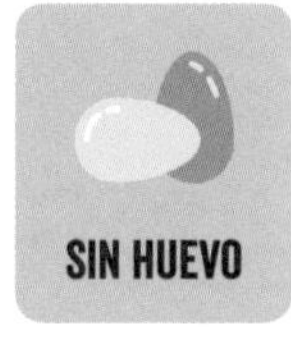

Sugerencias

- ¿Las habéis probado con otro tipo de legumbres? ¡Quedan muy ricas!

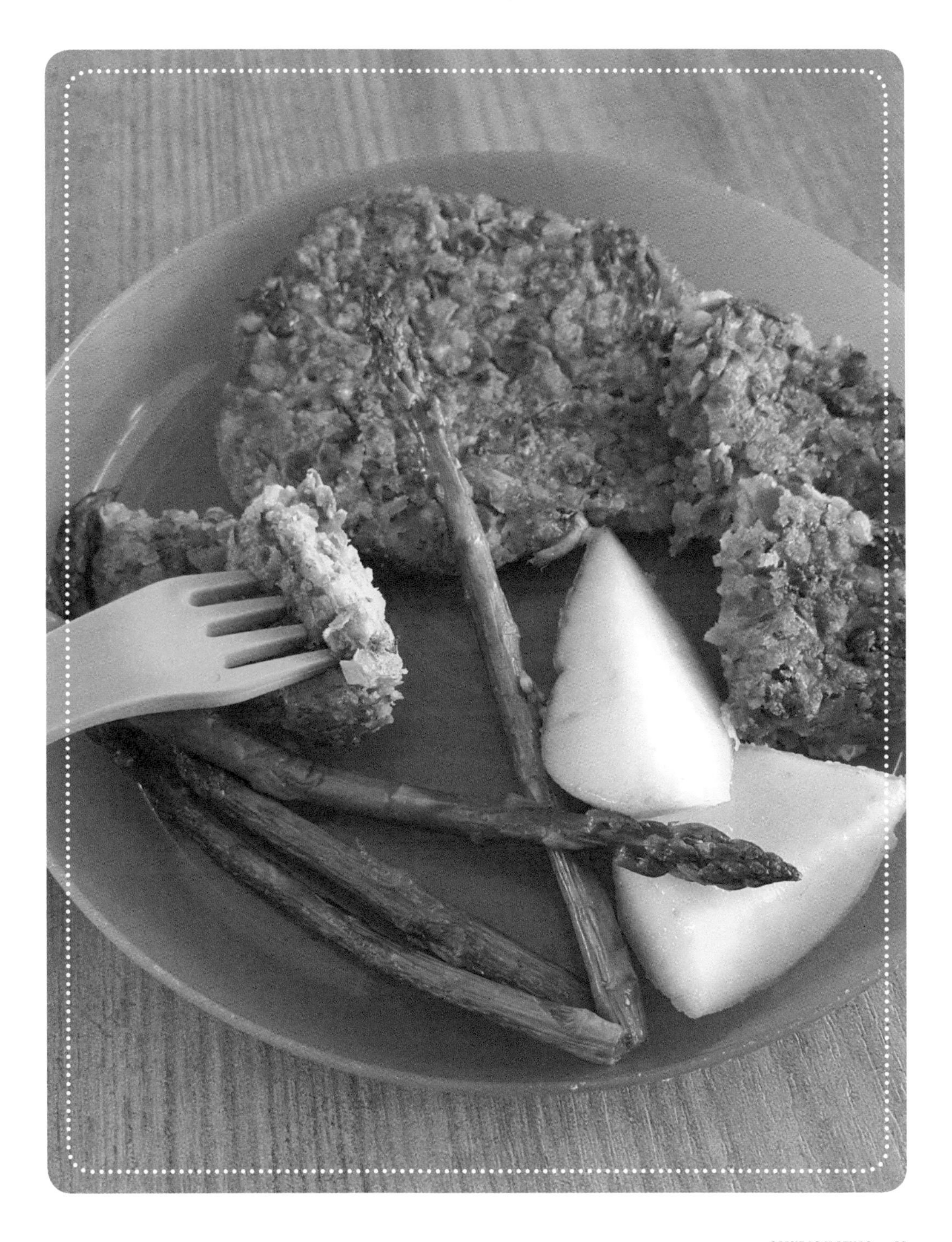

PREPARACIÓN:
15 MINUTOS + 3 HORAS DE REMOJO
COCCIÓN:
5 MINUTOS EN LA SARTÉN

Hamburguesas DE POLLO, AGUACATE Y TOMATES SECOS

PARA 4 UNIDADES
2 pechugas de pollo
1 aguacate
½ taza de tomates secos
pimienta (al gusto)
aceite de oliva

1. Hidratamos los tomates secos sumergiéndolos en agua al menos 3 horas. Reservamos.
2. Trituramos las pechugas en la procesadora. Reservamos.
3. Picamos los tomates y el aguacate y los incorporamos a la carne. Condimentamos y ligamos la mezcla.
4. Formamos las hamburguesas con la masa y las doramos en una sartén con un poco de aceite. ¡Deliciosas!

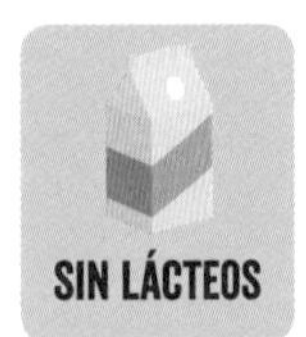

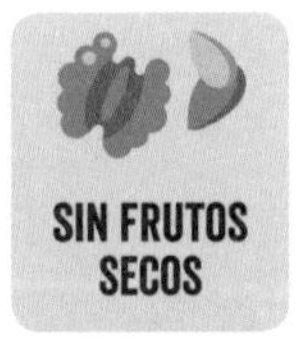

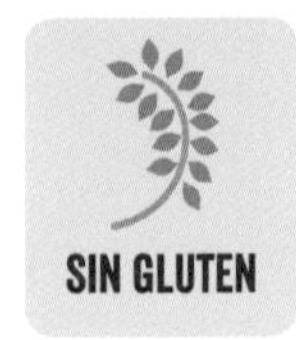

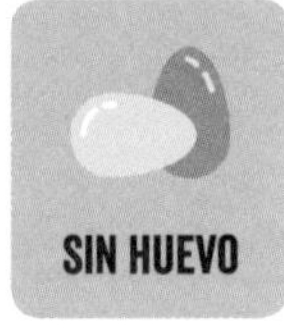

Sugerencias

- Para un extra de jugosidad, probad a hacerlas con contramuslos, os van a encantar.

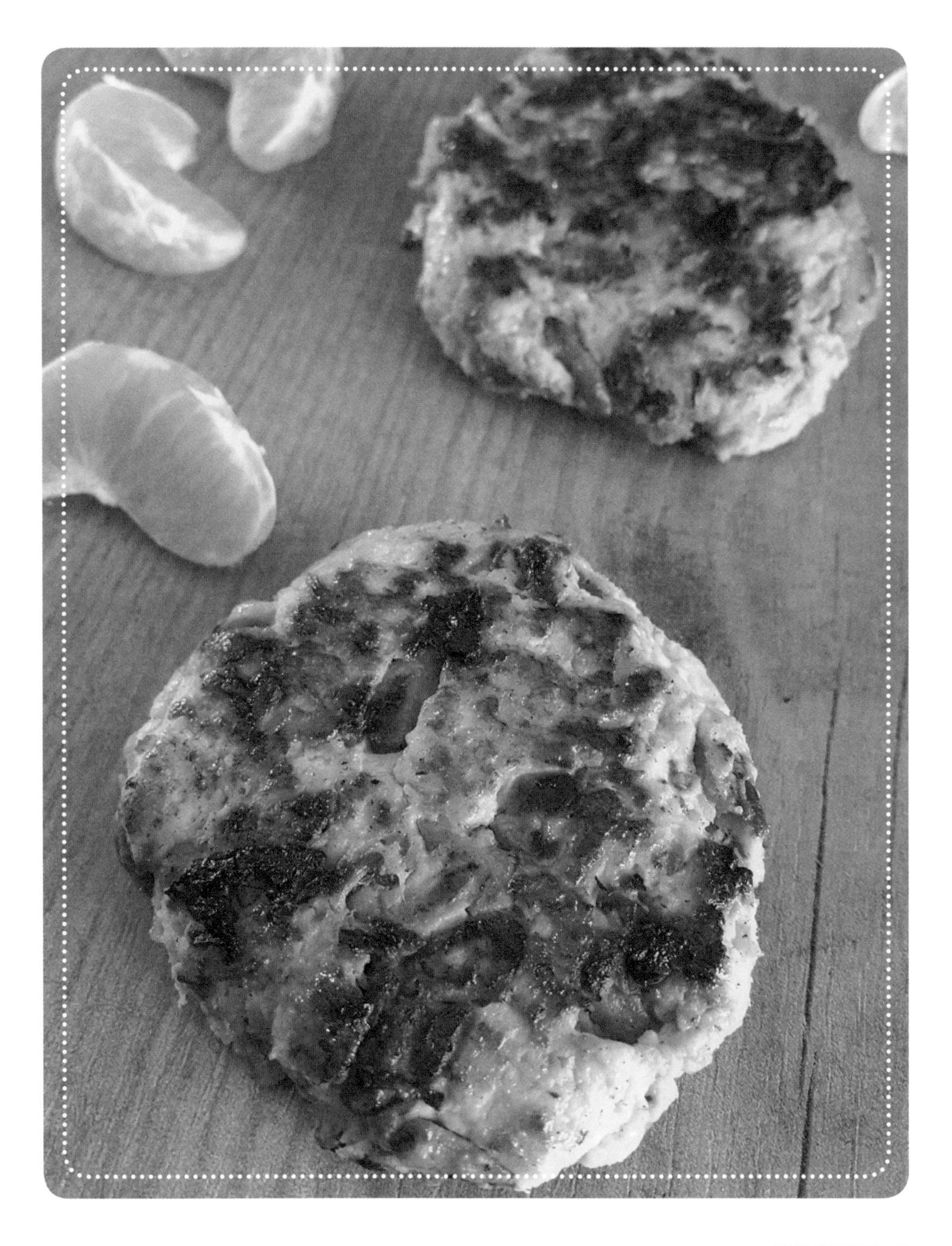

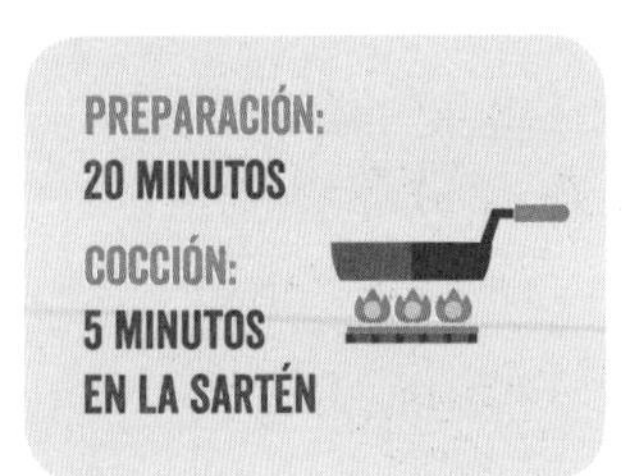

Hamburguesas DE SARDINAS Y TOMATE

PARA 6 UNIDADES

6 sardinas medianas cocinadas
½ cebolla morada
1 tomate
1 huevo
1 diente de ajo
80 g de pan rallado (sin sal)
perejil (al gusto)
pimienta (al gusto)
aceite de oliva

1. Desmenuzamos las sardinas y retiramos las espinas, en la medida de lo posible.
2. Picamos las verduras y las incorporamos a las sardinas, junto con el resto de los ingredientes.
3. Damos forma a las hamburguesas con las manos.
4. En una sartén con un poco de aceite, las doramos por ambos lados. ¡Ricas!

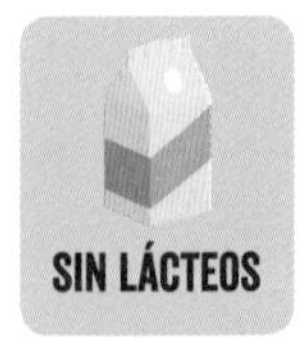

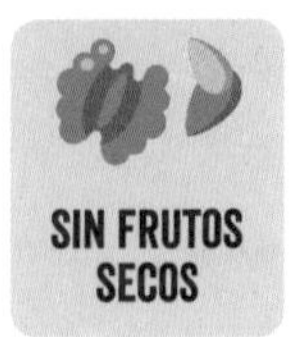

Sugerencias

- Podéis sustituir el pan rallado por avena en copos.

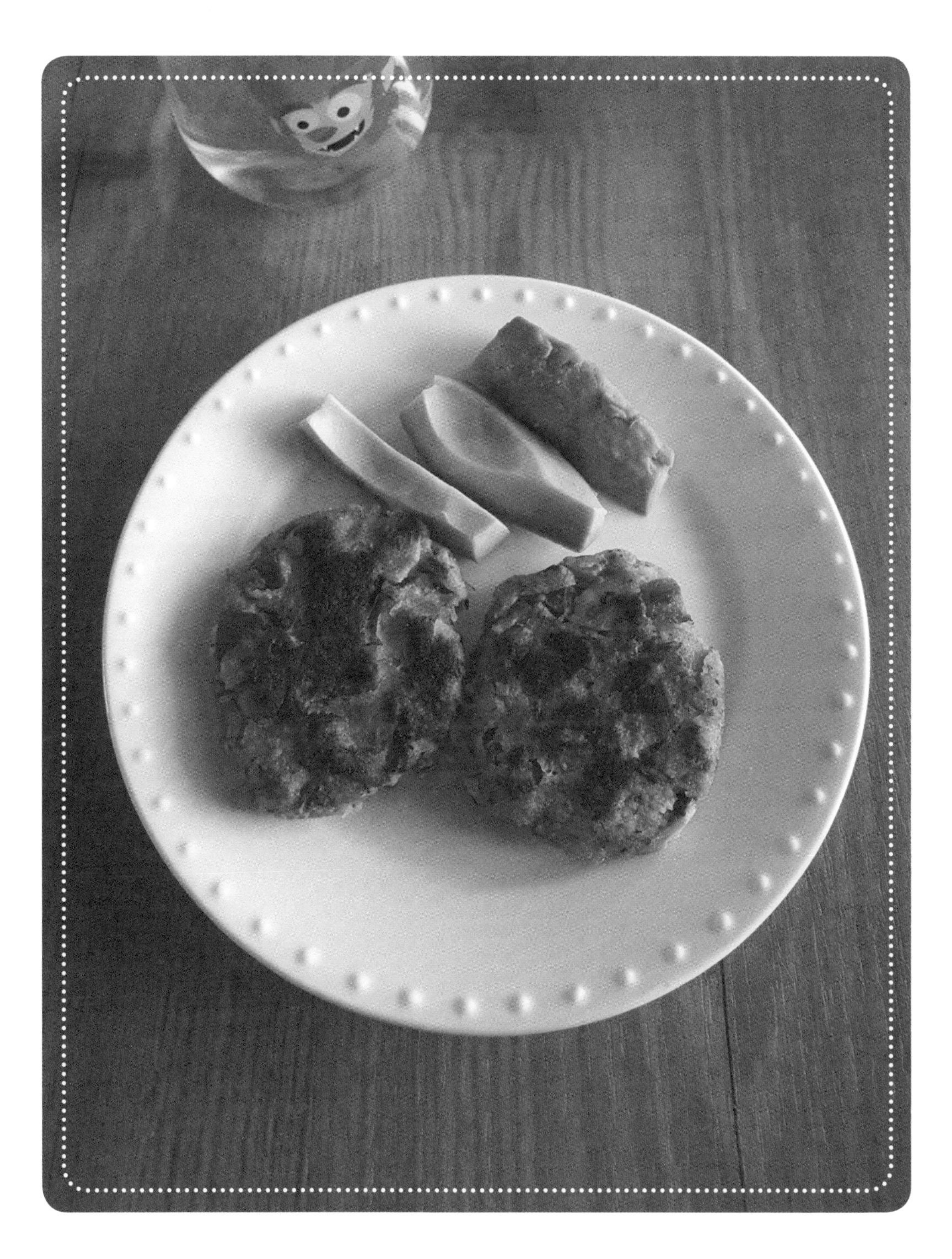

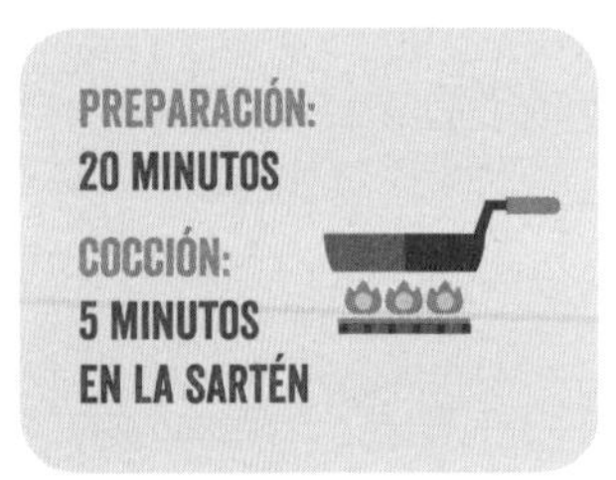

Hamburguesas DE TRUCHA CON AGUACATE A LA NARANJA

PARA 8 UNIDADES
250 g de trucha cocinada
½ aguacate
½ cebolla
3 cucharadas de harina de avena
la ralladura de ½ naranja
pimienta (al gusto)
aceite de oliva

1. Desmenuzamos la trucha y, en la medida de lo posible, retiramos las espinas. Reservamos.
2. Picamos la cebolla y el aguacate, y los incorporamos junto con el resto de los ingredientes al recipiente con el pescado. Homogeneizamos suavemente con ayuda de una espátula o cuchara de madera.
3. Damos forma a las hamburguesas y las ponemos en una sartén con un poco de aceite. Las doramos por ambos lados. ¡Listas!

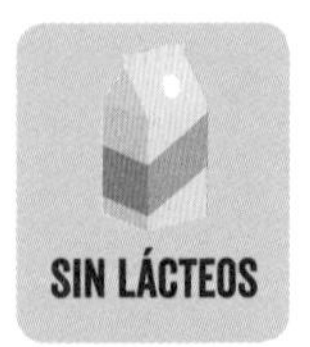

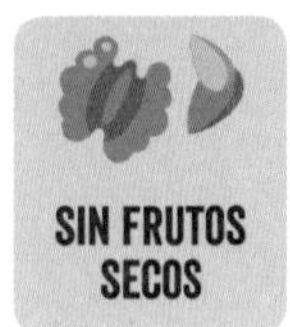

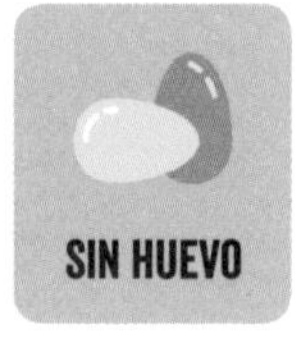

Sugerencias

- ¿Qué tal con salmón? Quedan deliciosas.

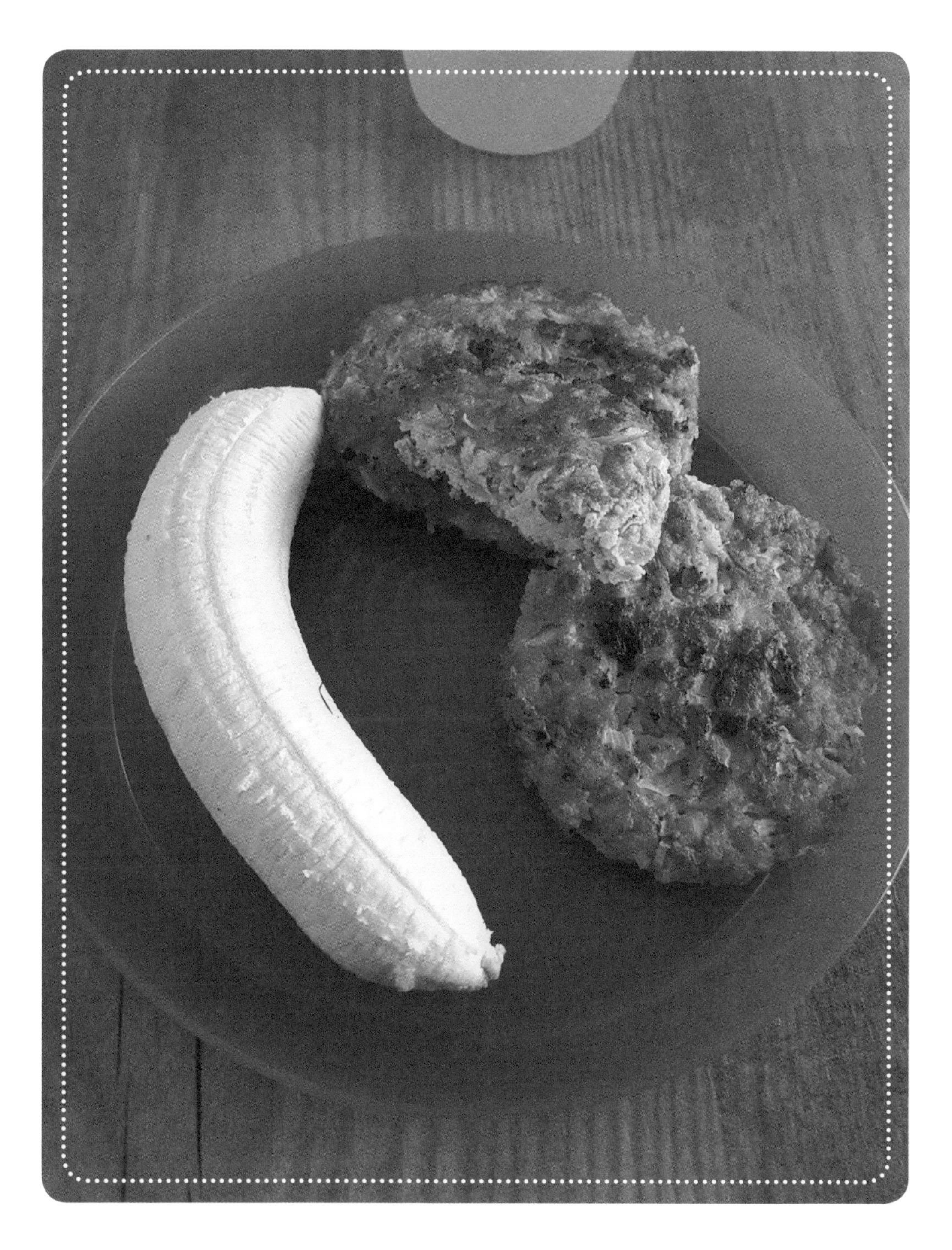

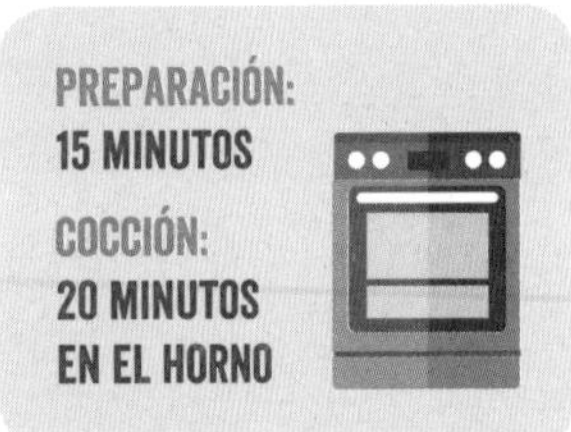

Medallones DE MERLUZA AL LIMÓN

PARA 10 UNIDADES
300 g de merluza (sin piel ni espinas)
1 patata pequeña cocida
4 cucharadas de harina fina de maíz
ralladura de limón
4 cucharadas de leche vegetal
cebollino (al gusto)

1. Desmenuzamos la merluza sin cocinar y la mezclamos con el resto de los ingredientes.
2. Precalentamos el horno a 180 °C.
3. Con la ayuda de un emplatador, damos forma a los medallones y los disponemos en la bandeja del horno cubierta con papel antiadherente.
4. Los cocinamos 15-20 minutos. ¡Perfecto!

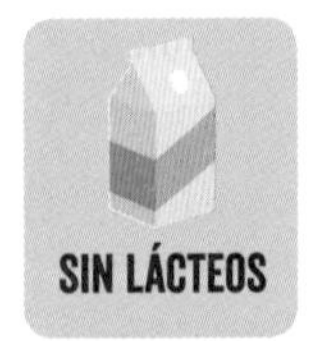

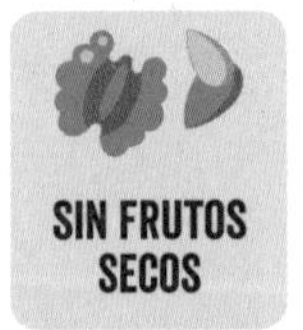

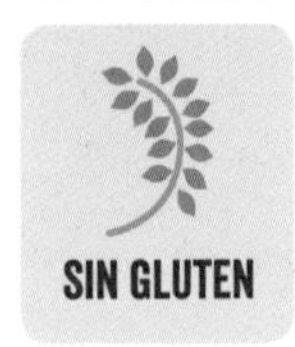

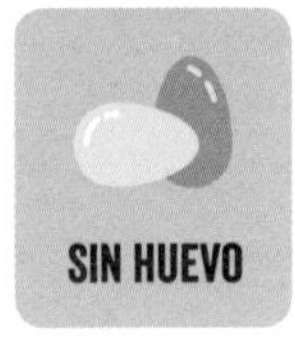

Sugerencias

- Probad con diferentes combinaciones de pescado.

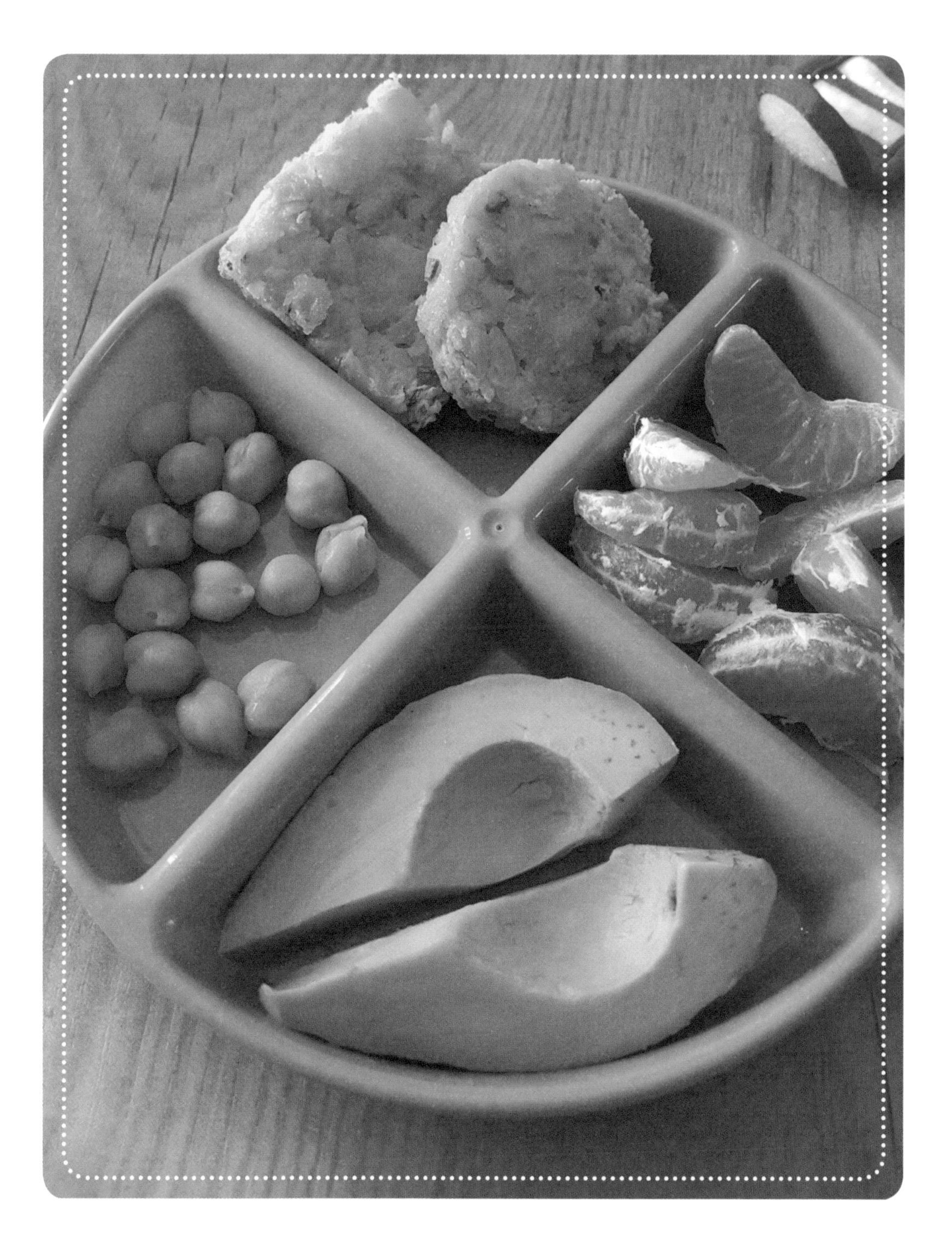

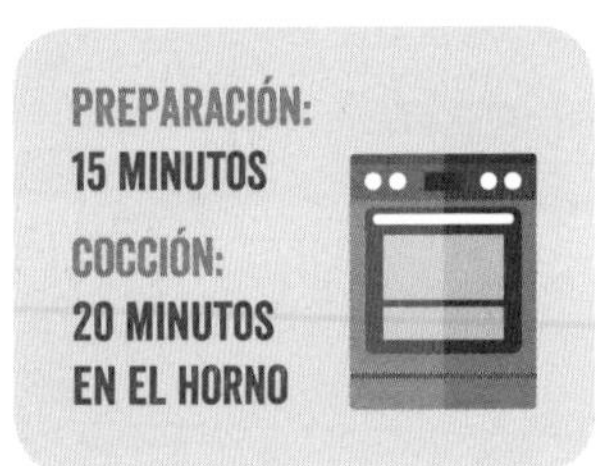

Medallones DE QUINOA Y ALUBIAS

PARA 6 UNIDADES

1 taza de quinoa cocida
1½ taza de alubias pintas cocidas
1 huevo
½ cebolla pequeña
½ pimiento verde
comino (al gusto)
pimienta (al gusto)
aceite de oliva

1. Ponemos las alubias en un bol y trituramos con un tenedor. Reservamos.
2. Picamos las verduras y rehogamos en la sartén con un poco de aceite. Incorporamos a las alubias y mezclamos.
3. Añadimos la quinoa, el huevo y los condimentos. Ligamos todo.
4. Precalentamos el horno a 180 °C.
5. Con ayuda de un emplatador, damos forma a los medallones y los disponemos en la bandeja del horno cubierta de papel de cocinar.
6. Los horneamos 20 minutos. ¡Deliciosos!

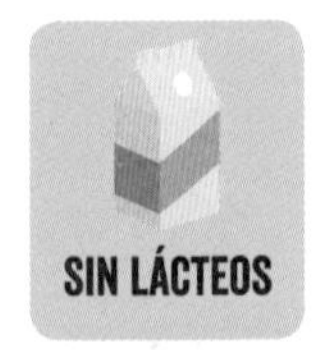

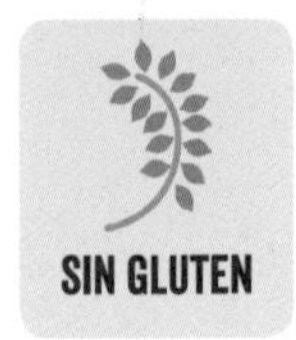

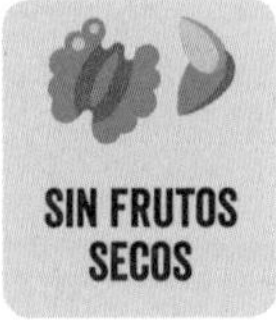

Sugerencias

- Probadlos también sin hornear, ¡os van a sorprender!

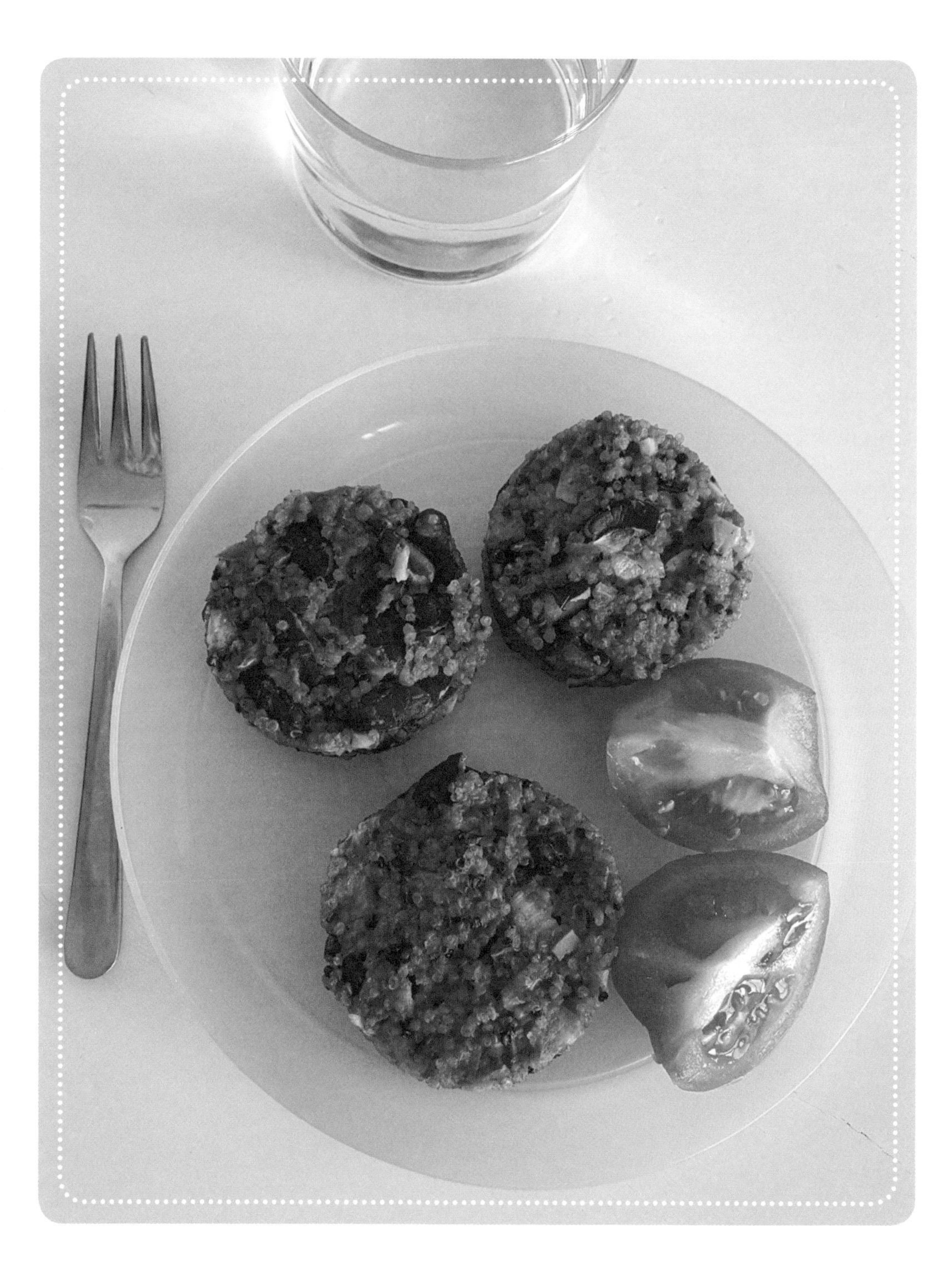

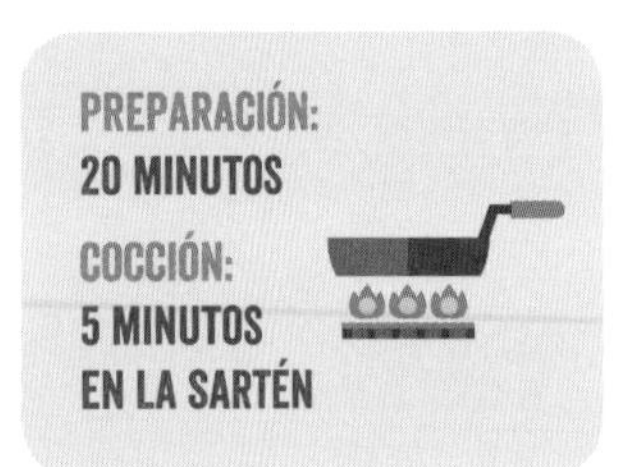

Minihamburguesas DE CONEJO CON CHAMPIÑONES

PARA 6 UNIDADES

150 g de carne de conejo picada
50 g de champiñones
½ cebolleta
½ diente de ajo
2 cucharadas de pan rallado (sin sal)
pimienta (al gusto)
aceite de oliva

1. Picamos finamente las verduras y las incorporamos a un bol grande junto con el resto de los ingredientes.
2. Damos forma a las hamburguesas y las cocinamos en una sartén con un poco de aceite. ¡Buen provecho!

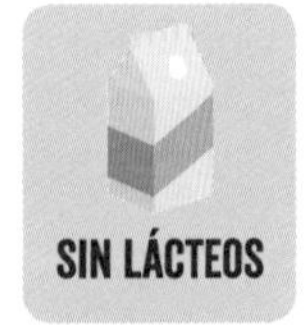

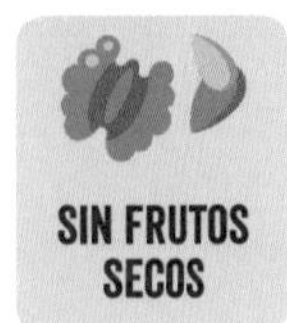

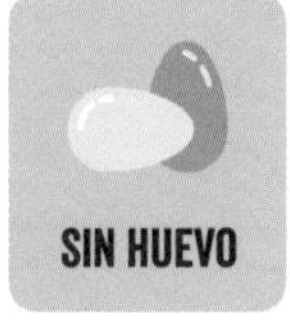

Sugerencias

- ¿No sois muy de conejo? Sin problemas. Podéis hacerlas con otro tipo de carne, salen igualmente geniales.

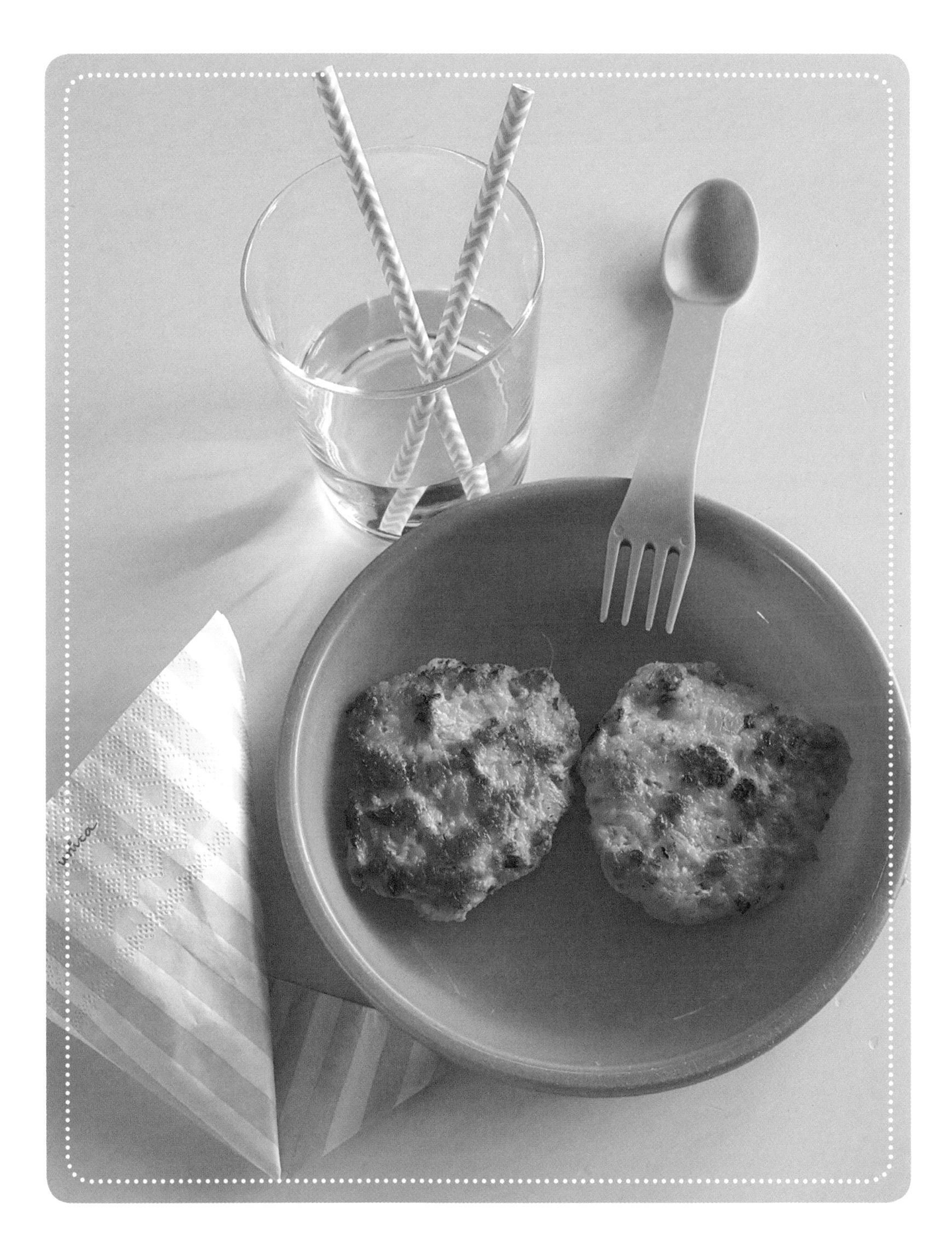

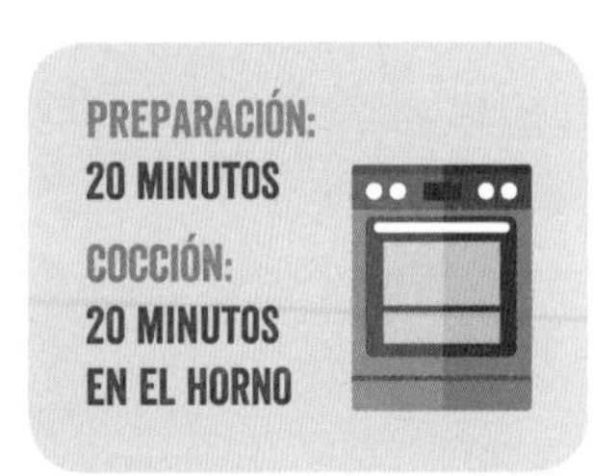

Muffins DE ARROZ Y POLLO

PARA 6 UNIDADES

1½ taza de arroz cocido
½ pechuga de pollo
3 cucharadas de leche de avena
1 patata rallada
½ pimiento rojo
½ pimiento verde
½ cebolla
1 huevo
especias (al gusto)
aceite de oliva

1. Picamos las verduras y salteamos en una sartén con aceite de oliva. Reservamos.
2. Trituramos la pechuga con una procesadora o con la ayuda de un buen cuchillo e incorporamos las verduras, el arroz cocido, la leche de avena, el huevo y las especias. Mezclamos muy bien.
3. Precalentamos el horno a 180 °C.
4. Ponemos la mezcla en moldes de silicona para magdalenas y los colocamos en la bandeja del horno.
5. Cocinamos los muffins 20 minutos, retiramos y dejamos enfriar antes de desmoldar. ¡Ya los tenemos!

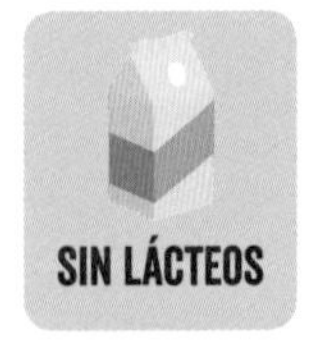

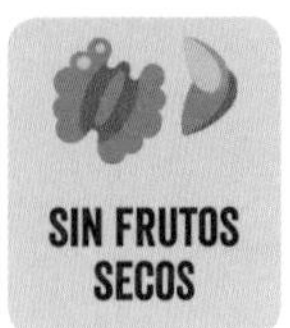

Sugerencias

- Probadlos también con ternera, os encantarán.

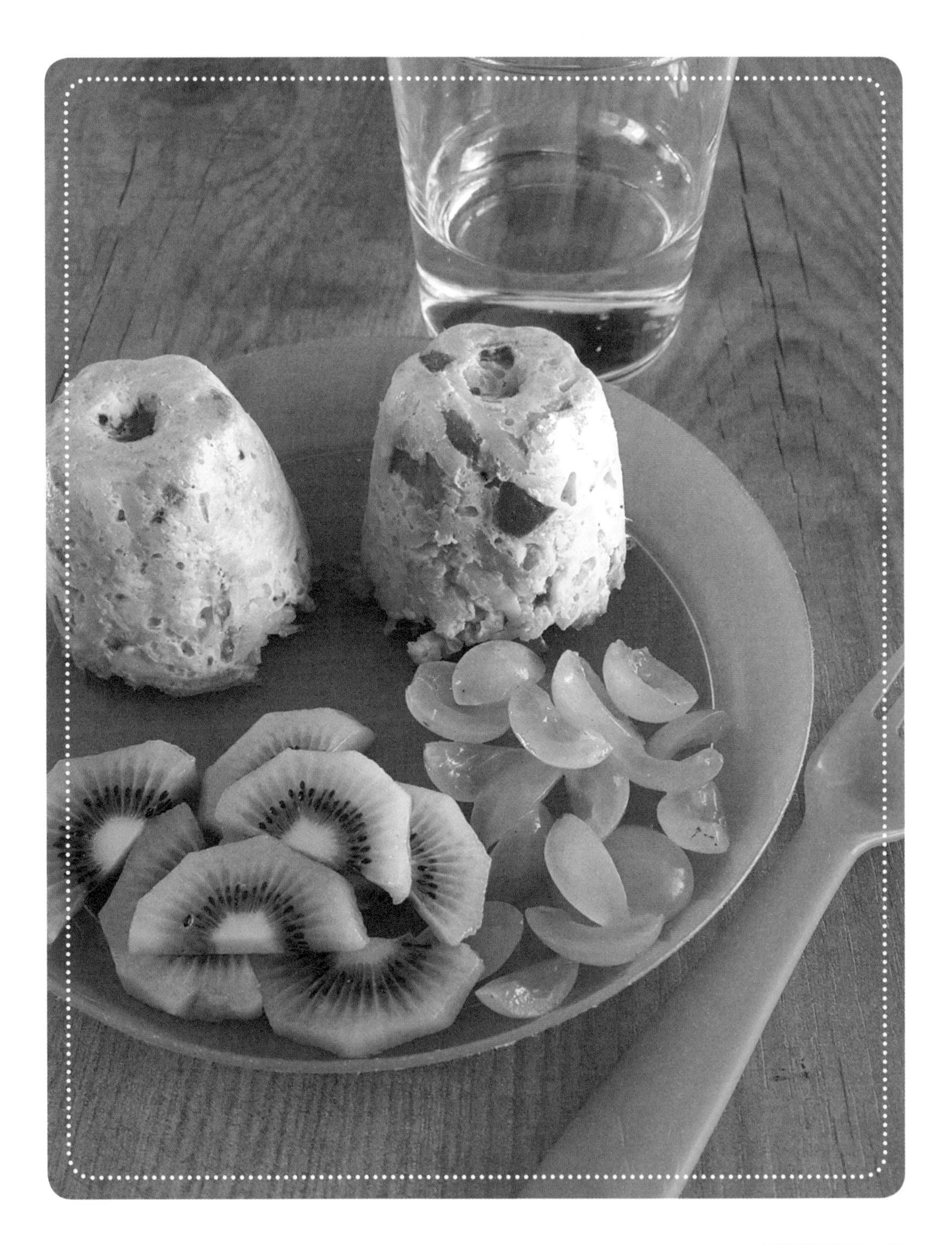

PREPARACIÓN:
25 MINUTOS
COCCIÓN:
5 MINUTOS
EN LA SARTÉN

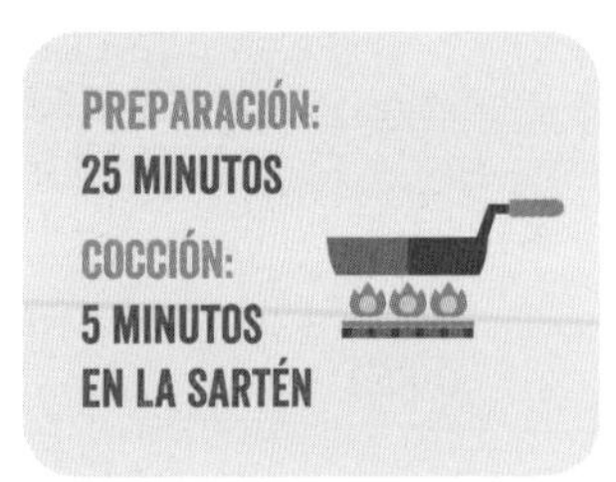

Salchichas DE POLLO Y VERDURAS

PARA 6 UNIDADES
300 g de pechuga de pollo
1 cucharada de harina de trigo
1 cucharada de leche vegetal
50 g de calabacín
50 g de cebolla
50 g de zanahoria
especias (al gusto)
aceite de oliva

1. Mezclamos la harina con la leche vegetal. Dejamos reposar 5 minutos.
2. Trituramos la carne en la procesadora, reservamos.
3. Rallamos el calabacín y la zanahoria, y picamos la cebolla. Incorporamos las verduras a la carne junto con la mezcla de harina y leche vegetal. Aderezamos todo con los condimentos. Mezclamos suavemente con ayuda de una espátula o una cuchara de madera.
4. En varios trozos de film resistente al calor (se indica en el envase), colocamos porciones de 40-50 g de la mezcla y les damos forma de salchicha.
5. Envolvemos con cuidado y cerramos los laterales con ayuda de un hilo o un nudo.
6. Hervimos los paquetes en agua durante 3 o 4 minutos. Sacamos y dejamos enfriar.
7. Retiramos el film y salteamos las salchichas en una sartén con un poquito de aceite. ¡Listas!

SIN LÁCTEOS

SIN FRUTOS SECOS

SIN HUEVO

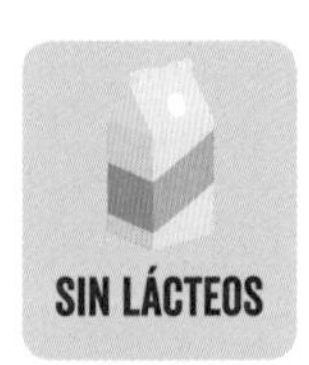

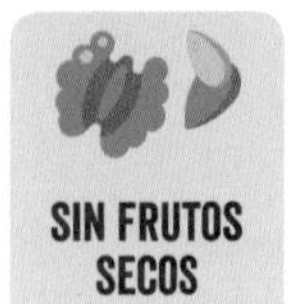

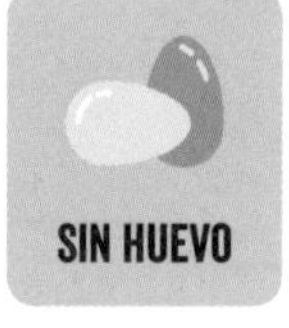

Sugerencias

- Para que estén más jugosas, probad a hacerlas con contramuslos.
- Si hacéis demasiadas, podéis congelar las sobrantes antes de pasarlas por la sartén. Recordad que deben estar frías para meterlas en el congelador.

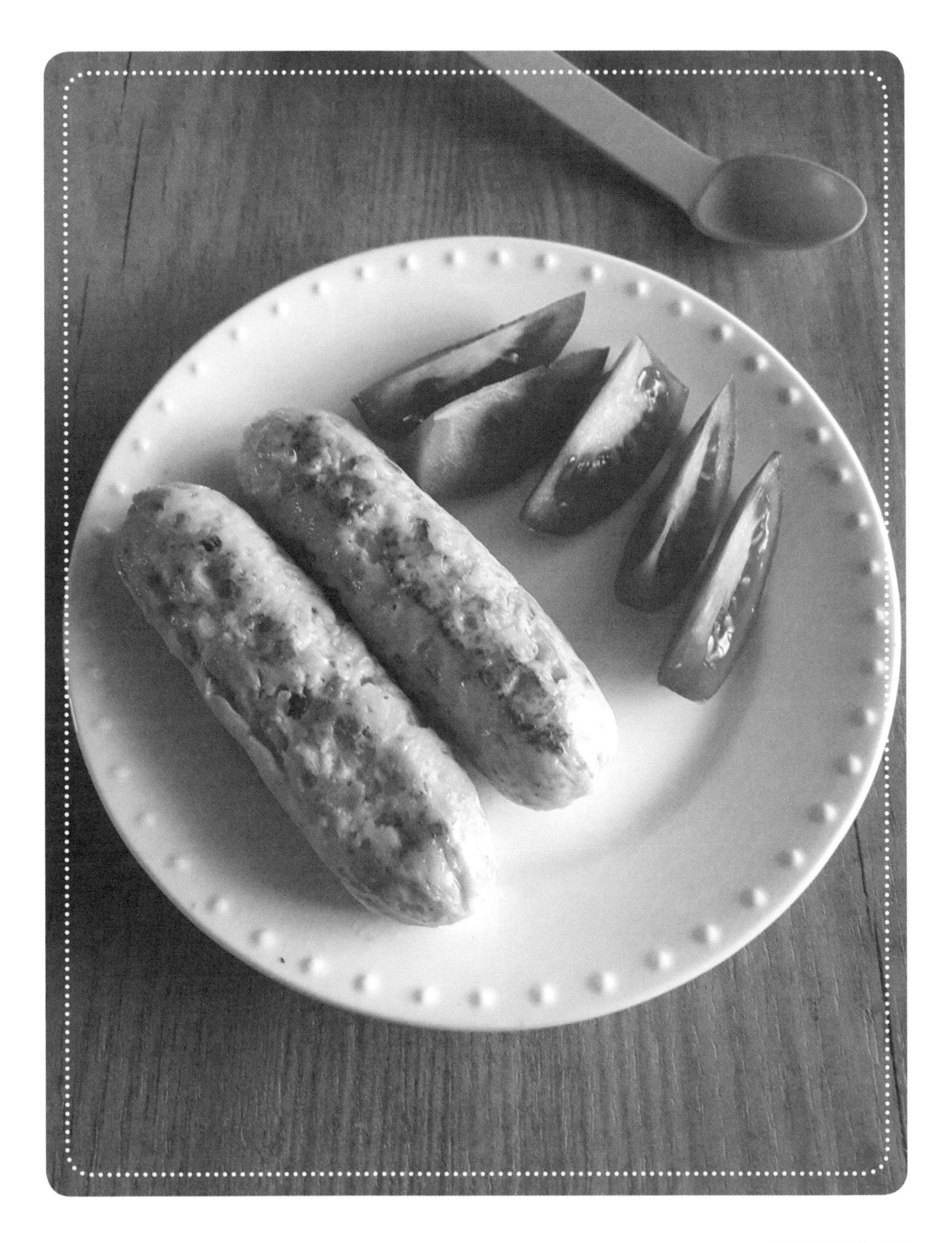

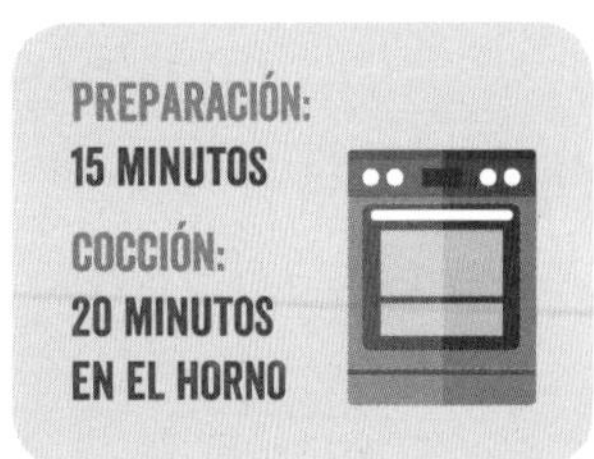

Tortas DE COLIFLOR Y BONIATO

PARA 6 UNIDADES

1 taza de arbolitos de coliflor
60 g de boniato asado
5 cucharadas de harina integral de trigo
1 huevo
orégano (al gusto)

1. Cocemos los arbolitos de coliflor en agua hirviendo durante 5 minutos. Picamos y reservamos.
2. En un bol grande, trituramos el boniato con un tenedor e incorporamos el resto de los ingredientes.
3. Con la ayuda de un emplatador, damos forma a las tortas y las disponemos sobre la bandeja del horno cubierta con papel de hornear.
4. Las horneamos 20 minutos. ¡Listas!

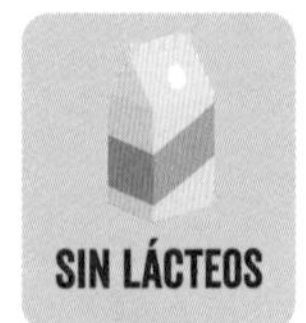

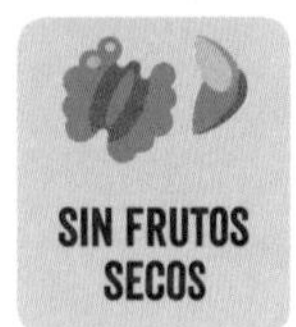

Sugerencias

- Podéis sustituir el boniato por la calabaza, o la coliflor por el brócoli.

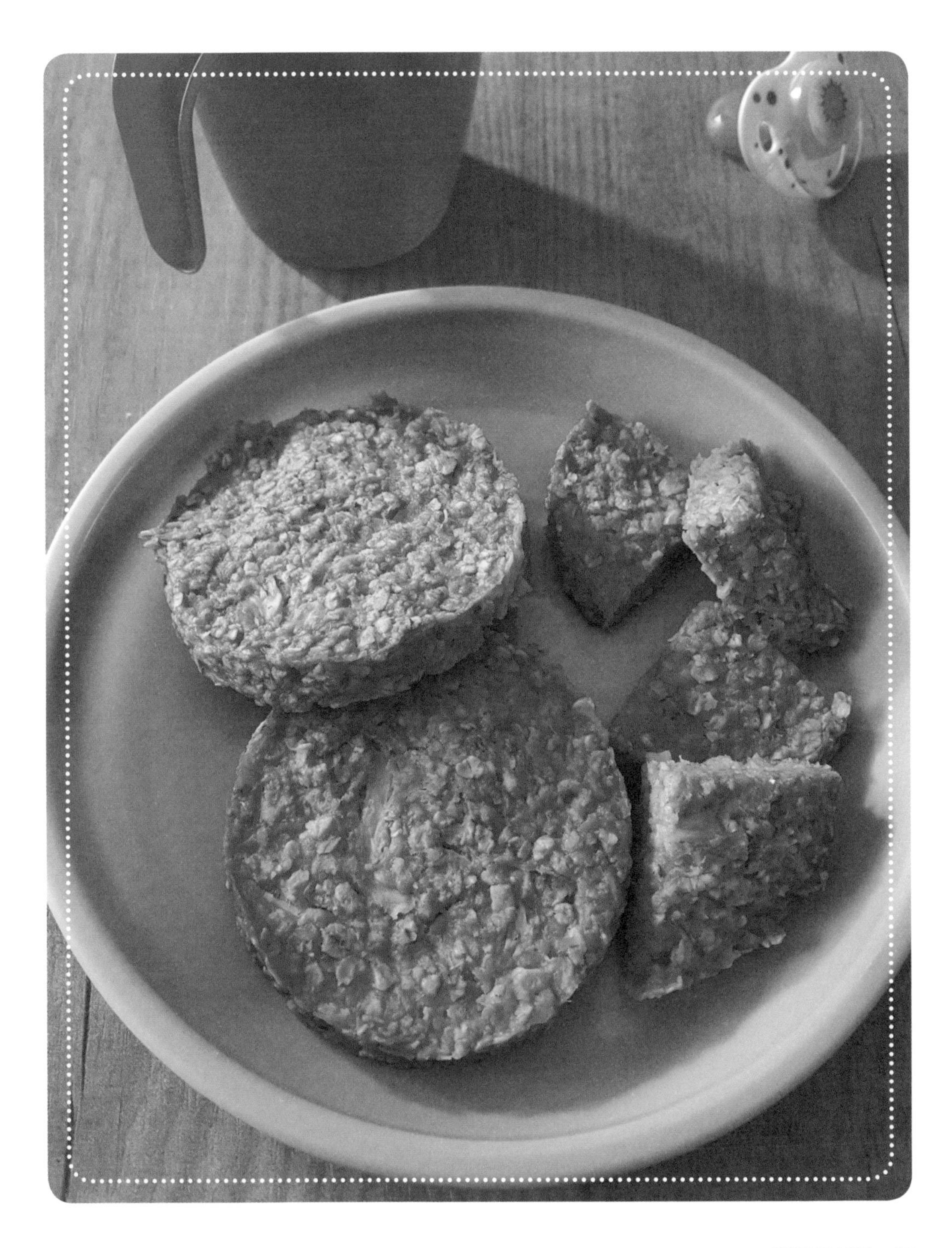

PREPARACIÓN:
20 MINUTOS

COCCIÓN:
5 MINUTOS EN LA SARTÉN

Tortitas DE CUSCÚS Y PAVO CON TOMILLO

PARA 8 UNIDADES

200 g de carne de pavo picada
1 taza de cuscús cocinado
8 cucharadas de copos de avena
½ calabacín
½ pimiento verde
½ cebolla
pimienta (al gusto)
tomillo (al gusto)
aceite de oliva

1. Mezclamos la carne con el cuscús. Reservamos.

2. Picamos las verduras y rehogamos ligeramente en una sartén con un poco de aceite. Incorporamos a la mezcla anterior.

3. Por último, añadimos la avena en copos y los condimentos. A continuación, homogeneizamos con una espátula o cuchara de madera.

4. Damos forma a las hamburguesas con las manos y las doramos por ambos lados en una sartén con un poco de aceite. ¡Qué ricas!

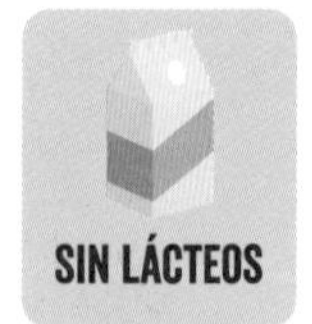

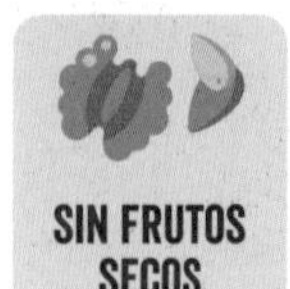

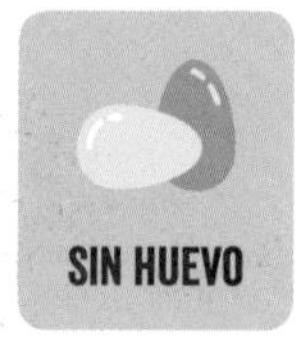

Sugerencias

- Podéis sustituir el cuscús por arroz o quinoa.

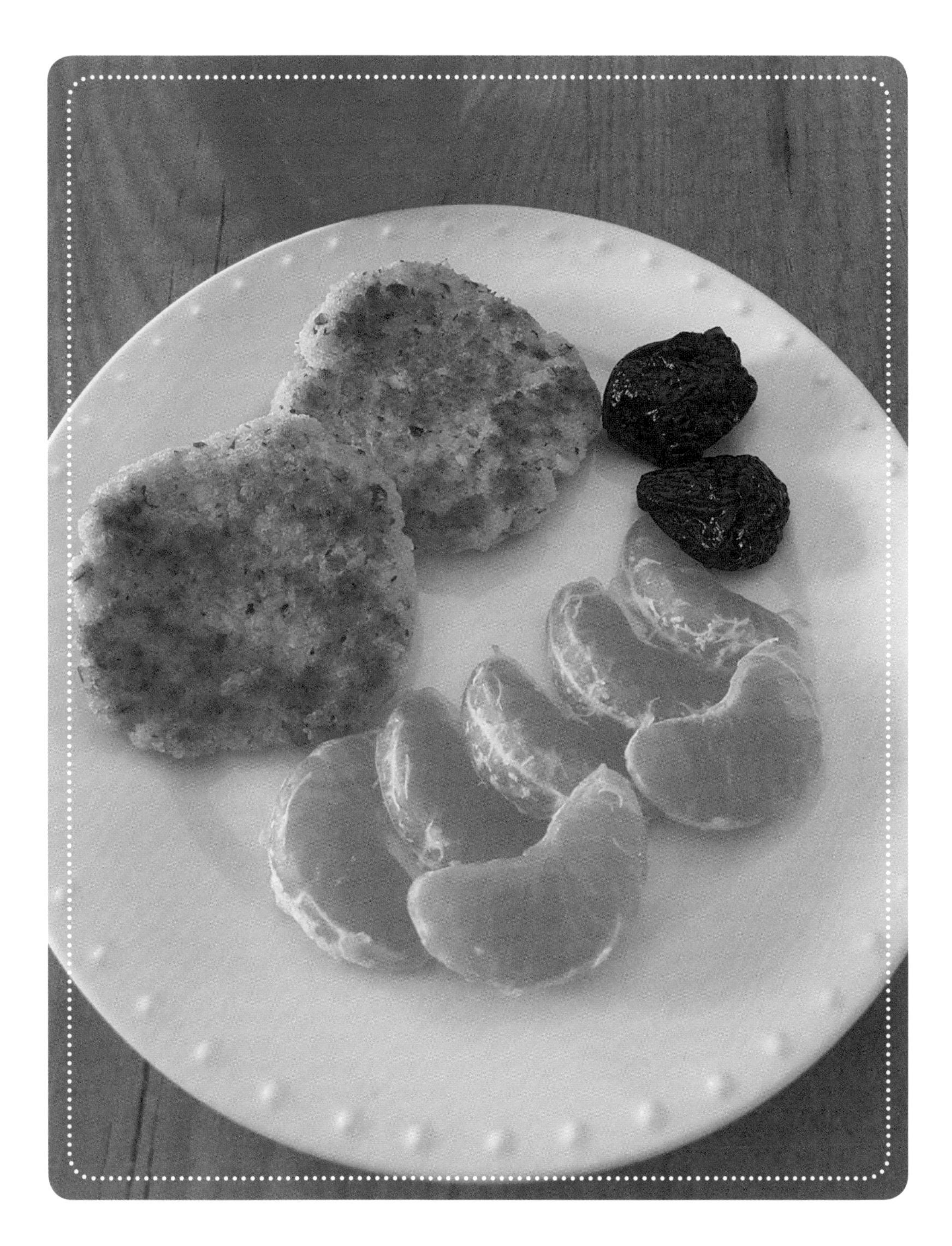

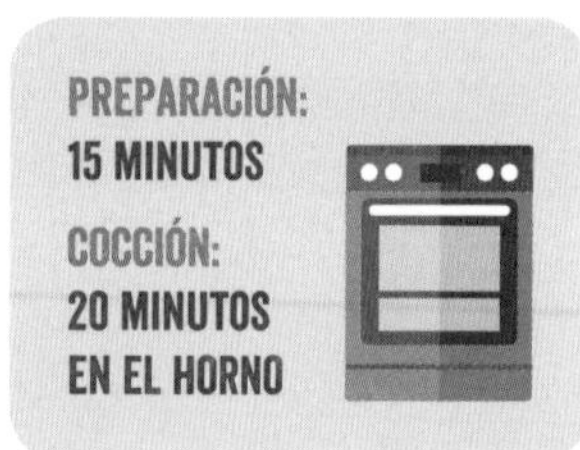

Tortitas DE JUDÍAS VERDES Y ARROZ

PARA 3 UNIDADES

125 g de arroz cocido
100 g de judías verdes cocidas
½ cebolla
3 cucharadas de harina de avena
1 huevo

1. Picamos las verduras y reservamos.
2. Añadimos la harina de avena y el arroz cocido.
3. Finalmente, incorporamos el huevo y homogeneizamos.
4. Precalentamos el horno a 180 °C.
5. Con la ayuda de un emplatador, formamos tortitas con la masa y las colocamos sobre la bandeja del horno cubierta con papel antiadherente. Las cocinamos 20 minuto y ¡listas!

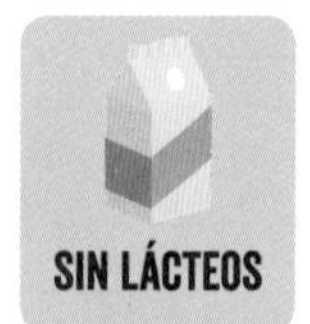

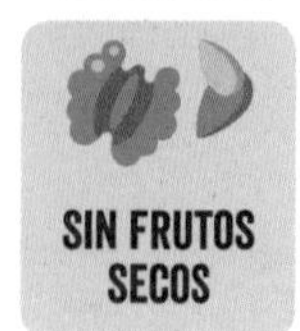

Sugerencias

- Podéis sustituir el arroz cocido por quinoa o mijo.

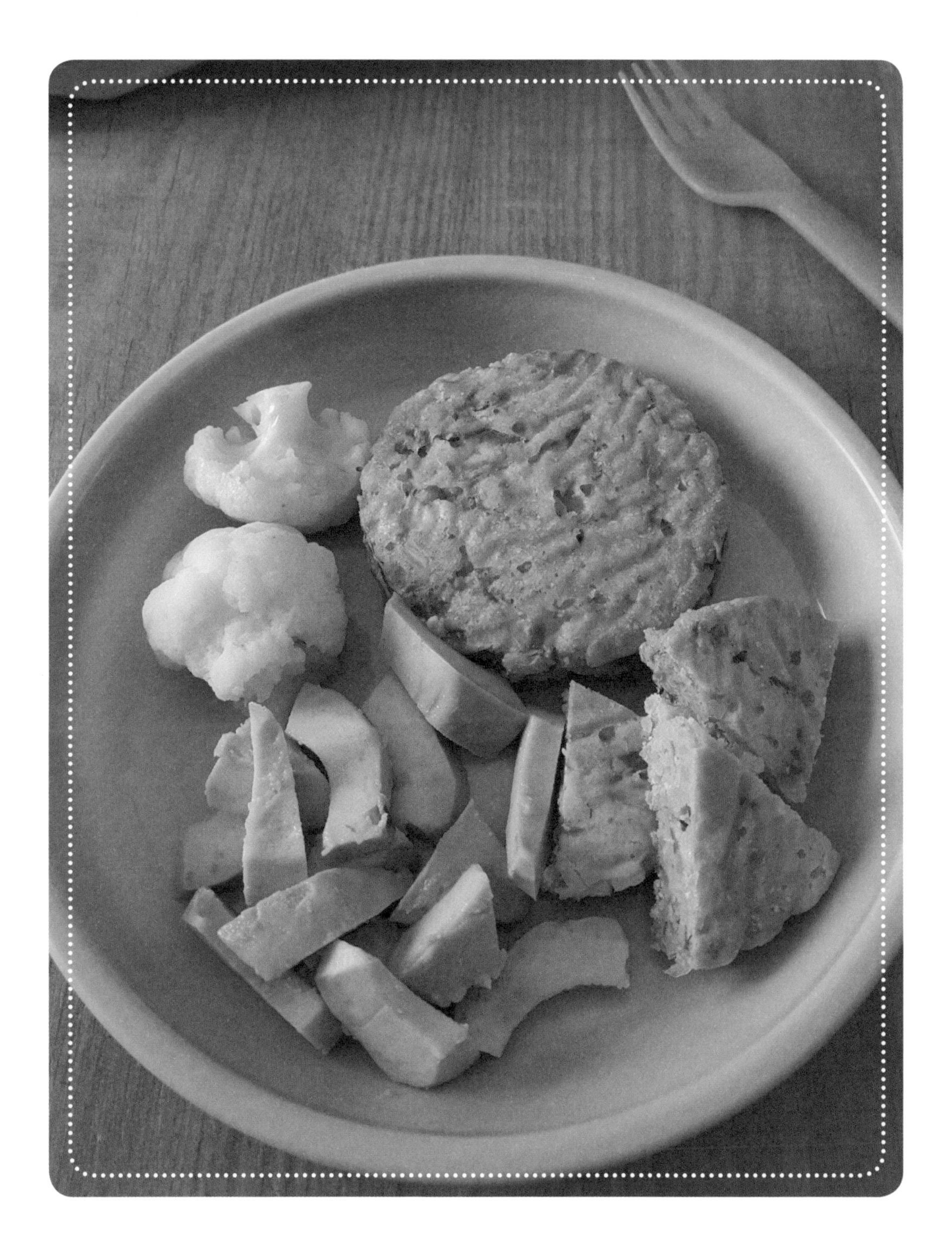

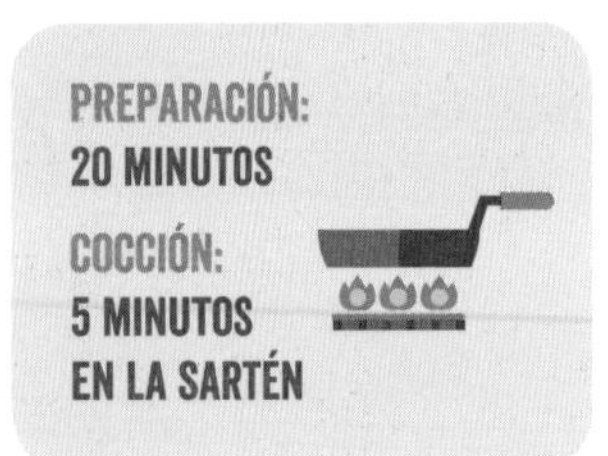

Tortitas DE MERLUZA Y ALMEJAS CON ARROZ

PARA 6 UNIDADES

150 g de merluza (sin piel ni espinas)
50 g de almejas cocinadas (sin cáscara)
125 g de arroz cocido
6 cucharadas de harina de trigo
1 huevo
perejil (al gusto)
aceite de oliva

1. Desmenuzamos la merluza y reservamos.
2. Incorporamos las almejas, el huevo y el perejil. Mezclamos bien.
3. Añadimos a la mezcla la harina de trigo y el arroz. Finalmente, la homogeneizamos manualmente con ayuda de una cuchara de madera o una espátula.
4. Damos forma a la masa con las manos y ponemos las tortitas en una sartén con un poco de aceite hasta que se doren por los dos lados. ¡Mmm!

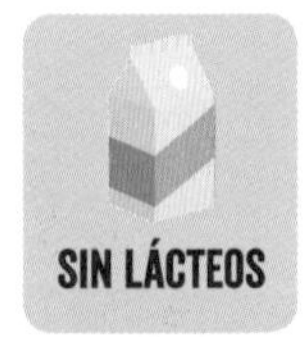

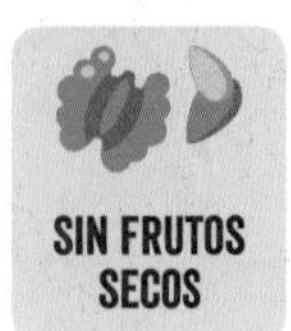

Sugerencias

- Incorporad un poquito de verdura a vuestro gusto para que resulten todavía más sabrosas.

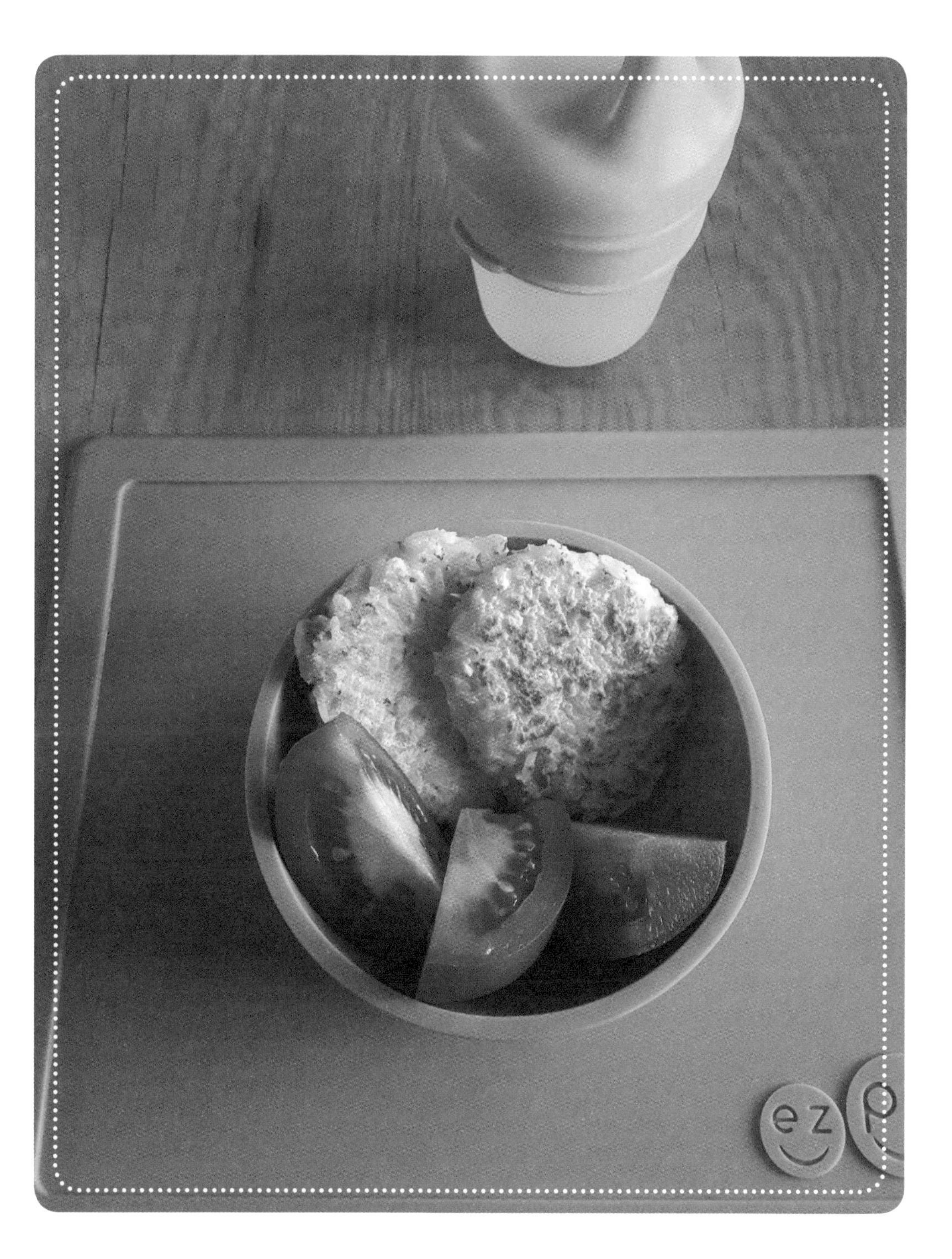

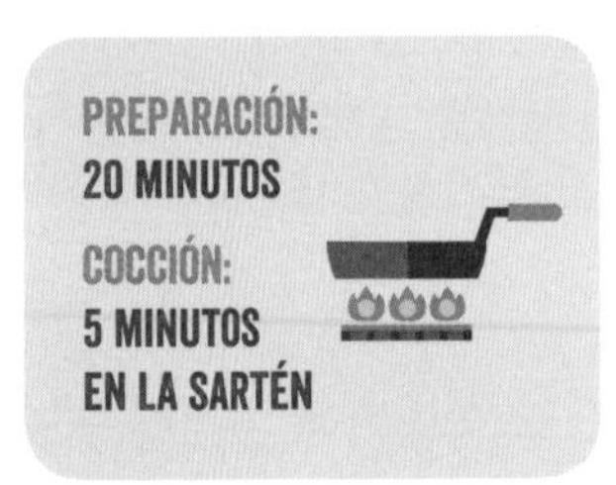

Tortitas DE PATATA

PARA 8 UNIDADES

3 patatas medianas
½ cebolla
1 huevo
1 cucharada de harina de trigo
1 cucharada de leche vegetal
2 cucharadas de semillas de calabaza molidas (peladas)
½ cucharadita de levadura
pimienta (al gusto)
aceite de oliva

1. Pelamos y rallamos las patatas. Dispuestas en un recipiente apto, las cocinamos en el microondas 2 ½ minutos.
2. Picamos la cebolla. Reservamos.
3. Mezclamos en un bol las patatas (que habremos dejado enfriar después de cocinarlas), la cebolla picada, la harina, la levadura, las semillas de calabaza molidas y la pimienta.
4. Batimos el huevo y lo incorporamos al bol, ligándolo todo.
5. Ponemos una sartén al fuego con un poco de aceite de oliva. Con una cuchara, tomamos porciones de la masa, las aplanamos ligeramente y las cocinamos por ambos lados hasta que se doren. ¡Deliciosas!

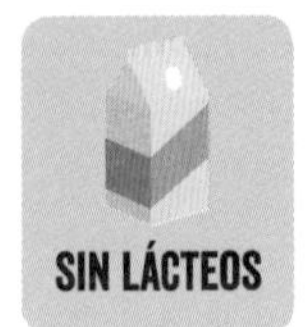

Sugerencias

- Podéis sustituir la leche vegetal por leche de inicio, de continuación o materna.

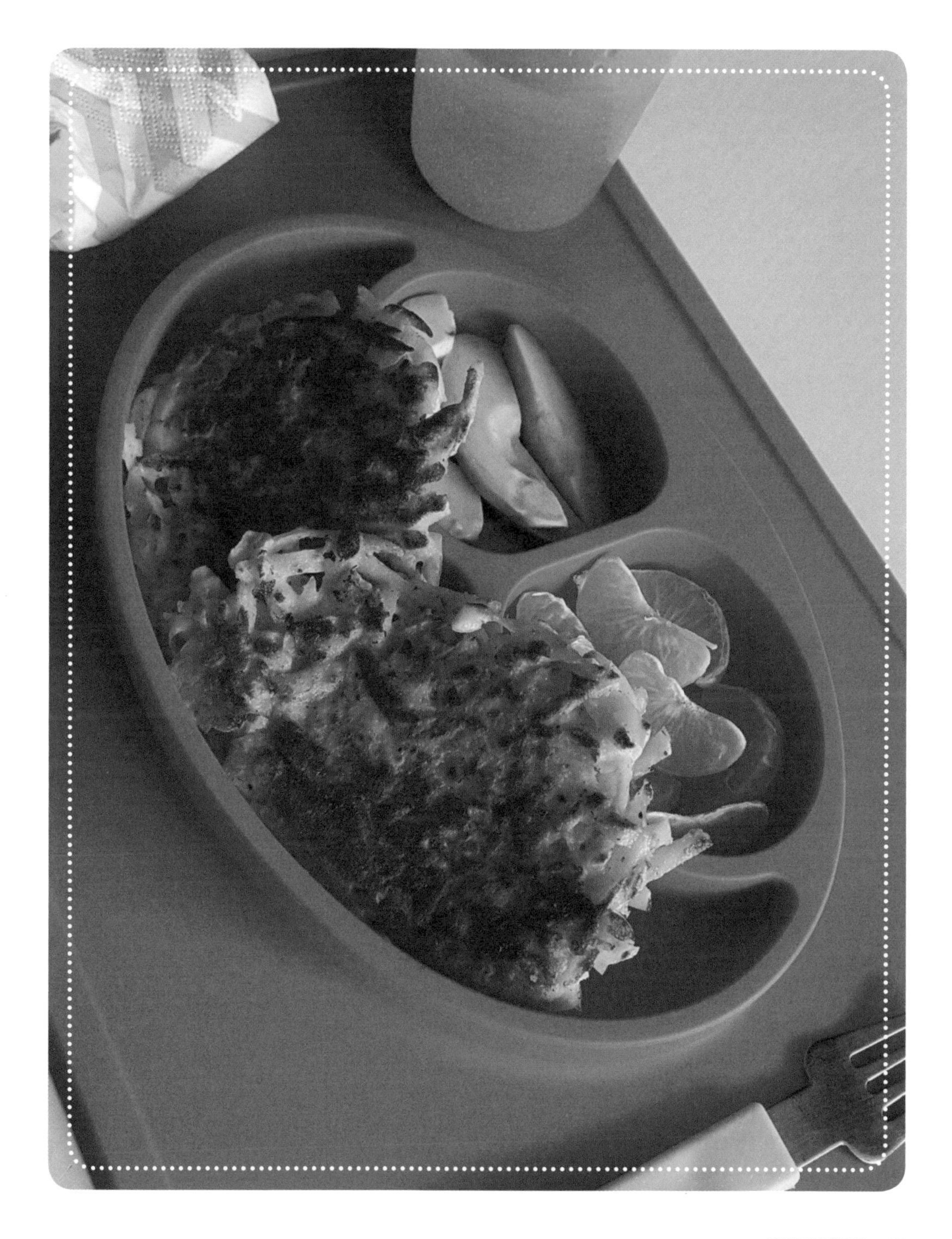

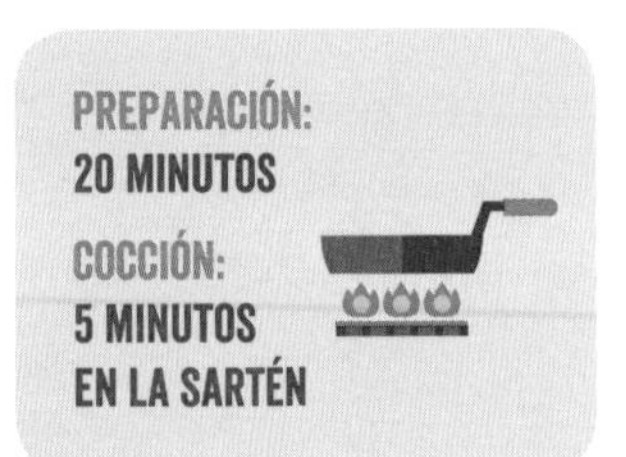

Tortitas DE PATATA Y CALABACÍN

PARA 8 UNIDADES

125 g de patatas cocidas
½ calabacín
3 cucharadas de harina de trigo
1 huevo
una pizca de nuez moscada
aceite de oliva

1. Ponemos las patatas en un bol y las trituramos con un tenedor. Reservamos.

2. Rallamos el calabacín y lo ponemos en el microondas 1½ minutos. Lo añadimos al bol con las patatas junto con el resto de los ingredientes. Mezclamos con suavidad.

3. En una sartén con un poco de aceite, cocinamos las tortitas dorándolas por ambos lados. ¡Listas!

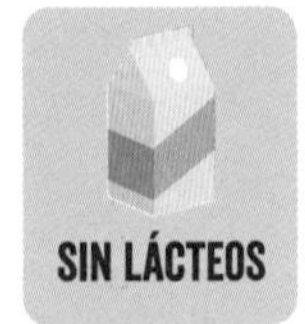

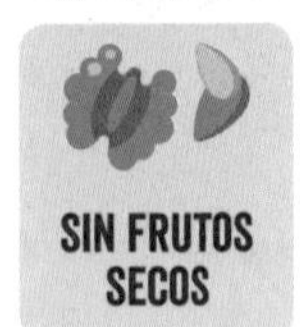

Sugerencias

- Haceos con una espátula de silicona. Va genial para preparar este tipo de platos.

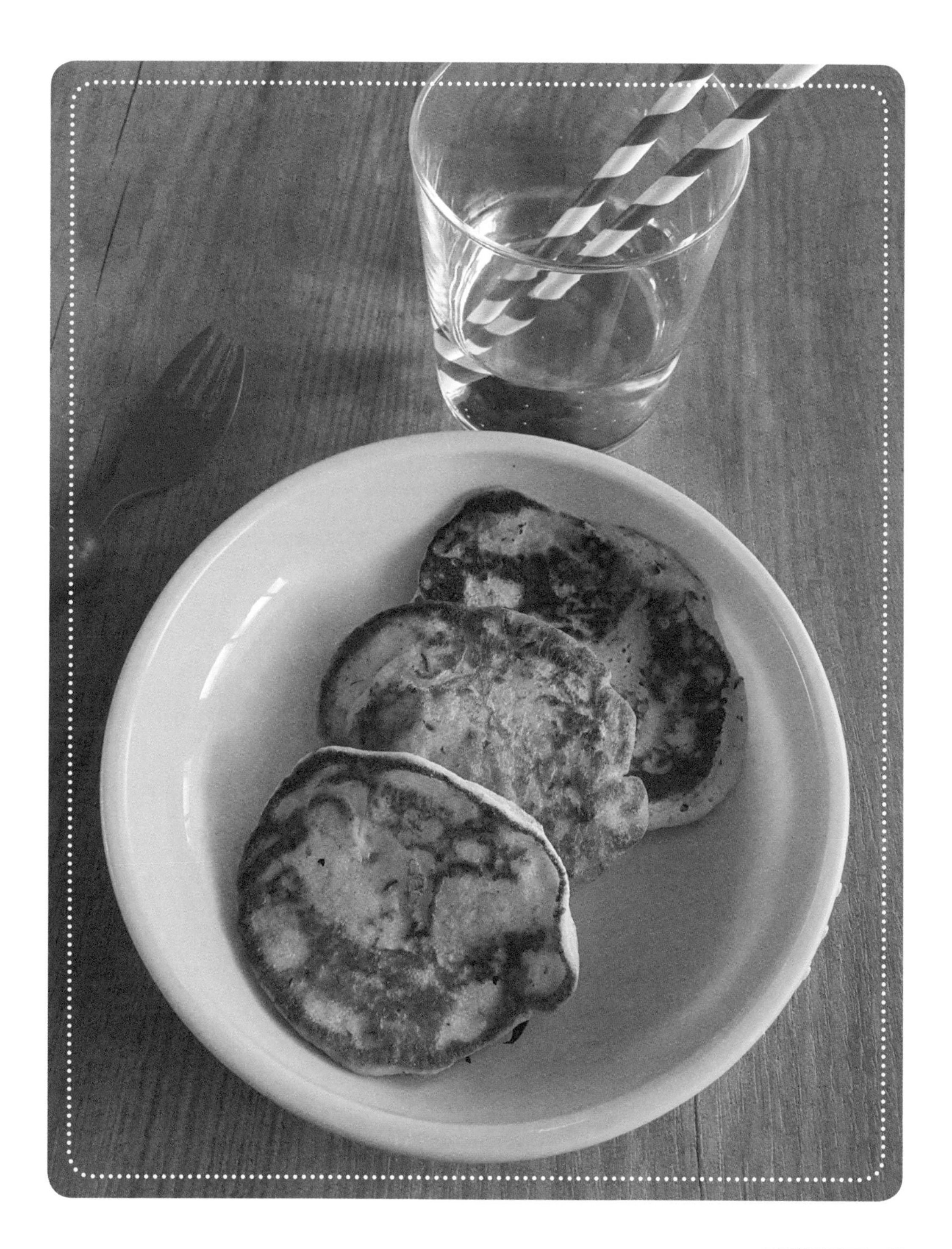

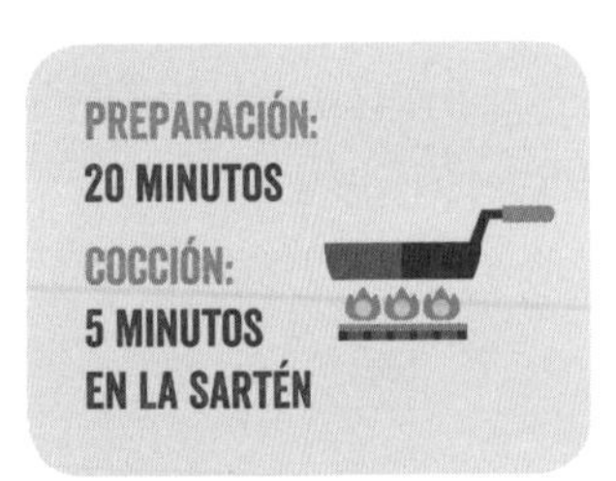

Tortitas DE VERDURAS

PARA 4 UNIDADES

3 o 4 cucharadas de harina de avena
1 huevo
½ berenjena
50 g de brócoli
½ zanahoria
2 cucharadas de puré de manzana
aceite de oliva

1. Picamos las verduras y las salteamos en una sartén con un poco de aceite de oliva.
2. En un bol, mezclamos el huevo con la harina de avena e incorporamos las verduras salteadas y el puré de manzana.
3. Homogeneizamos con la ayuda de una espátula o una cuchara de madera.
4. En la misma sartén donde hemos salteado las verduras, ponemos varias cucharadas de masa y las doramos por ambos lados. ¡Deliciosas!

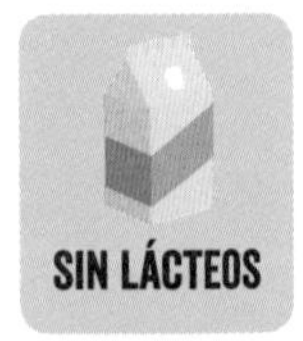

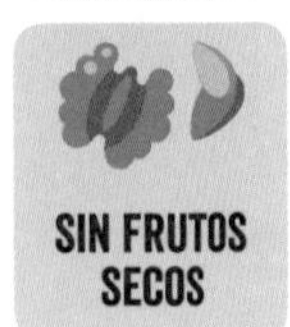

Sugerencias

- Probadlas con las verduras que más os gusten.
- Es recomendable utilizar una espátula de silicona para dar la vuelta a las tortitas.

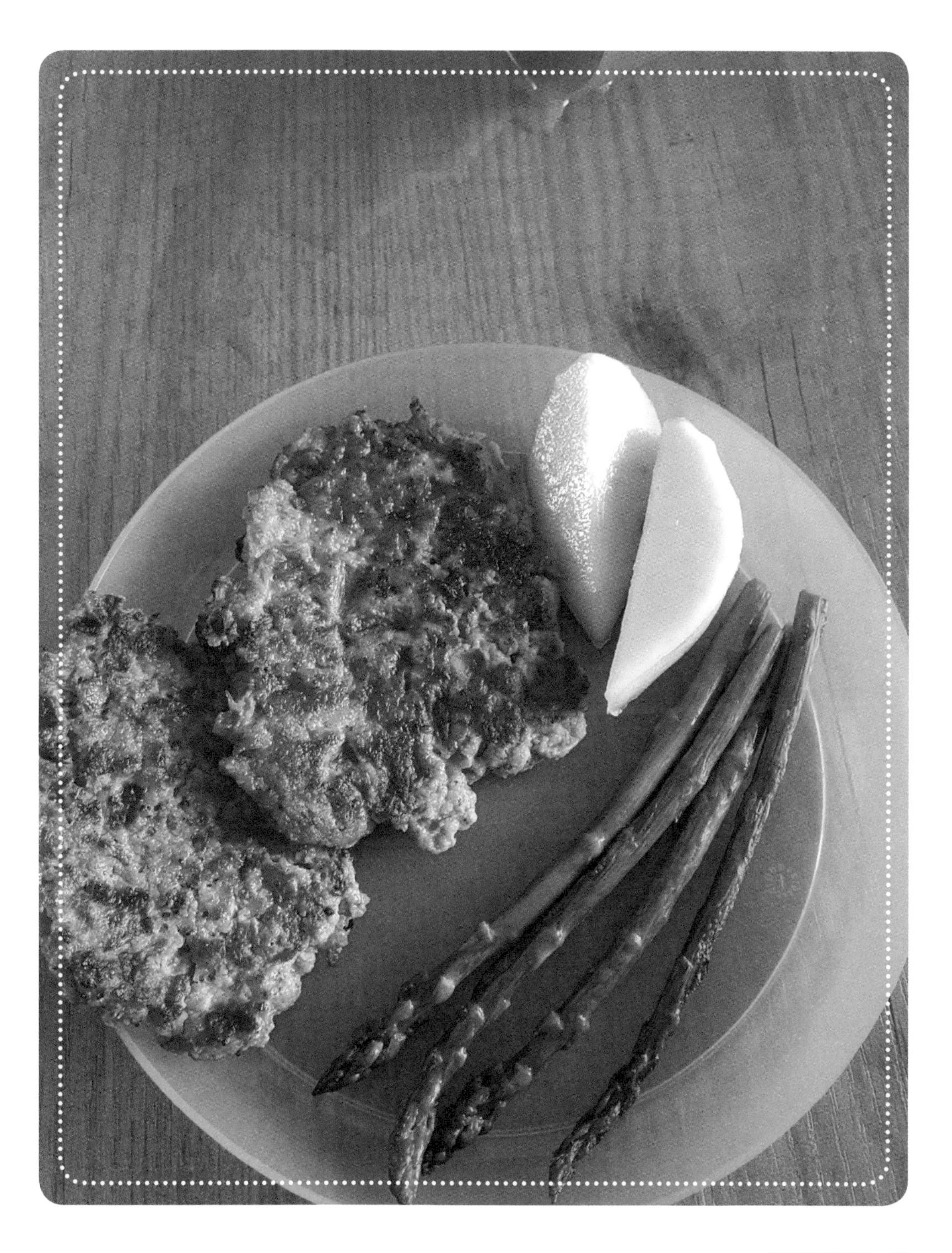

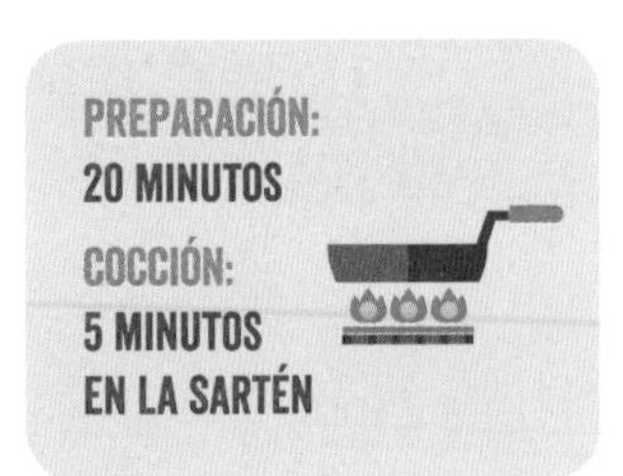

Paté DE CHAMPIÑONES Y NUECES

INGREDIENTES

½ patata mediana cocida
200 g de champiñones
½ cebolla
½ diente de ajo
5 nueces
1 cucharadita de aceite de oliva
pimienta (al gusto)

1. Picamos los champiñones y la cebolla. Rehogamos en una sartén con un poco de aceite.

2. Mezclamos en la procesadora todos los ingredientes hasta que quede una crema untable. ¡Disfrutadlo con pan o lo que prefiráis!

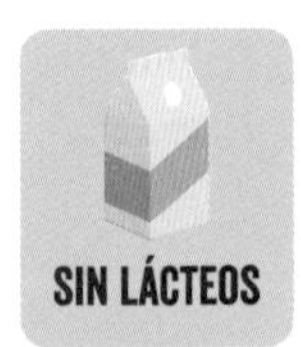

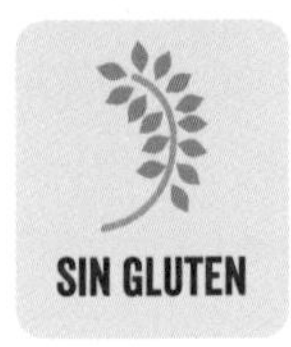

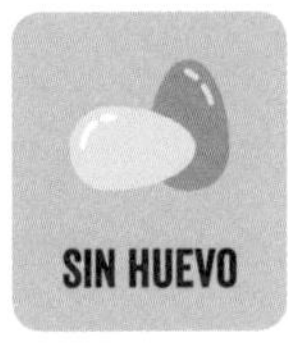

Sugerencias

- Podéis guardarlo en un bote hermético en la nevera, aguanta perfectamente alrededor de una semana y siempre lo tendréis a punto.

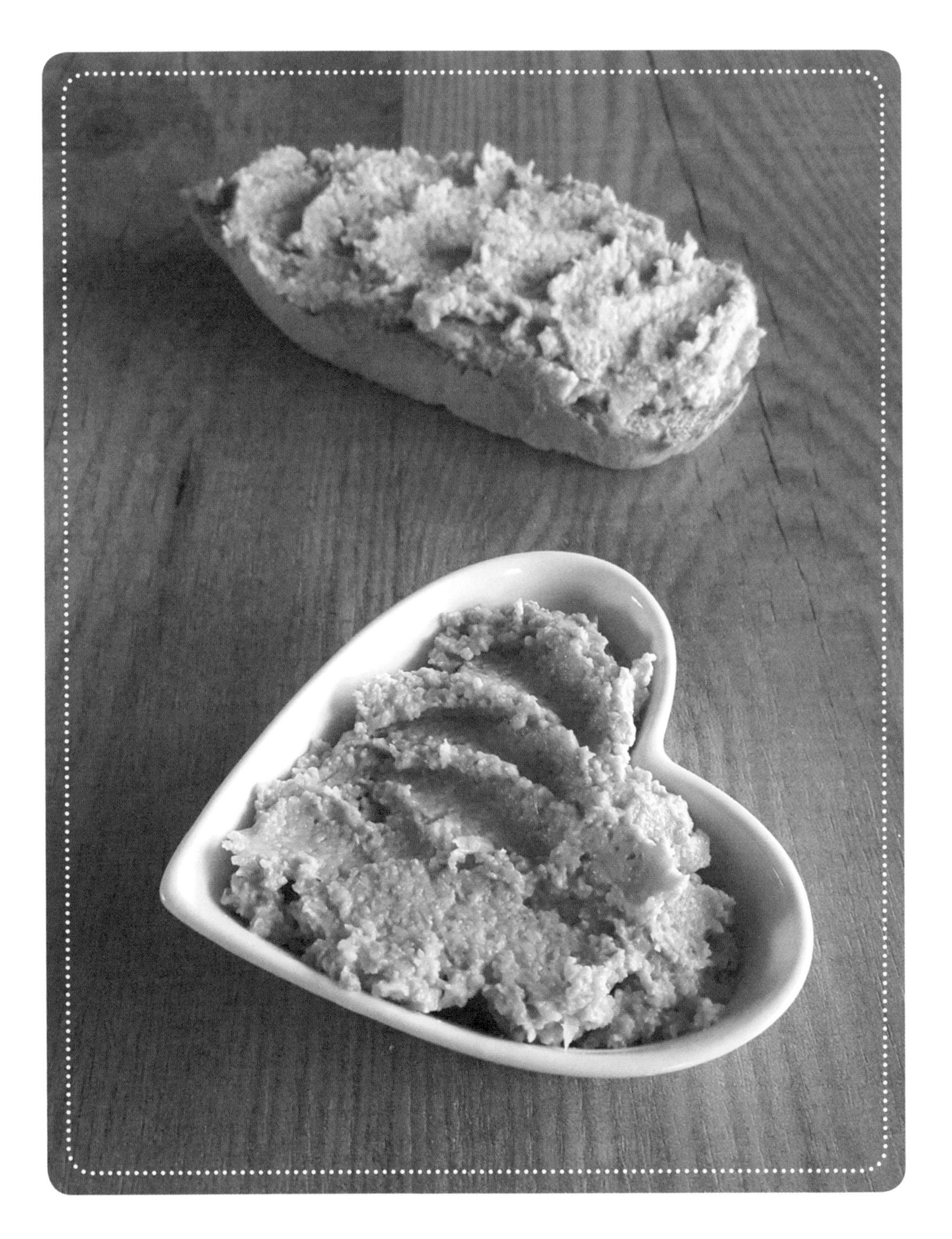

PREPARACIÓN:
10 MINUTOS + 3 HORAS DE HIDRATACIÓN

Paté DE GARBANZOS, TOMATE Y CACAHUETE

INGREDIENTES

120 g de garbanzos cocidos
5 mitades de tomates secos
20 g de cacahuetes al natural
½ diente de ajo
1 cucharada de aceite de oliva
orégano (al gusto)
pimentón (al gusto)

1. Hidratamos los tomates sumergiéndolos en agua durante 3 horas. No desechamos el agua. Reservamos.

2. Mezclamos todos los ingredientes en la procesadora hasta obtener una masa untable. Si queda muy densa, añadimos un poco del agua de los tomates. ¡Listo!

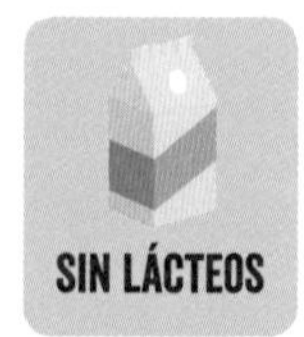
SIN LÁCTEOS

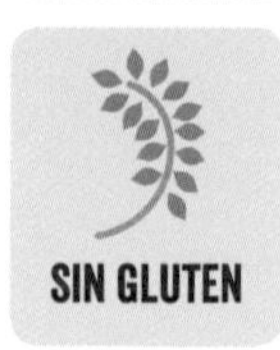
SIN GLUTEN

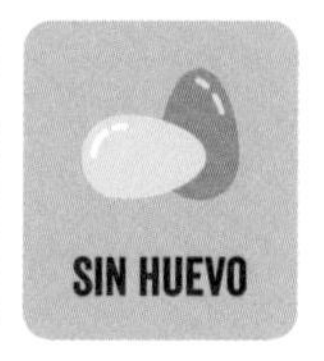
SIN HUEVO

Sugerencias

- Podéis cambiar los cacahuetes por los frutos secos que más os gusten, pero recordad: siempre naturales o tostados y sobre todo que queden bien molidos.

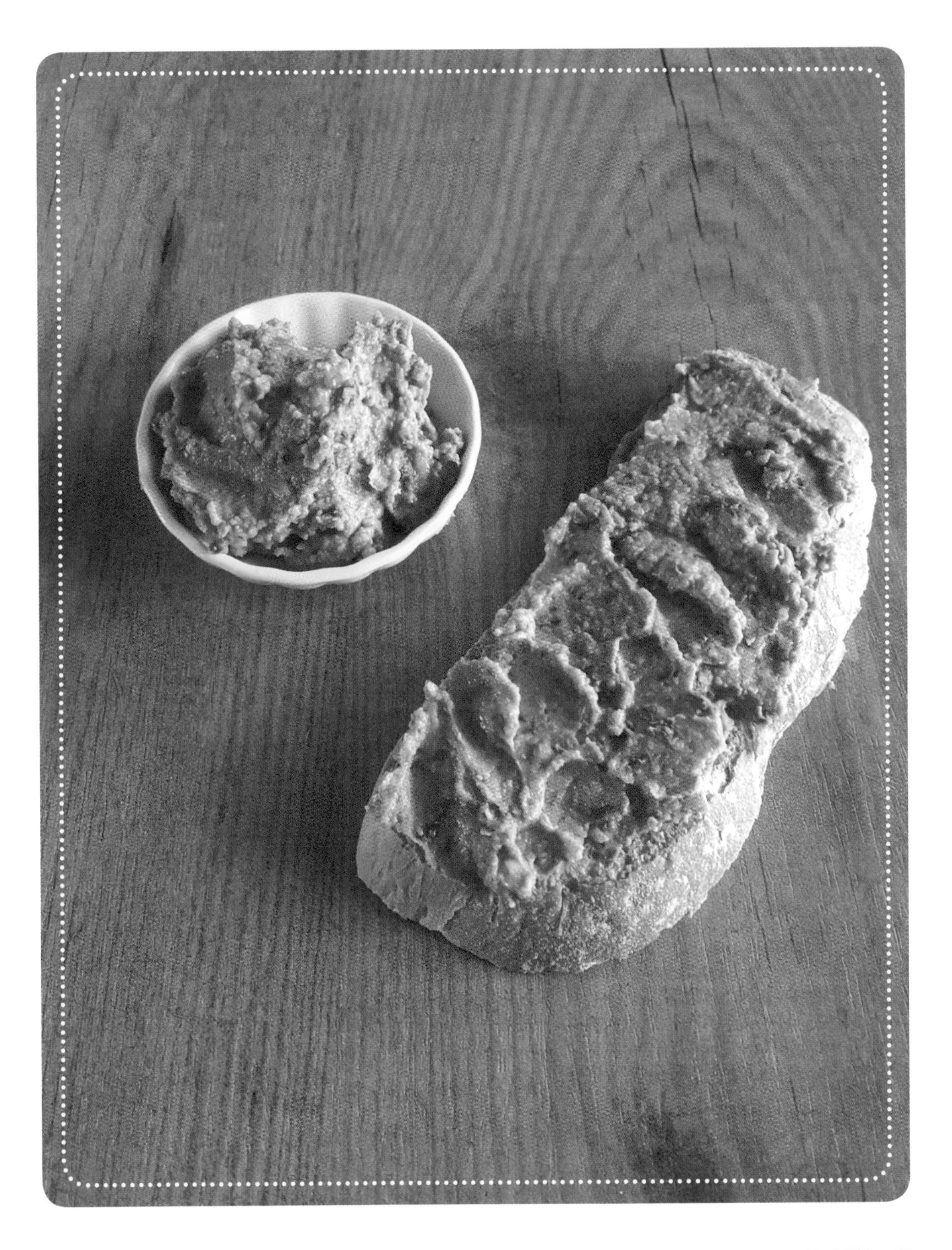

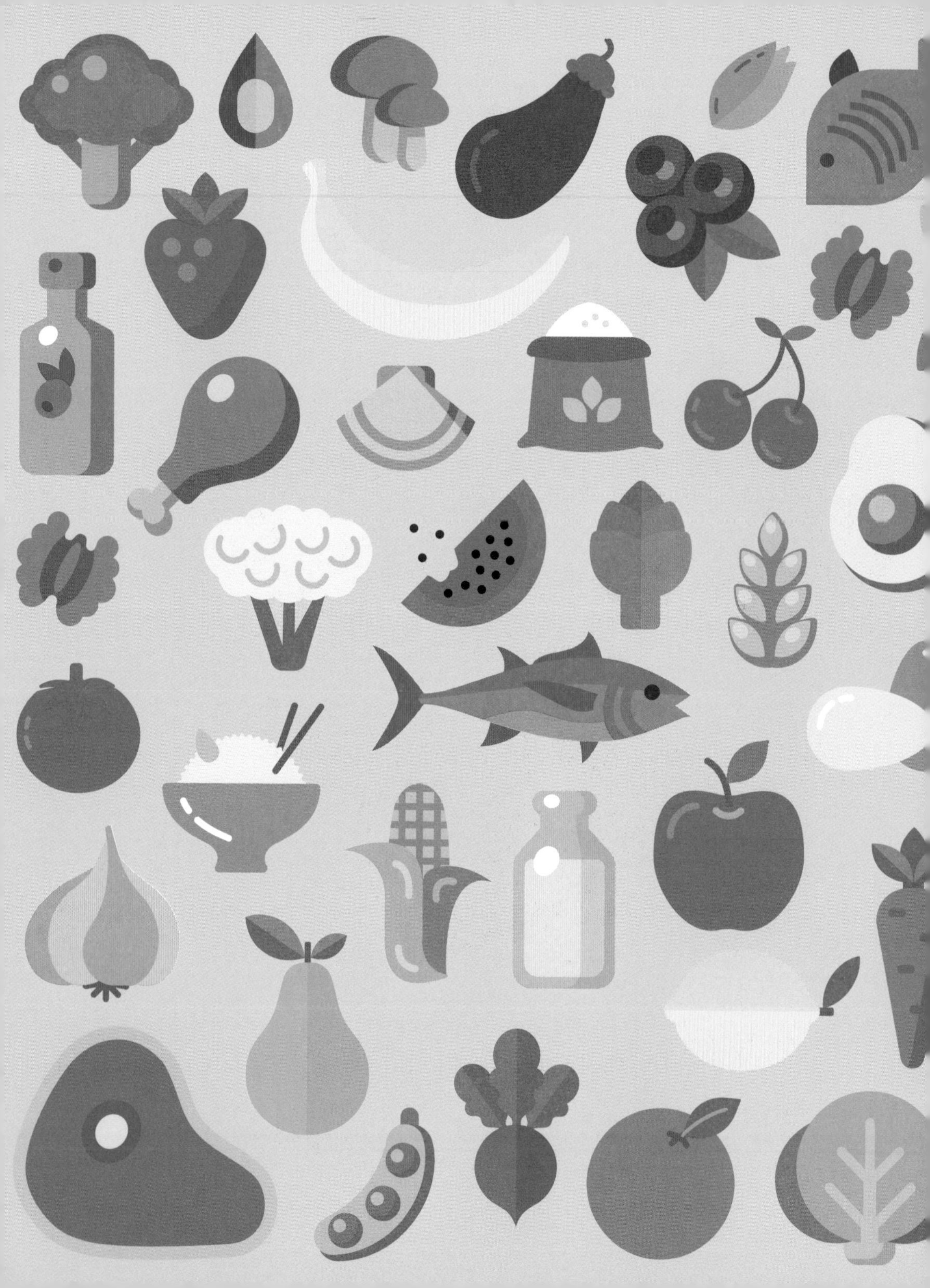

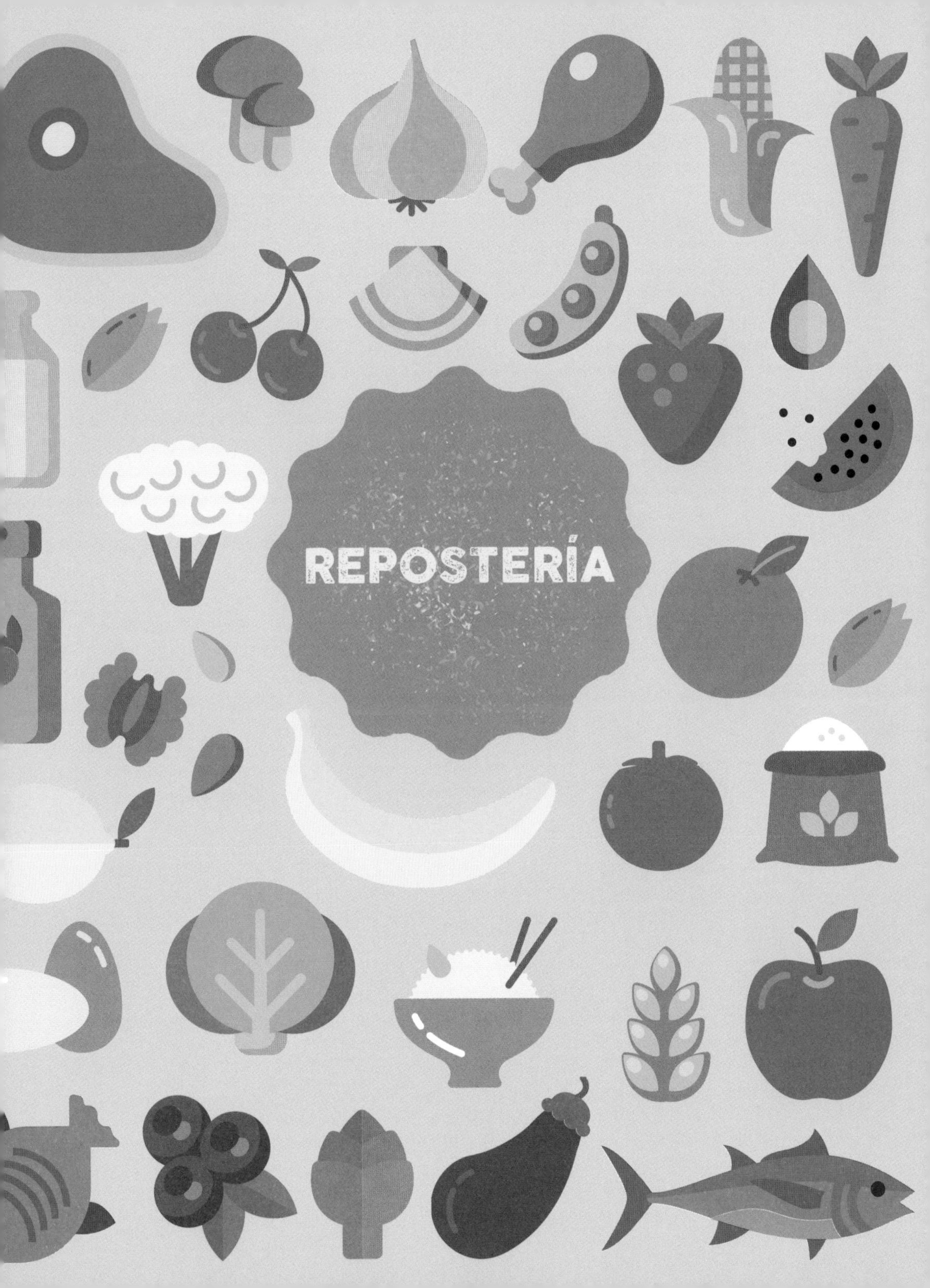
REPOSTERÍA

PREPARACIÓN:
10 MINUTOS
COCCIÓN:
40 MINUTOS
EN EL HORNO

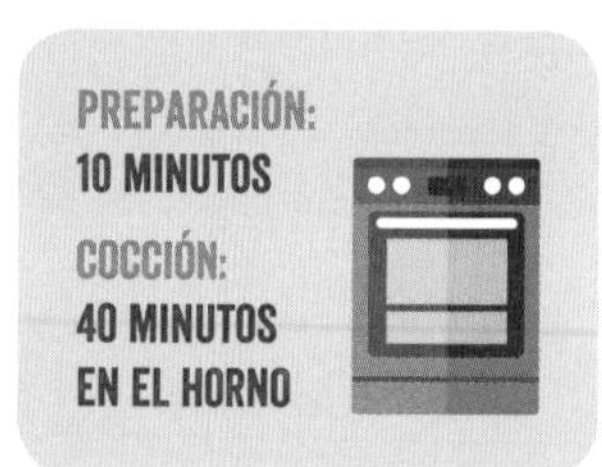

Bizcocho DE ALGARROBA Y MANGO

INGREDIENTES

200 g de harina de arroz
50 g de harina de algarroba
200 ml de leche vegetal
125 ml de aceite de girasol
1 mango
5 cucharadas de pasta de dátiles
1 cucharada de levadura

1. Precalentamos el horno a 160 °C.
2. Pelamos el mango y le quitamos el hueso. Mezclamos la pulpa con los demás ingredientes húmedos.
3. Incorporamos los ingredientes secos y homogeneizamos la mezcla.
4. Volcamos la masa en un molde apto para horno previamente engrasado y enharinado.
5. Horneamos el bizcocho 40 minutos. Esperamos a que se enfríe antes de desmoldar. ¡Qué rico!

SIN LÁCTEOS

SIN GLUTEN

SIN HUEVO

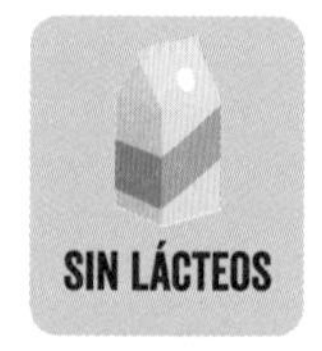

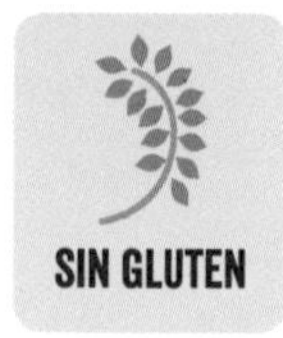

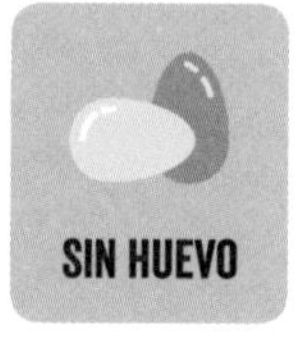

Sugerencias

- El molde más apropiado para este bizcocho es uno de alrededor de 18 cm de diámetro.
- En vez de leche vegetal, podéis emplear leche de inicio, leche de continuación o leche materna.
- Probadlo con cobertura de mango.

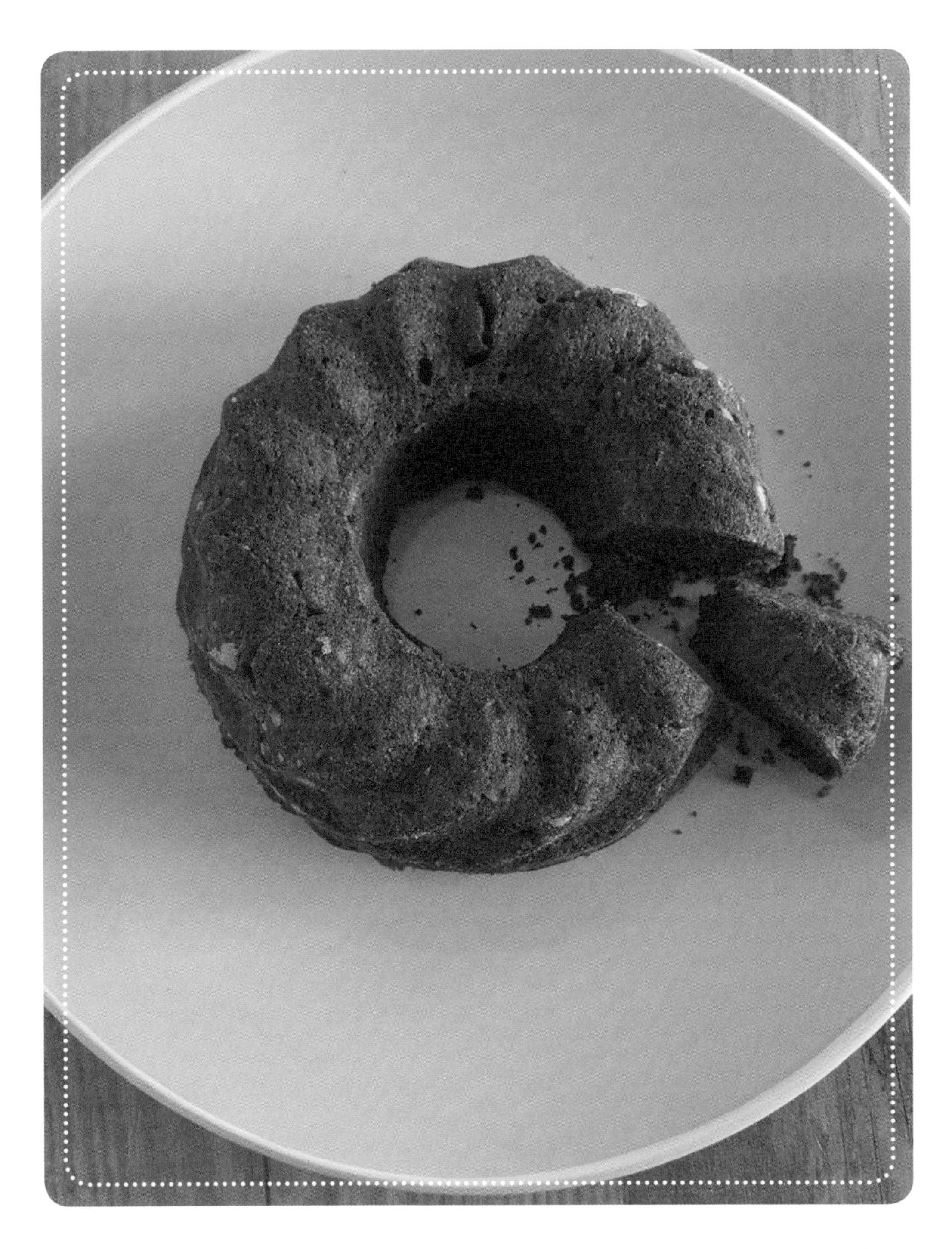

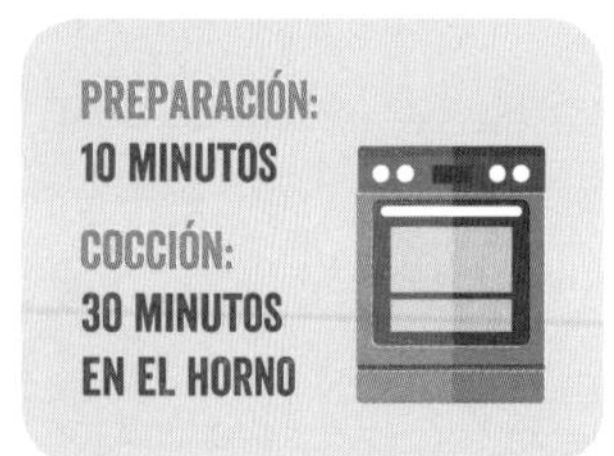

Bizcocho DE ALMENDRA Y PLÁTANO AL LIMÓN

INGREDIENTES

150 g de harina de arroz
75 g de almendra molida
½ taza de leche vegetal
1 plátano
1 huevo
6 cucharadas de pasta de dátiles
1 cucharada de levadura
ralladura de limón

1. Precalentamos el horno a 180 °C.
2. Mezclamos los ingredientes húmedos: leche vegetal, plátano, huevo y pasta de dátiles.
3. Incorporamos los ingredientes secos y homogeneizamos.
4. Volcamos la masa en un molde apto para horno previamente engrasado y enharinado.
5. Horneamos el bizcocho 30 minutos. Esperamos a que se enfríe antes de desmoldar. ¡A comer!

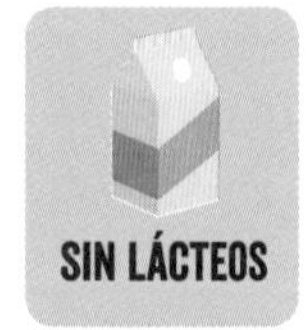

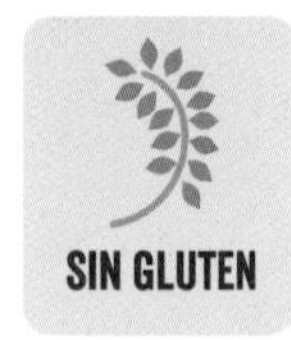

Sugerencias

- El molde más apropiado para este bizcocho es uno de alrededor de 18 cm de diámetro.
- En vez de leche vegetal, podéis usar leche de inicio, leche de continuación o leche materna.
- Probadlo con cobertura de «chocolate» con aguacate.

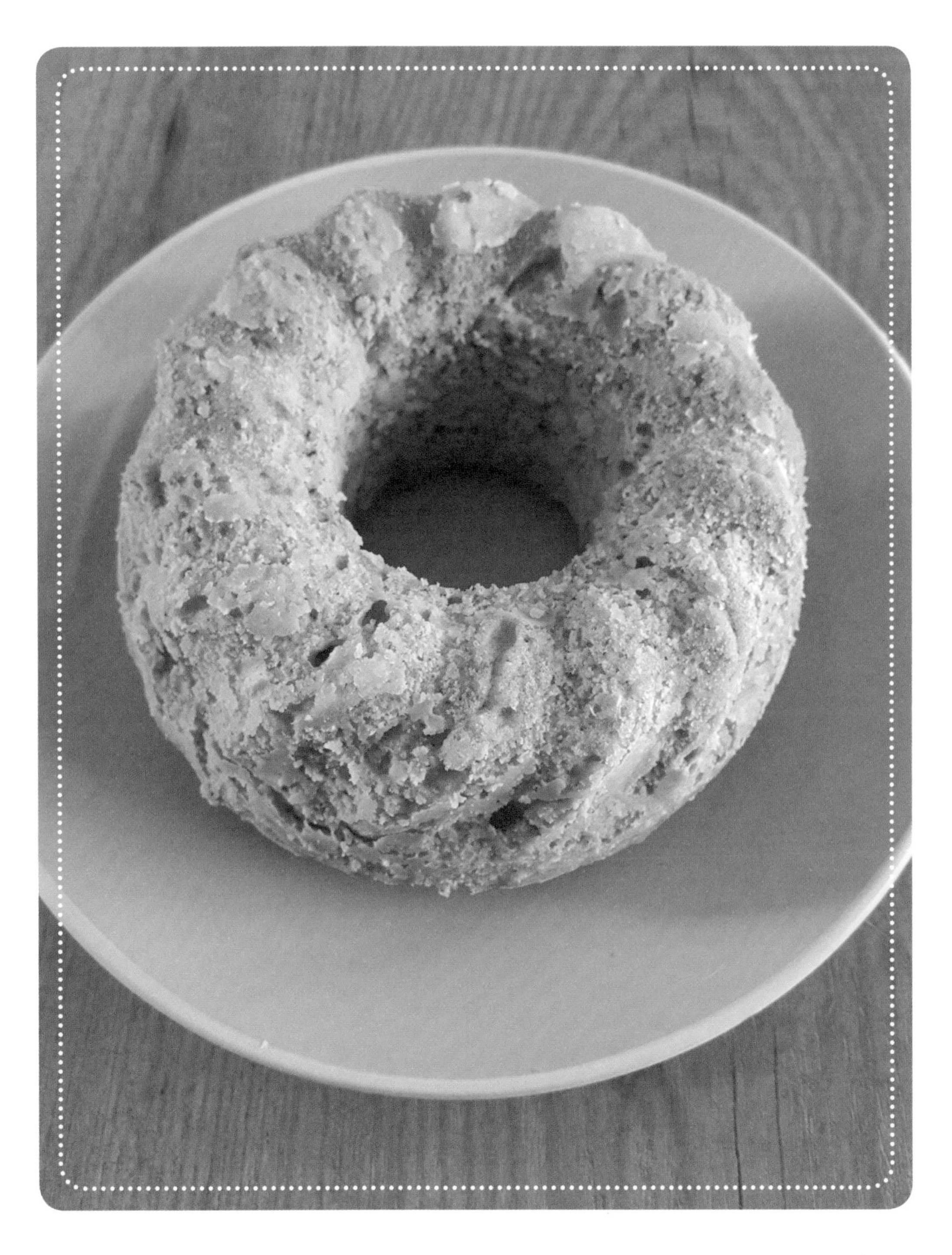

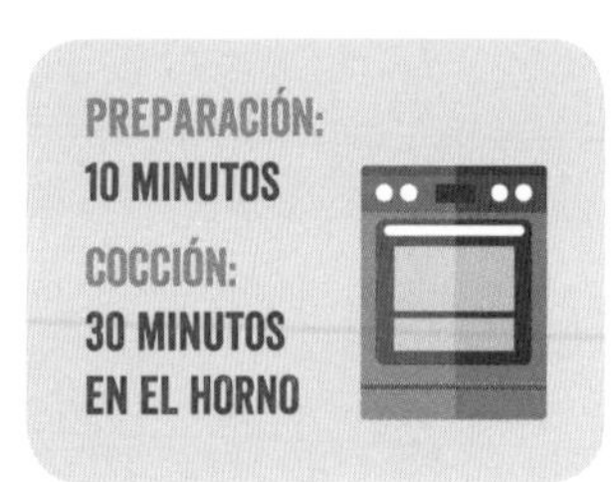

Bizcocho DE COCO

INGREDIENTES

200 g de harina de trigo
2 huevos
50 ml de aceite de girasol
125 ml de leche de coco
6 cucharadas de pasta de dátiles
75 g de coco rallado
1 cucharada de levadura

1. Precalentamos el horno a 180 °C.
2. Mezclamos los ingredientes húmedos: huevos, aceite, leche de coco y pasta de dátiles.
3. Incorporamos los ingredientes secos y homogeneizamos.
4. Volcamos la mezcla en un molde apto para horno previamente engrasado y enharinado.
5. Horneamos el bizcocho 30 minutos. Esperamos a que se enfríe antes de desmoldar. ¡Perfecto!

Sugerencias

- El molde más apropiado para este bizcocho es uno de alrededor de 18 cm de diámetro.
- En vez de leche vegetal, podéis emplear leche de inicio, leche de continuación o leche materna.
- Probad a hacerlo también con harina de avena, os encantará.
- ¿Qué tal con un poco de crema de coco y menta?

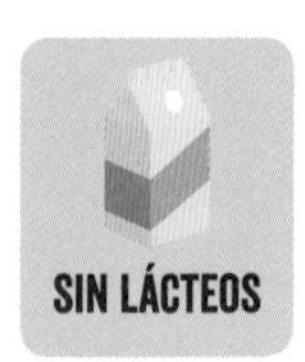

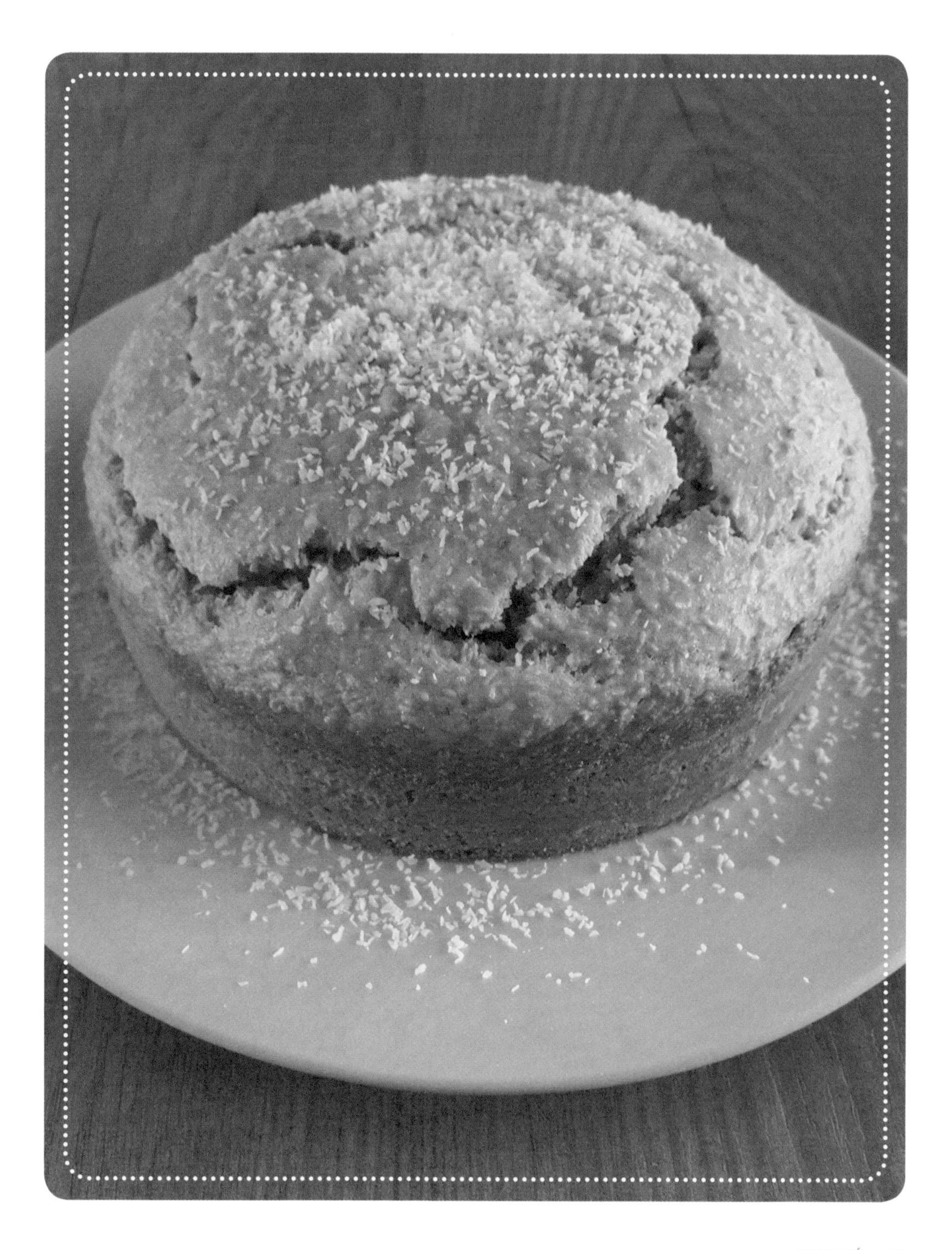

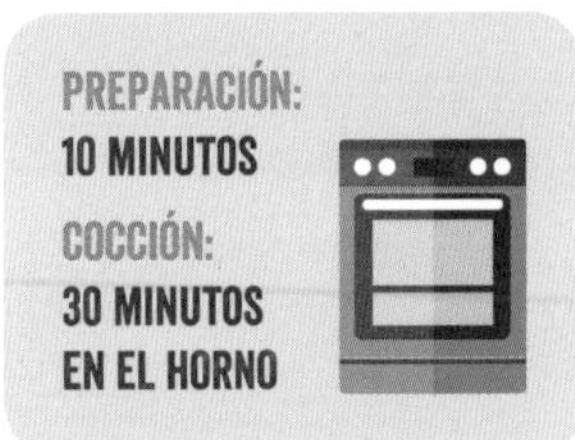

Bizcocho

DE MANZANA Y PERA CON CANELA

INGREDIENTES

175 g de harina de trigo integral
90 ml de aceite de girasol
½ manzana
½ pera
5 cucharadas de pasta de dátiles
1 cucharada de levadura
canela (al gusto)

1. Limpiamos y cortamos en trozos la manzana y la pera. A continuación, las mezclamos con los otros ingredientes húmedos con la ayuda de una procesadora.
2. Incorporamos los ingredientes secos y homogeneizamos.
3. Volcamos la masa en un molde apto para horno previamente engrasado y enharinado.
4. Horneamos el bizcocho 30 minutos. Esperamos a que se enfríe antes de desmoldar. ¡Delicioso!

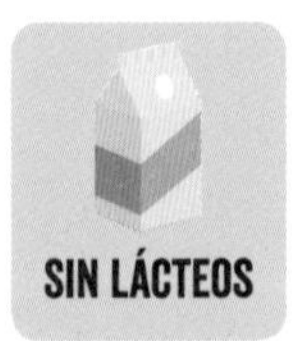

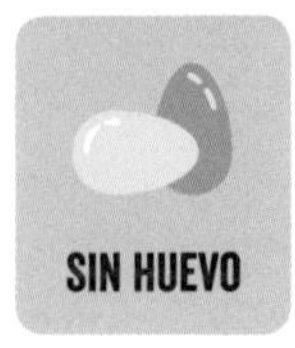

Sugerencias

- El molde más apropiado para este bizcocho es uno de alrededor de 18 cm de diámetro.
- También podéis probar a hacerlo con harina de avena o cualquier otro tipo de harina con gluten.
- Decoradlo con cobertura de pera y pistacho.

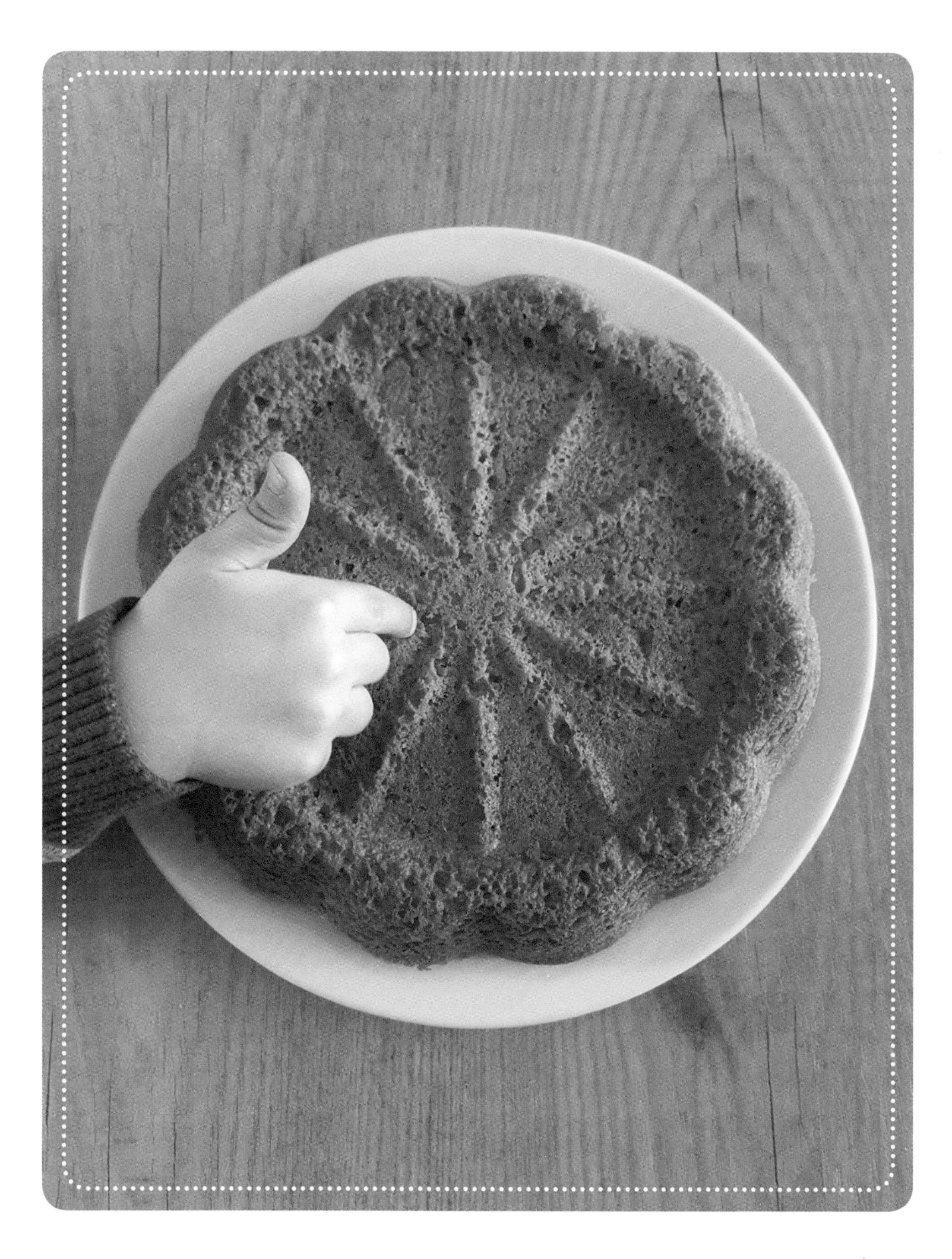

PREPARACIÓN:
10 MINUTOS
COCCIÓN:
40 MINUTOS
EN EL HORNO

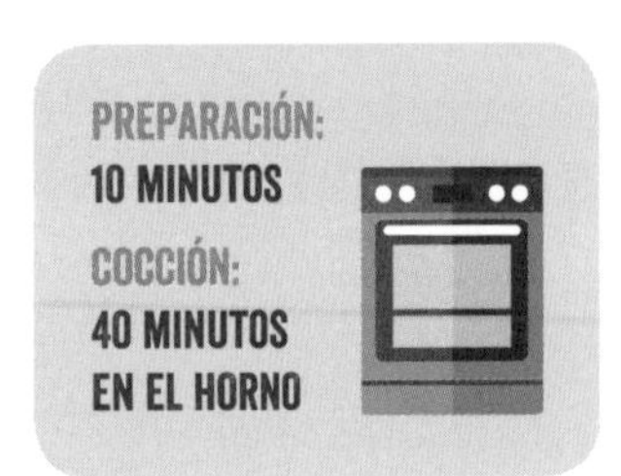

Bizcocho DE NARANJA

INGREDIENTES

225 g de harina de trigo
75 ml de aceite de oliva suave
250 ml dc zumo de naranja
6 cucharadas de pasta de dátiles
1 cucharada de levadura

1. Precalentamos el horno a 180 °C.
2. Mezclamos los ingredientes húmedos: aceite, zumo de naranja y pasta de dátiles.
3. Incorporamos los ingredientes secos y homogeneizamos.
4. Volcamos la masa en un molde apto para horno previamente engrasado y enharinado.
5. Horneamos el bizcocho 40 minutos. Esperamos a que se enfríe antes de desmoldar. ¡Listo!

SIN LÁCTEOS

SIN FRUTOS SECOS

SIN HUEVO

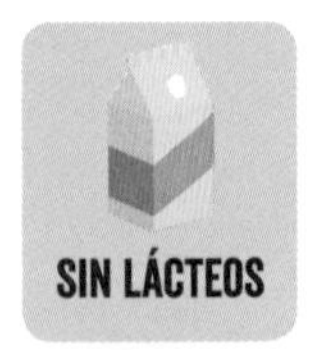

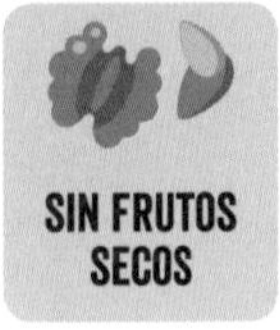

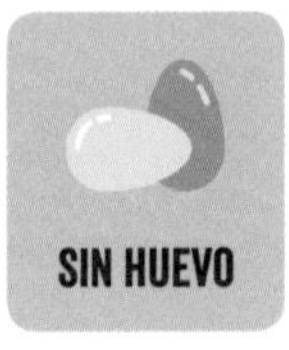

Sugerencias

- Podéis prepararlo también con harina de avena o cualquier otra harina con gluten.
- Probadlo con crema pastelera sin huevo.

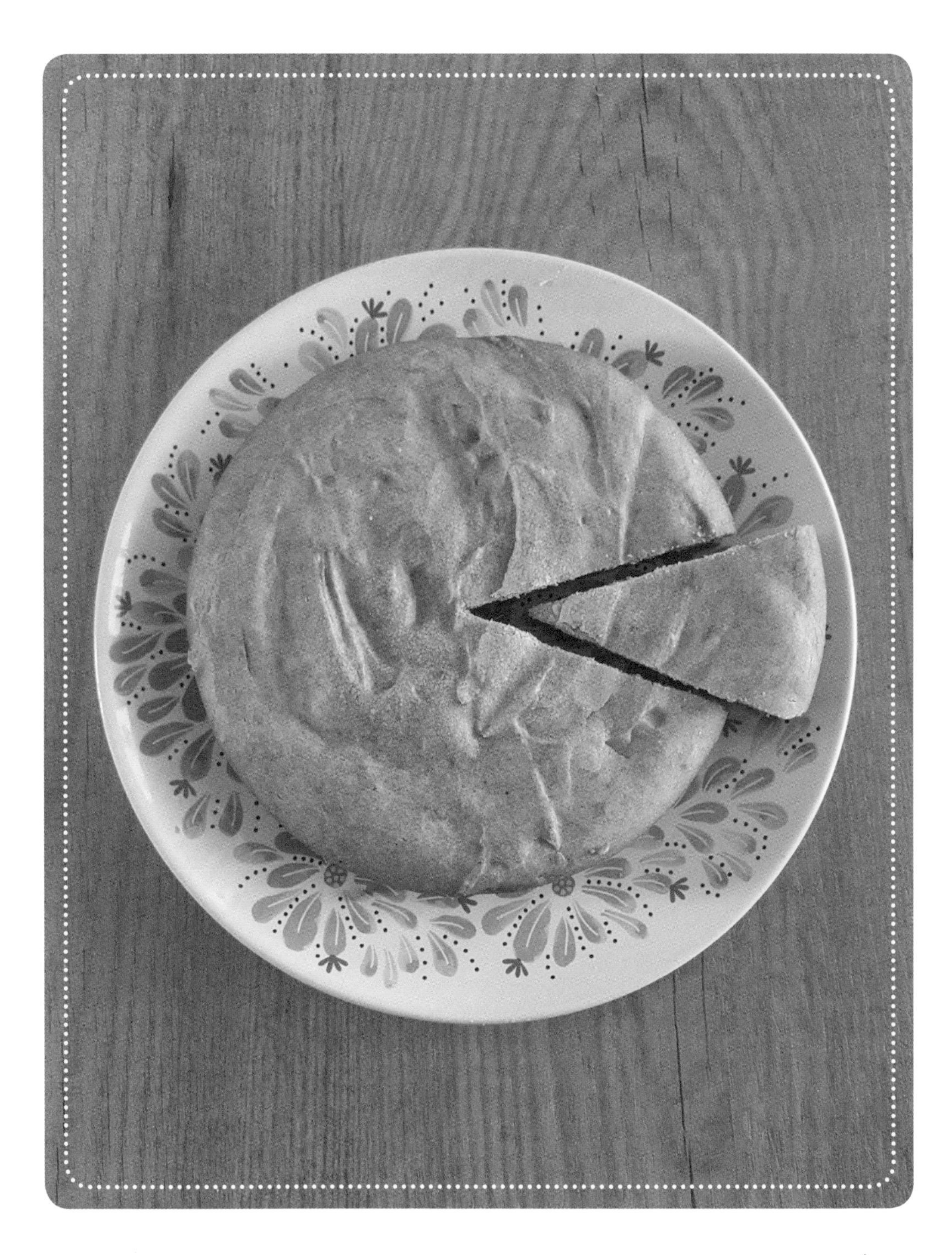

PREPARACIÓN:
15 MINUTOS
COCCIÓN:
30 MINUTOS
EN EL HORNO

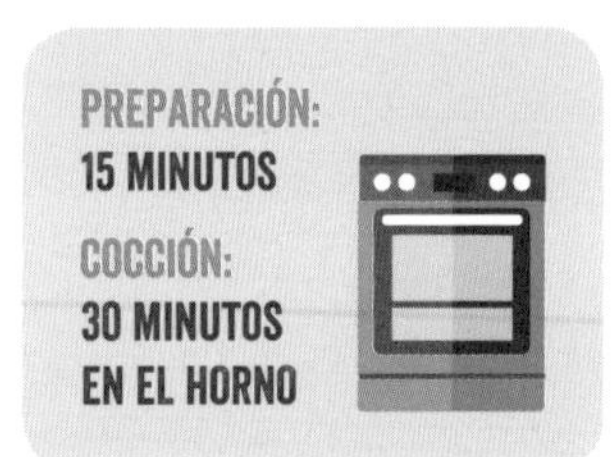

Bizcocho MARMOLADO DE MANDARINAS Y ALGARROBA

INGREDIENTES

100 g de harina de trigo
30 g de harina de algarroba
25 ml de aceite de girasol
3 mandarinas medianas
5 cucharadas de pasta de dátiles
1 cucharada de levadura
canela (al gusto)

1. Precalentamos el horno a 180 °C.
2. Mezclamos los ingredientes húmedos: mandarinas, pasta de dátiles y aceite de girasol.
3. Incorporamos los ingredientes secos, excepto la harina de algarroba, y homogeneizamos.
4. Tomamos la mitad de la masa y le añadimos la harina de algarroba. Mezclamos.
5. En un molde apto para horno previamente engrasado y enharinado, volcamos de manera alterna y en pequeñas cantidades las diferentes masas.
6. Horneamos el bizcocho 30 minutos. Esperamos a que se enfríe antes de desmoldar. ¡Qué rico!

SIN LÁCTEOS

SIN HUEVO

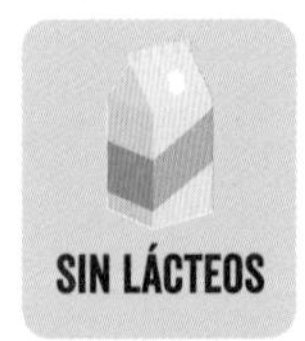

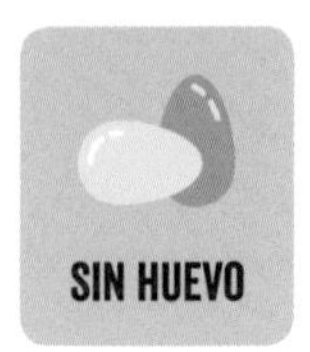

Sugerencias

- El molde más apropiado para este bizcocho es uno de alrededor de 18 cm de diámetro.
- Podéis prepararlo con harina de avena o cualquier otra harina con gluten.
- También podéis sustituir las mandarinas por una naranja.
- Probadlo con crema de almendras.

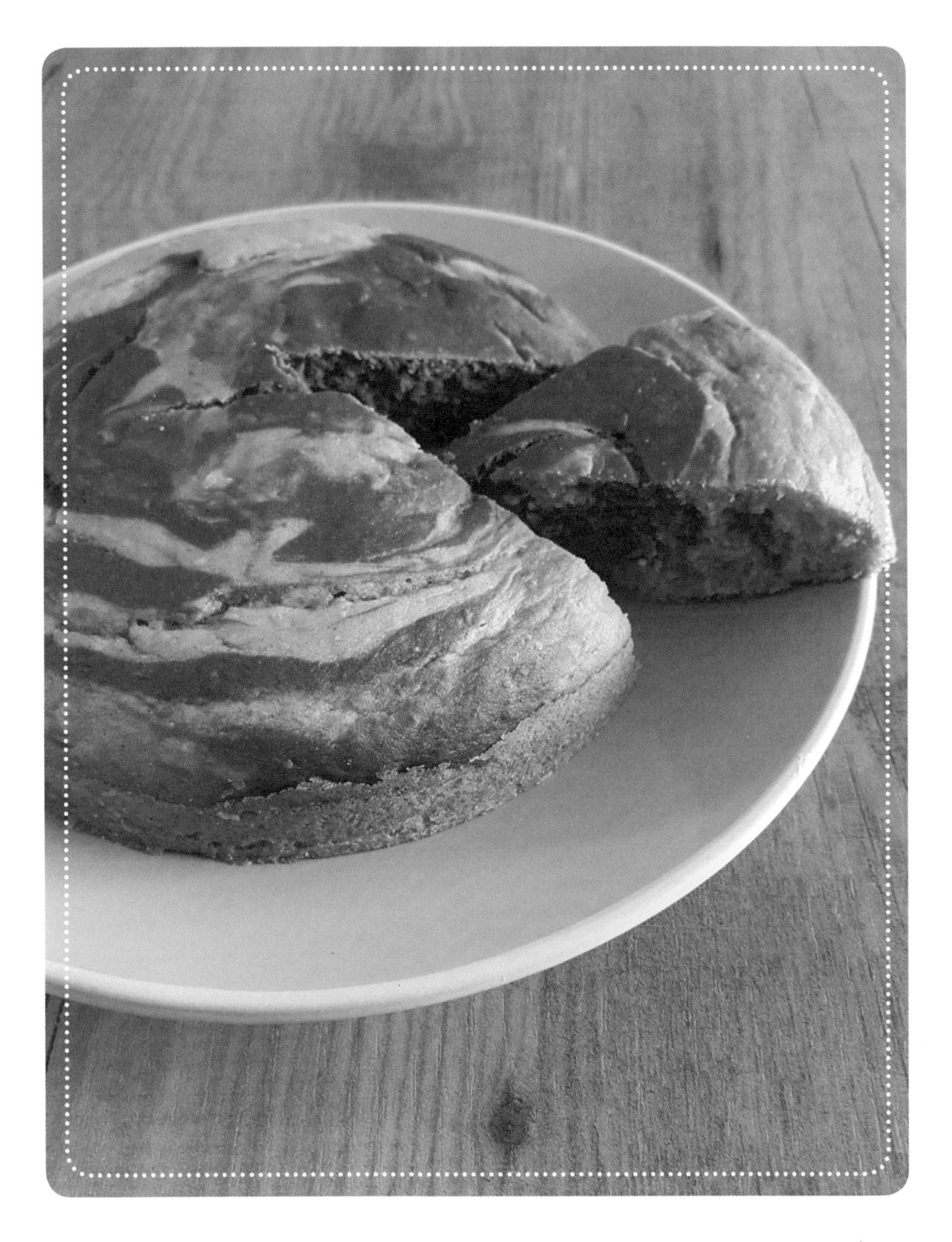

PREPARACIÓN:
10 MINUTOS

COCCIÓN:
4 MINUTOS
EN LA SANDWICHERA

Bizcosándwiches
CON PASTA DE DÁTILES

PARA 8 UNIDADES

100 g de harina de repostería
2 huevos
100 ml de leche vegetal
60 ml de aceite de girasol
6 cucharadas de pasta de dátiles

1. Encendemos la sandwichera y pintamos su interior con un pincel de silicona mojado en aceite. Dejamos que tome temperatura.

2. Mezclamos los huevos, la leche vegetal, el aceite de girasol y la pasta de dátiles.

3. Incorporamos la harina y homogeneizamos.

4. Con ayuda de una cuchara, vertemos la masa en la sandwichera y la cerramos.

5. Dejamos cocinar la masa entre 4 y 6 minutos, hasta que se dore.

6. Retiramos los bizcochos con una espátula de silicona y repetimos la operación hasta acabar la masa. ¡Genial!

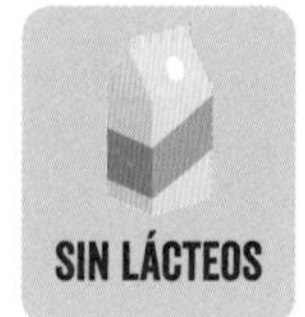
SIN LÁCTEOS

Sugerencias

- ¿Qué tal un poquito de fruta entre la masa? ¡Quedará muy rico!

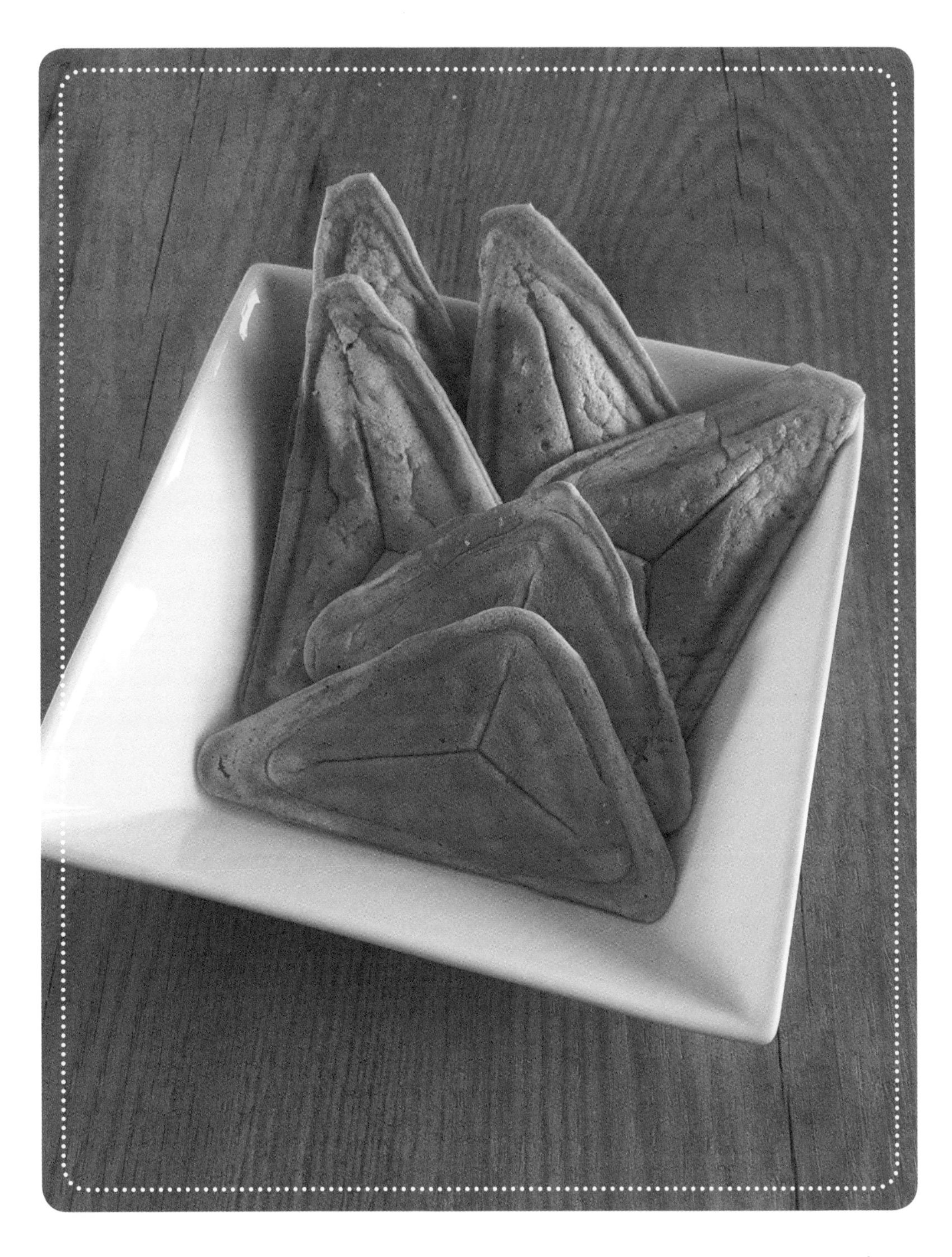

PREPARACIÓN:
15 MINUTOS
COCCIÓN:
15 MINUTOS
EN EL HORNO

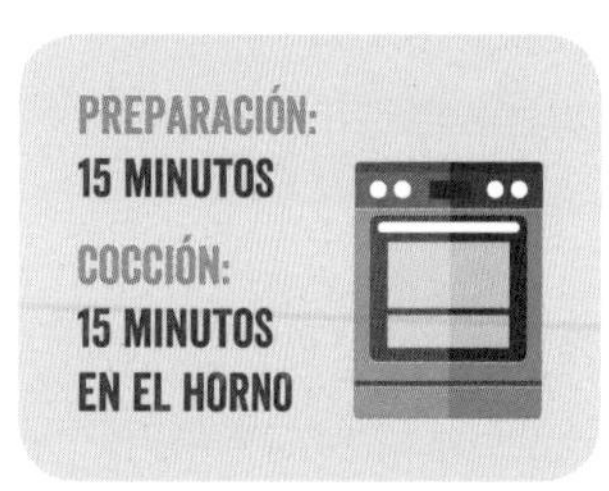

Bolitas
DE PERA Y COCO

PARA 10 UNIDADES
1 taza de avena en copos
3 cucharadas de coco rallado
5 dátiles
1 pera
canela (al gusto)

1. Precalentamos el horno a 180 °C.
2. Picamos los dátiles y la pera e incorporamos el resto de los ingredientes.
3. Dejamos reposar 5 minutos.
4. Formamos bolitas con la masa y las colocamos sobre la bandeja del horno cubierta con papel de hornear.
5. Las cocinamos entre 15 y 20 minutos. Dejamos enfriar, y ¡listo!

SIN LÁCTEOS

SIN HUEVO

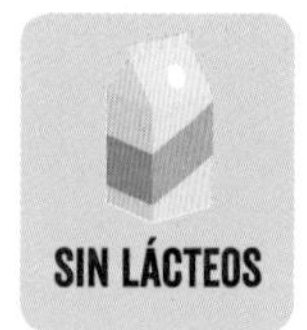

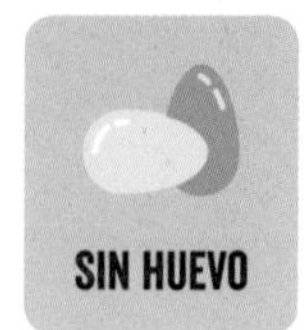

Sugerencias

- Podéis cambiar los dátiles por ciruelas pasas, orejones de albaricoque o higos secos.

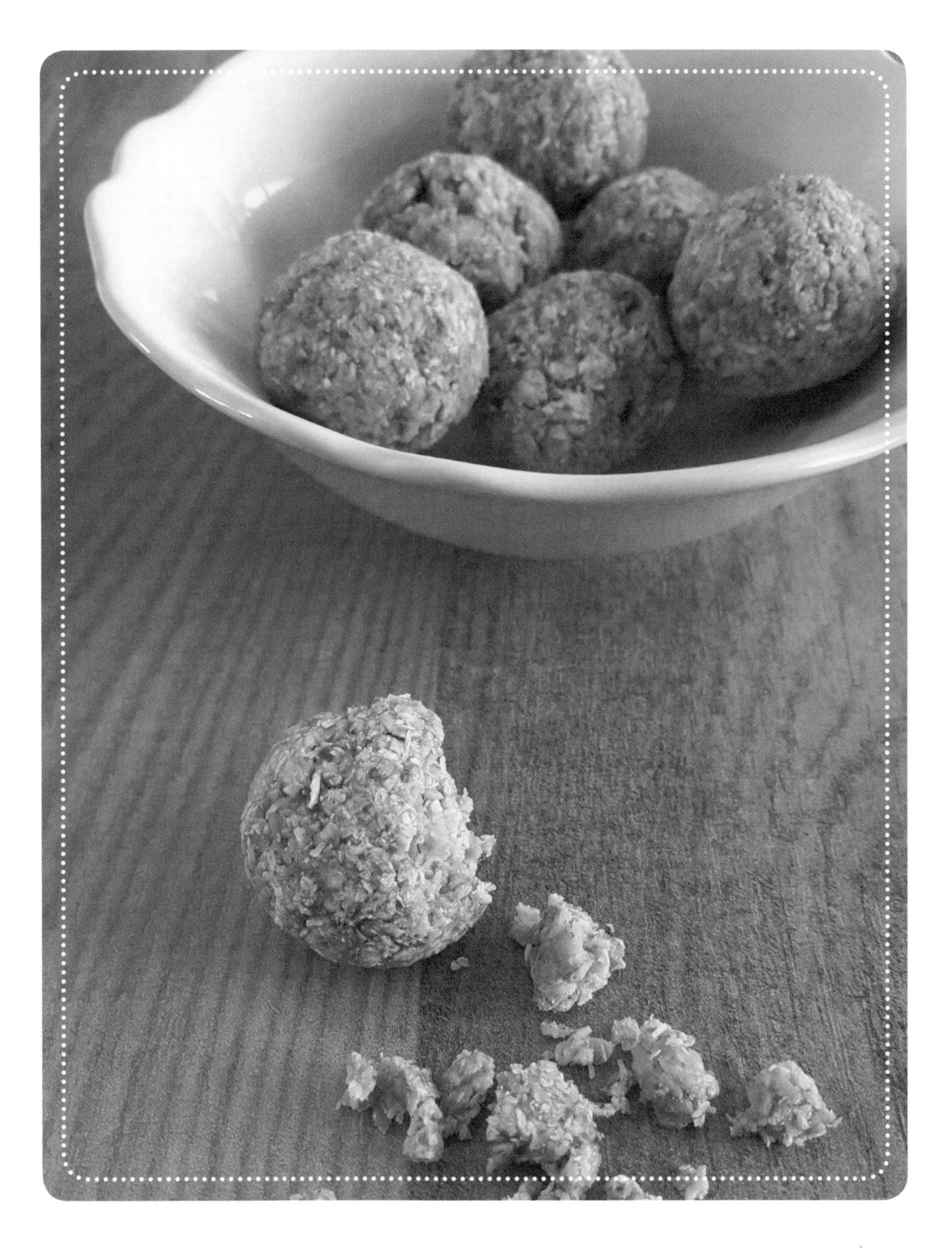

PREPARACIÓN:
15 MINUTOS
COCCIÓN:
15 MINUTOS
EN LA SARTÉN

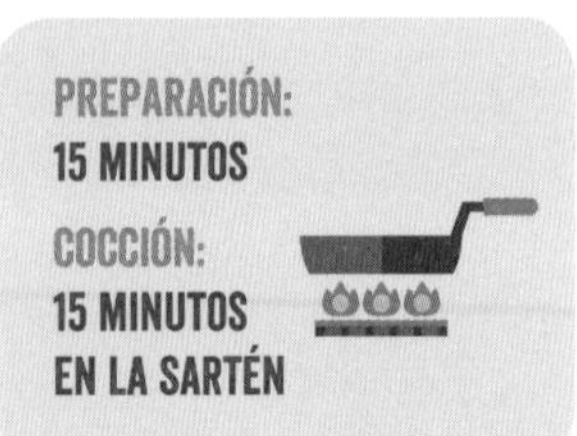

Crepes DE MANZANA Y NUECES

PARA 10 UNIDADES

65 g de harina de trigo
1 huevo
125 ml de leche vegetal
½ manzana
4 nueces
1 cucharada de aceite de oliva

1. Trituramos la manzana y las nueces en la procesadora.
2. Añadimos la leche vegetal, el aceite, el huevo y, por último, la harina. Homogeneizamos.
3. Vertemos unas gotas de aceite en una sartén y lo extendemos con una servilleta de papel.
4. Ponemos un par de cucharadas de masa y cocinamos la crepe por los dos lados hasta que se dore. Repetimos la operación hasta terminar la masa. ¡Muy rico!

Sugerencias

- En vez de leche vegetal, podéis usar leche de inicio, leche de continuación o leche materna.
- Podéis sustituir el huevo por ½ plátano.

SIN LÁCTEOS

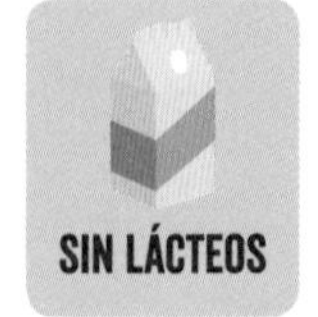

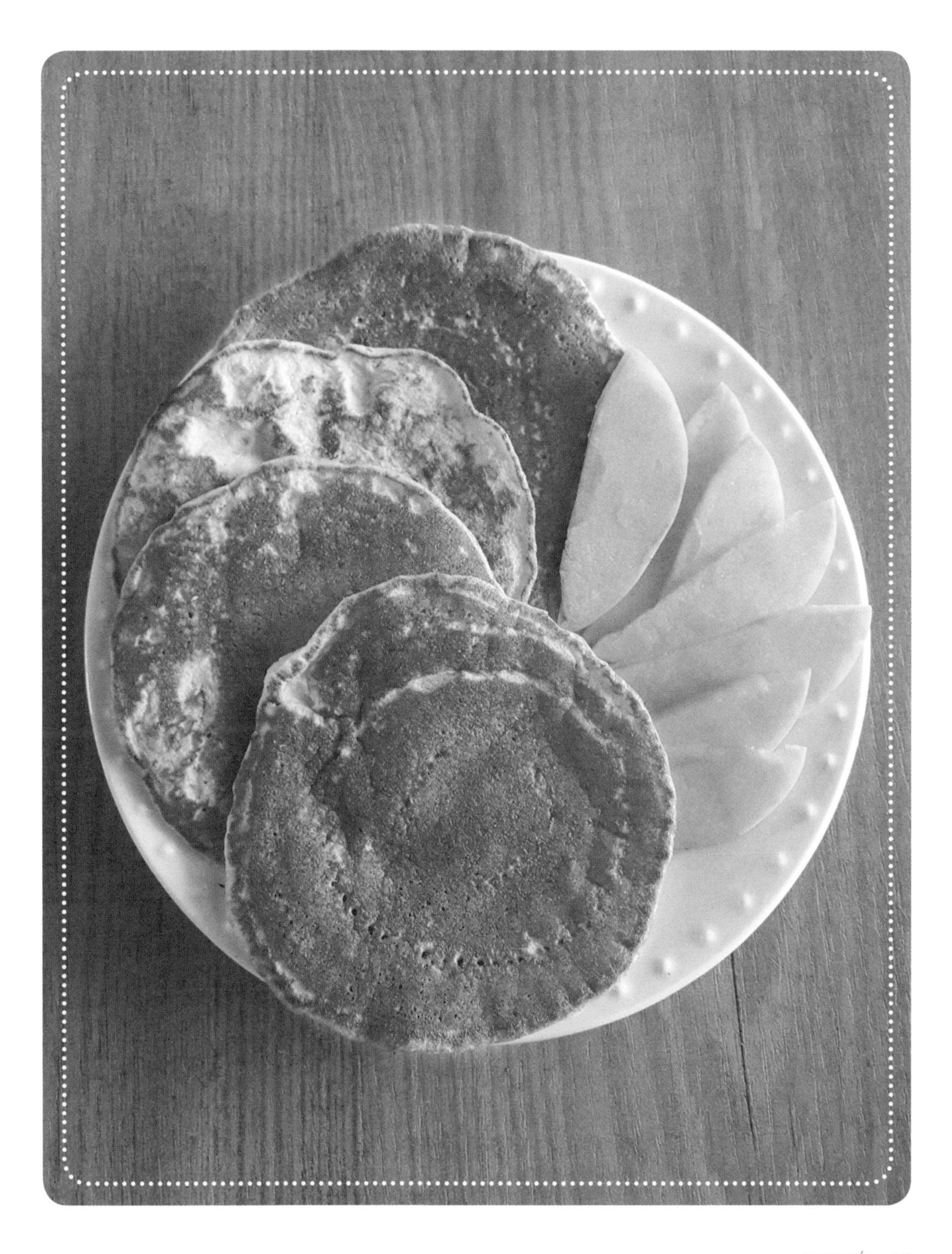

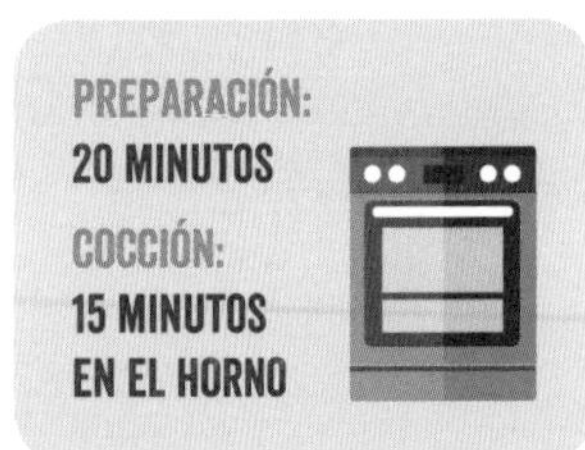

Galletas CRUJIENTES DE COCO

PARA 20 UNIDADES

125 g de harina de repostería
1 huevo
50 ml de aceite de oliva
2 cucharadas de leche vegetal
5 dátiles
50 g de coco rallado

1. Precalentamos el horno a 180 °C.
2. Mezclamos el huevo, la leche vegetal, el aceite, el coco y los dátiles en una procesadora.
3. Incorporamos la harina y ligamos todo.
4. Espolvoreamos harina sobre una superficie plana y estiramos la masa con el rodillo.
5. Cortamos las galletas con un cortapastas y las colocamos sobre la bandeja del horno cubierta con papel antiadherente.
6. Las horneamos 15 minutos. ¡Ya las tenemos!

Sugerencias

- En vez de leche vegetal, podéis usar leche de inicio, leche de continuación o leche materna.
- En lugar de coco, podéis prepararlas con almendra molida. ¡Veréis qué buenas!

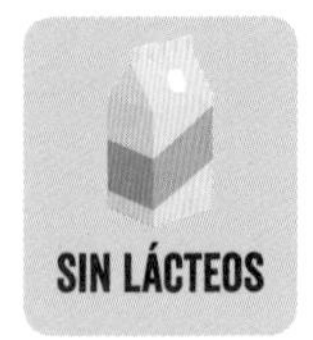

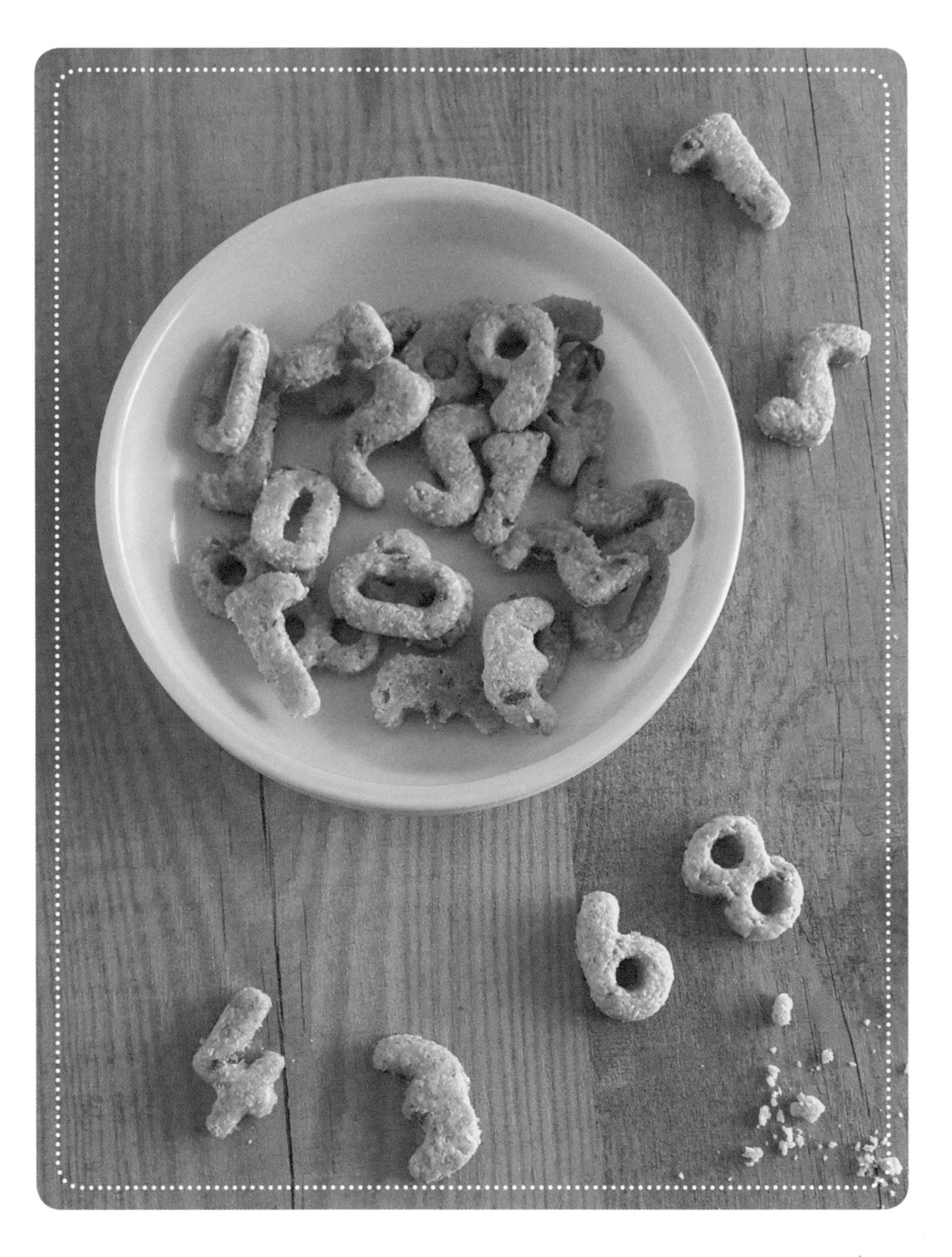

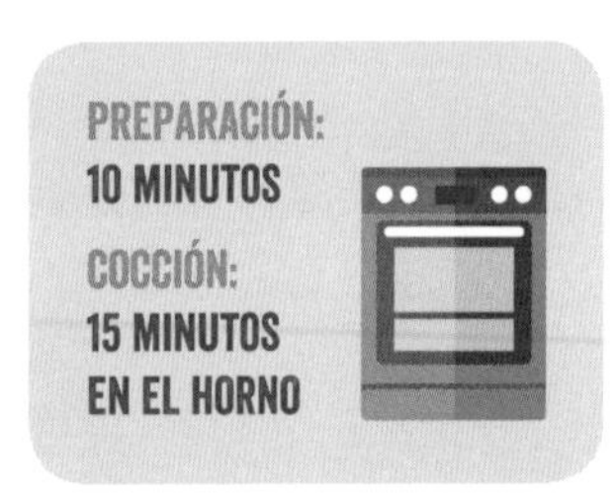

Galletas DE AGUACATE

PARA 8 UNIDADES

100 g de harina integral de trigo
1 aguacate mediano
5 dátiles
1 huevo

1. Precalentamos el horno a 180 °C.
2. Picamos los dátiles y cortamos el aguacate en trozos pequeños.
3. Añadimos el huevo.
4. Por último, incorporamos la harina integral de trigo. Homogeneizamos suavemente.
5. Con las manos, vamos dando forma a las galletas y las colocamos sobre la bandeja del horno cubierta con papel antiadherente.
6. Las horneamos entre 10 y 15 minutos. ¡Listas!

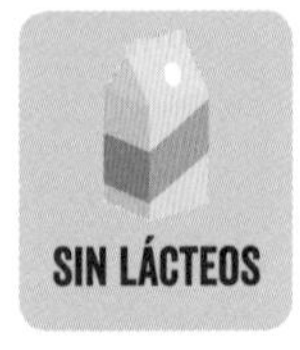

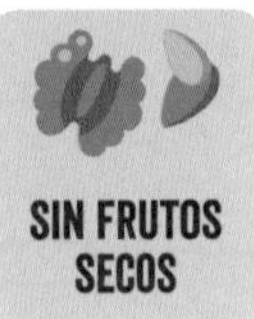

Sugerencias

- Podéis cambiar los dátiles por ciruelas pasas, orejones de albaricoque o higos secos.

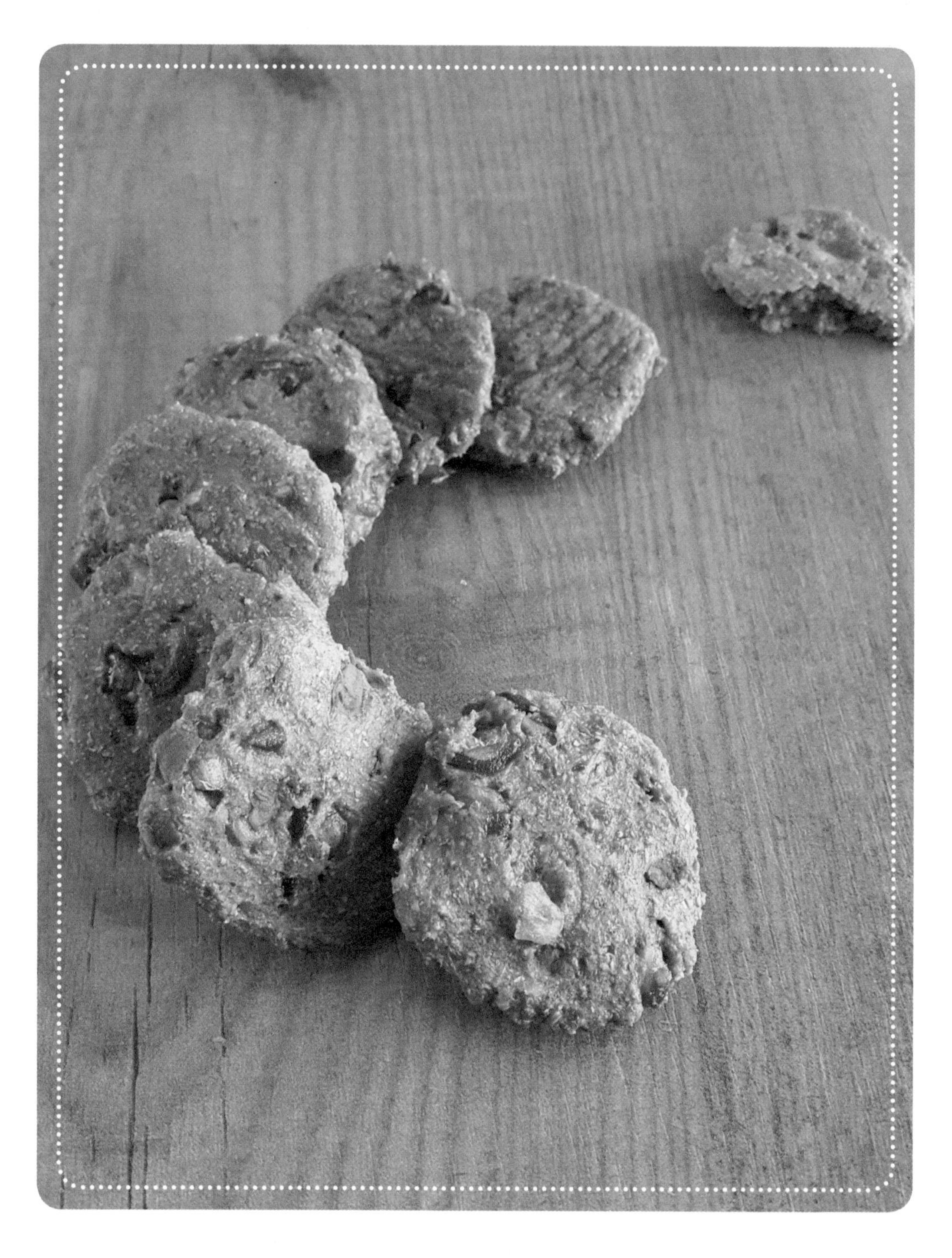

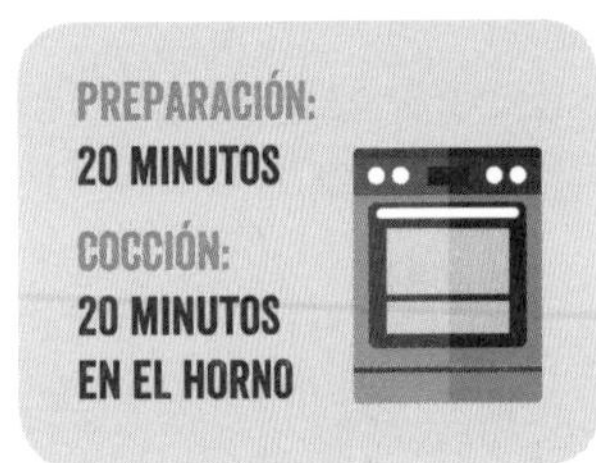

Galletas DE ARROZ Y CANELA

PARA 12 UNIDADES
180 g de harina de arroz
100 ml de leche vegetal
30 ml de aceite de oliva
7 cucharadas de pasta de dátiles
½ cucharadita de levadura
canela (al gusto)

1. Precalentamos el horno a 200 °C.
2. Mezclamos la leche vegetal, el aceite de oliva y la pasta de dátiles.
3. Incorporamos la harina, la levadura y la canela. Ligamos todo.
4. Con las manos, damos forma a las galletas y las colocamos sobre la bandeja del horno cubierta con papel antiadherente.
5. Las horneamos 20 minutos. ¡Deliciosas!

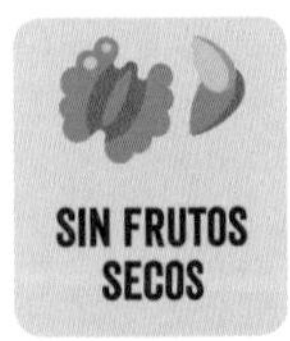

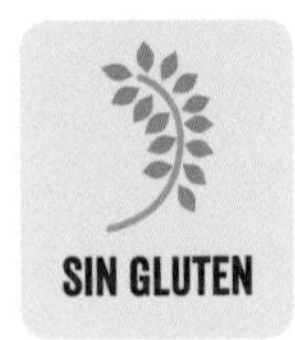

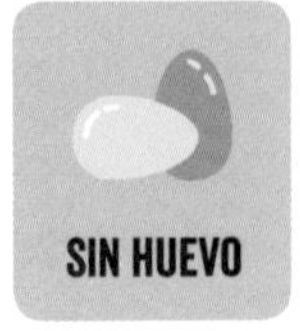

Sugerencias

- En vez de leche vegetal, podéis usar leche de inicio, leche de continuación o leche materna.

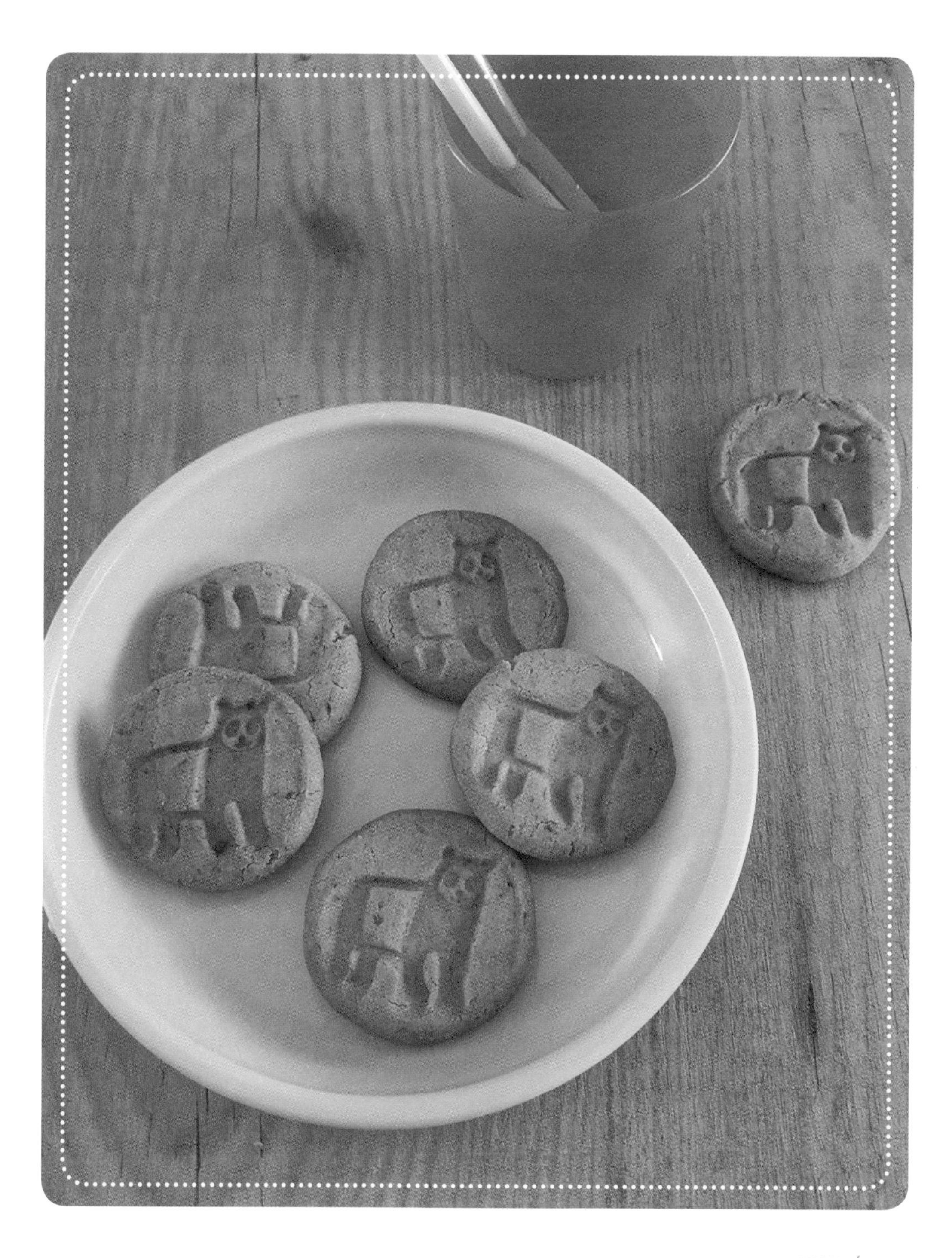

PREPARACIÓN:
15 MINUTOS
COCCIÓN:
15 MINUTOS
EN EL HORNO

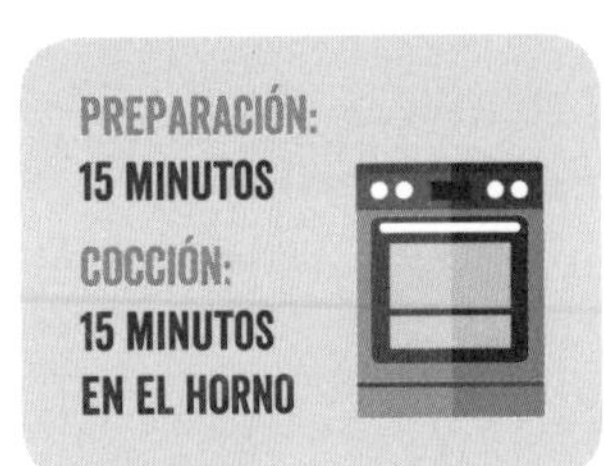

Galletas DE AVELLANAS Y CIRUELAS

PARA 12 UNIDADES

150 g de harina integral de trigo
50 g de avellanas molidas
5 ciruelas pasas
60 ml de aceite de oliva suave
1 huevo
1 cucharadita de levadura

1. Troceamos finamente las ciruelas pasas.
2. Mezclamos el huevo, el aceite y las ciruelas.
3. Incorporamos la harina, las avellanas y la levadura. Homogeneizamos.
4. Con las manos, formamos galletas con la masa y las colocamos sobre la bandeja del horno cubierta con papel antiadherente.
5. Las cocemos 20 minutos en el horno. ¡Listas!

SIN LÁCTEOS

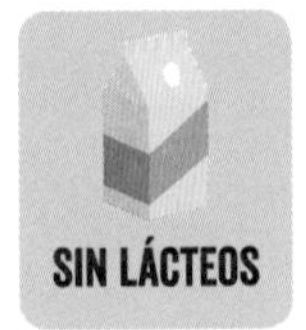

Sugerencias

- Podéis sustituir las avellanas por cualquier otro fruto seco molido.

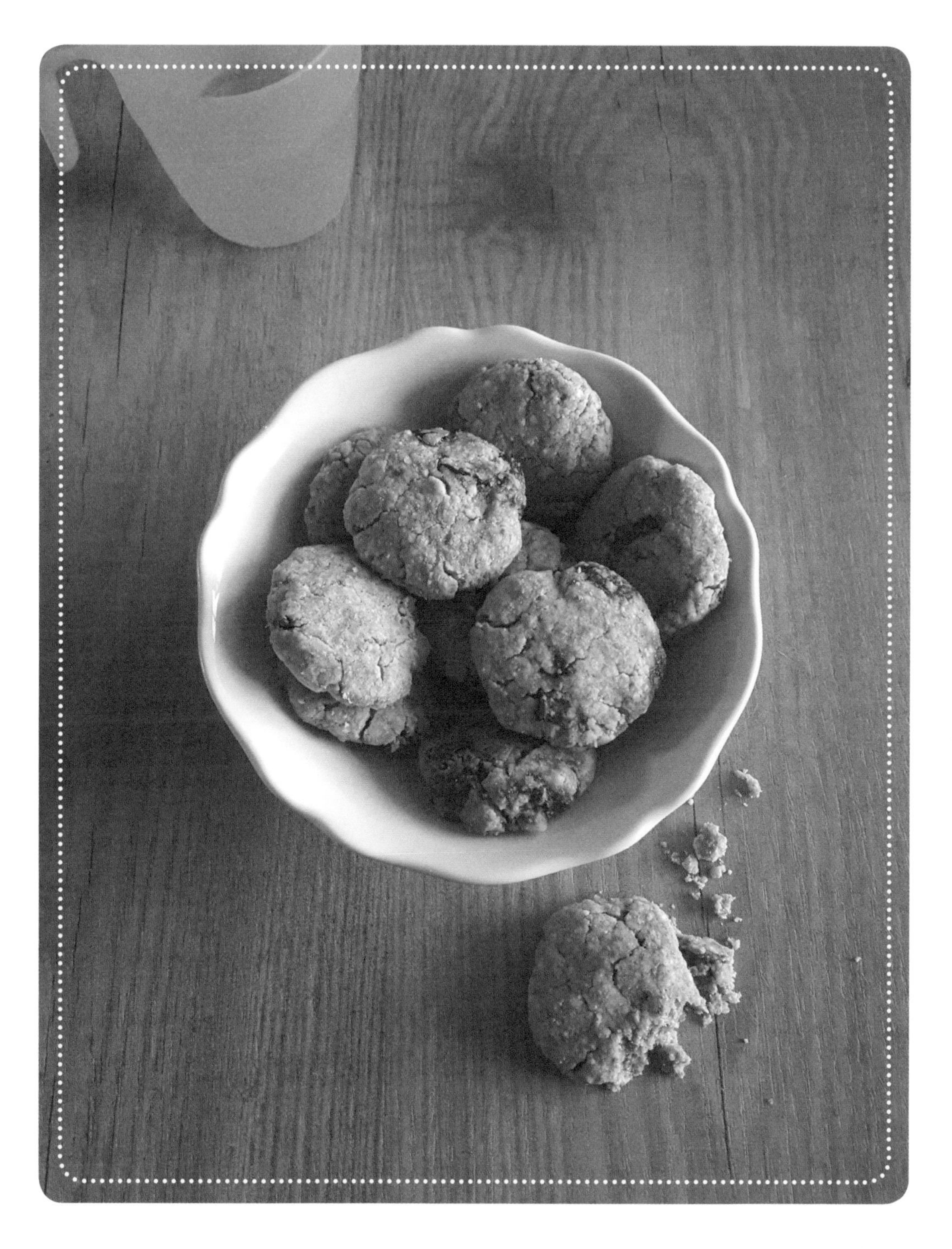

PREPARACIÓN:
10 MINUTOS
COCCIÓN:
20 MINUTOS
EN EL HORNO

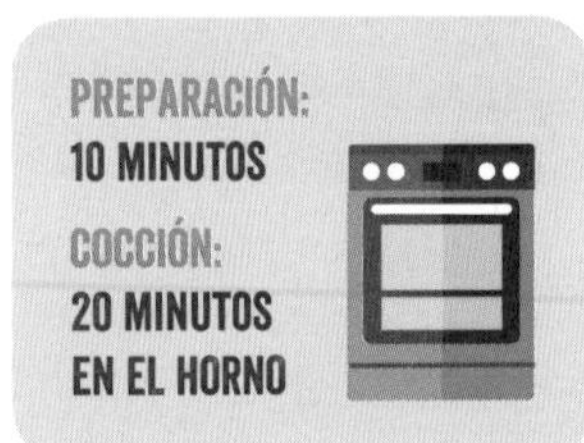

Galletas DE AVENA, COCO Y PERA

PARA 12 UNIDADES

140 g de harina de avena
1 pera
35 g de coco rallado
1 huevo
50 ml de aceite de oliva suave
5 cucharadas de pasta de dátiles

1. Precalentamos el horno a 180 °C.
2. Mezclamos en la procesadora la pera, el huevo, el aceite y la pasta de dátiles.
3. Incorporamos la harina de avena y el coco rallado. Ligamos todo.
4. Con las manos, formamos galletas con la masa y las colocamos sobre la bandeja del horno cubierta con papel antiadherente.
5. Las horneamos 20 minutos. ¡Muy ricas!

SIN LÁCTEOS

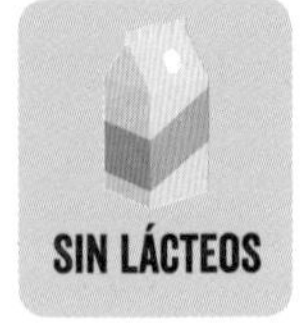

Sugerencias

- Podéis sustituir la pera por manzana y el coco por almendra molida.

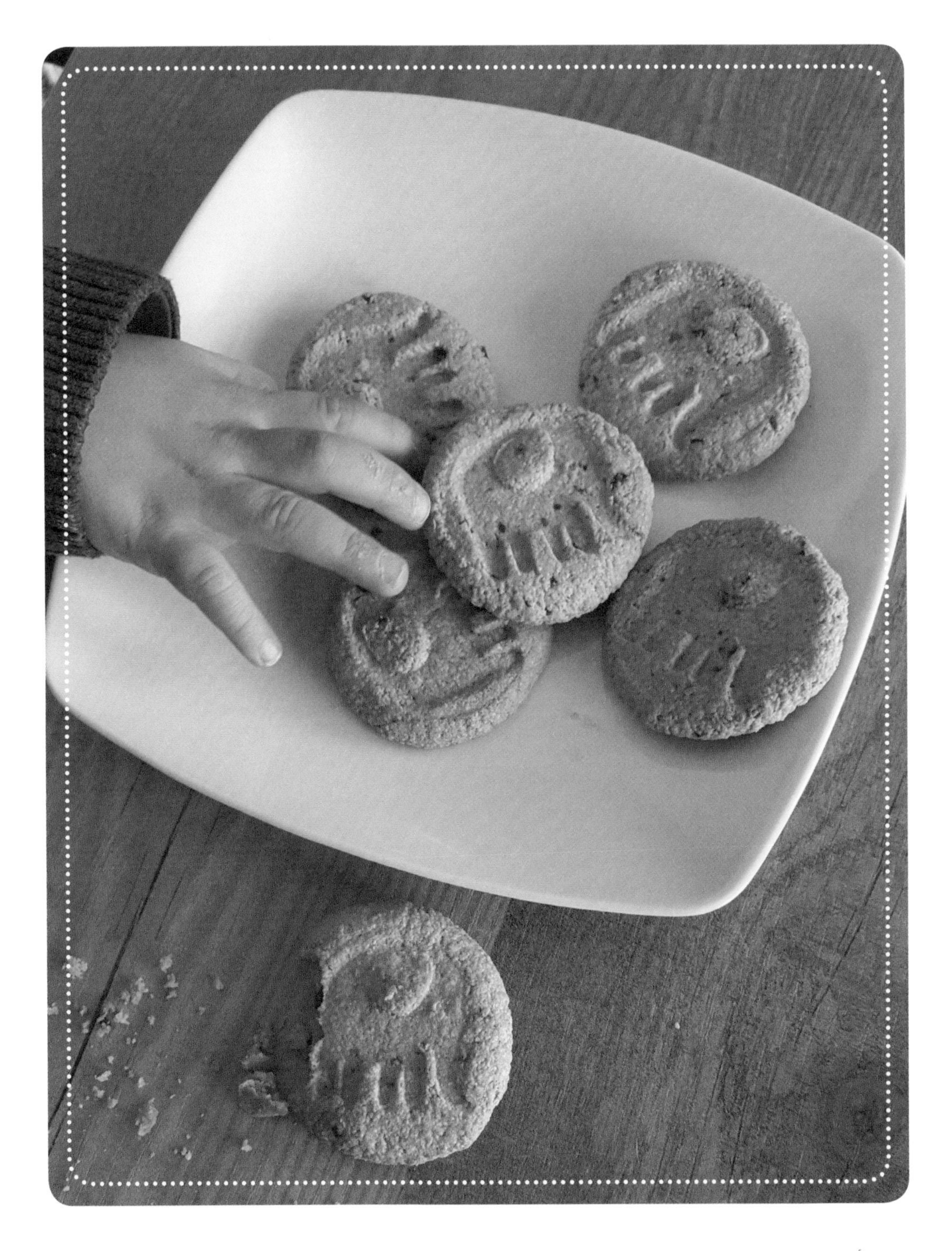

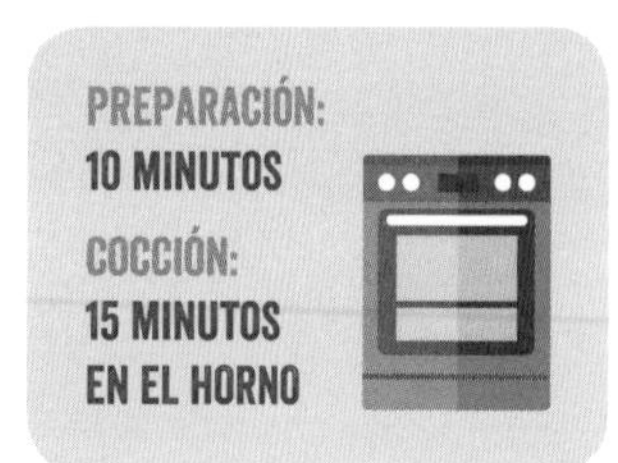

Galletas DE CACAHUETE

PARA 14 UNIDADES
125 g de harina de trigo
25 g de harina de algarroba
50 g de cacahuetes al natural
65 ml de aceite de oliva suave
4 cucharadas de leche vegetal
1 huevo
6 cucharadas de pasta de dátiles
1 cucharada de levadura

1. Precalentamos el horno a 180 °C.
2. Mezclamos en la procesadora el aceite, la leche vegetal, el huevo, la pasta de dátiles y los cacahuetes.
3. Incorporamos la harina de trigo, la de algarroba y la levadura. Ligamos todo.
4. Damos forma a las galletas con las manos y las colocamos sobre una bandeja del horno cubierta con papel antiadherente.
5. Las horneamos alrededor de 15 minutos. ¡Buen provecho!

Sugerencias

- En vez de leche vegetal, podéis usar leche de inicio, leche de continuación o leche materna.
- Podéis probar también con otro fruto seco que sustituya a los cacahuetes.

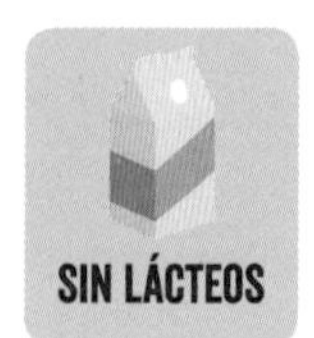

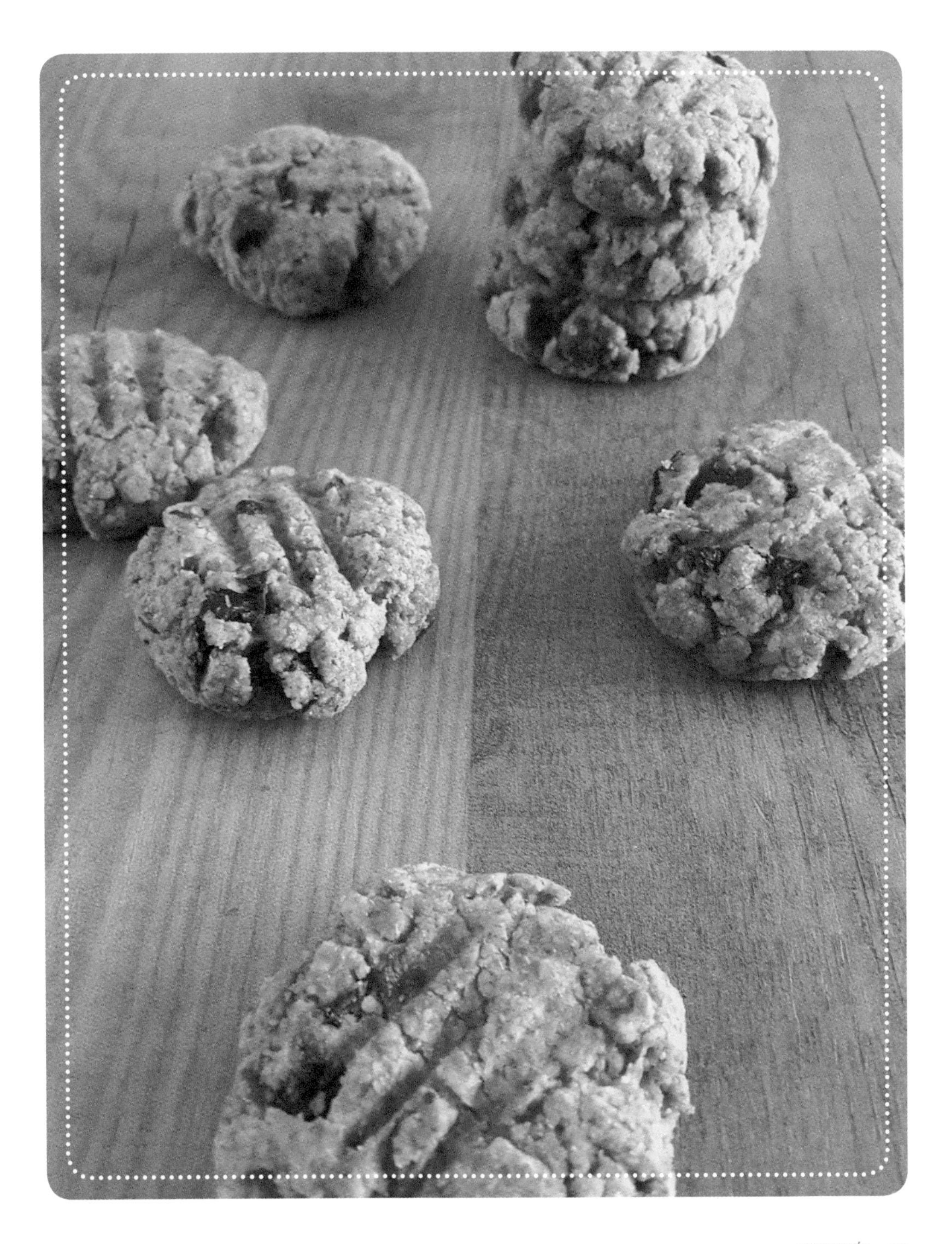

PREPARACIÓN:
10 MINUTOS
COCCIÓN:
20 MINUTOS
EN EL HORNO

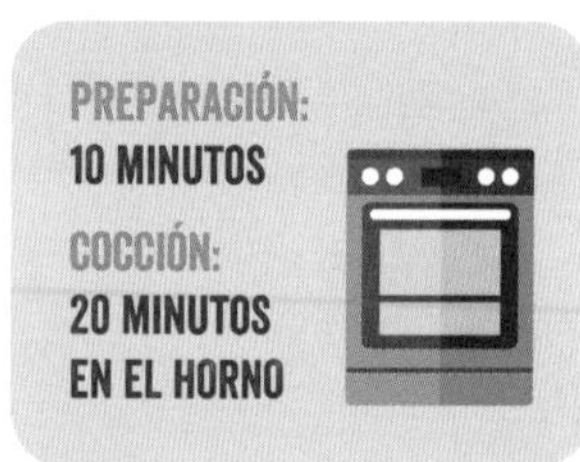

Galletas DE CIRUELA Y ZANAHORIA

PARA 12 UNIDADES

2 tazas de avena en copos
½ taza de harina integral de trigo
1 taza de leche vegetal
2 cucharadas de aceite de girasol
6 ciruelas pasas
2 zanahorias ralladas
canela (al gusto)

1. Picamos las ciruelas pasas. Añadimos la leche vegetal, el aceite y la zanahoria rallada.
2. Incorporamos la avena, la harina integral y la canela y ligamos todo.
3. Damos forma a las galletas manualmente y las colocamos sobre una bandeja del horno cubierta con papel antiadherente.
4. Las horneamos alrededor de 20 minutos. ¡Listas!

SIN LÁCTEOS

SIN HUEVO

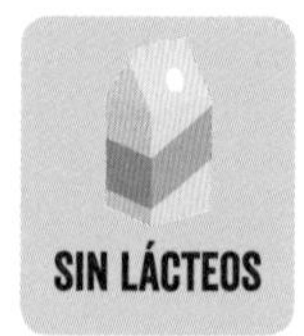

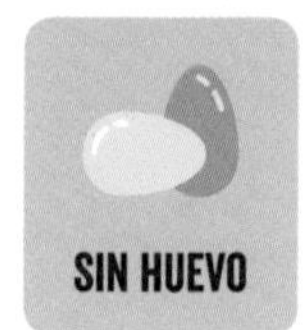

Sugerencias

- En vez de leche vegetal, podéis usar leche de inicio, leche de continuación o leche materna.

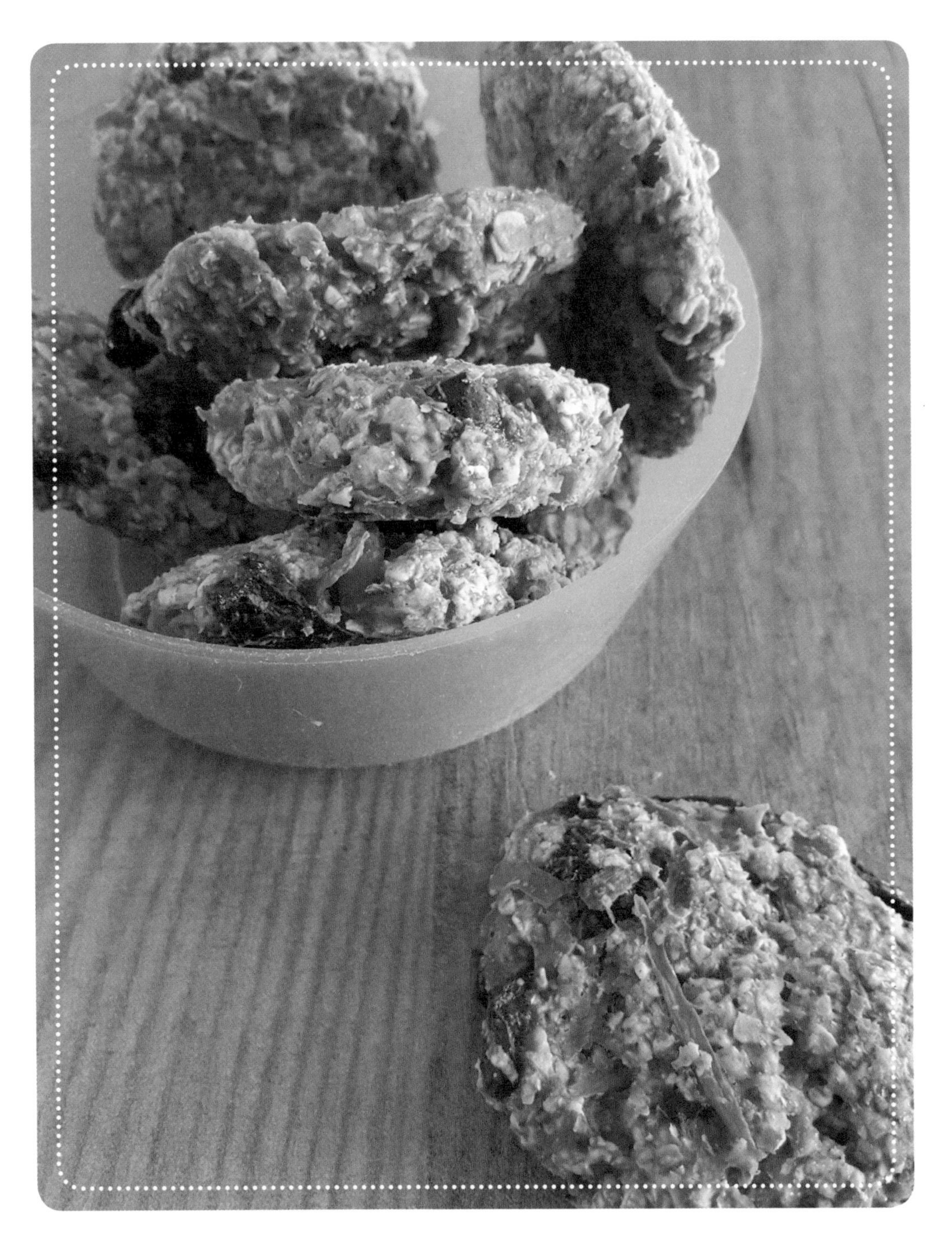

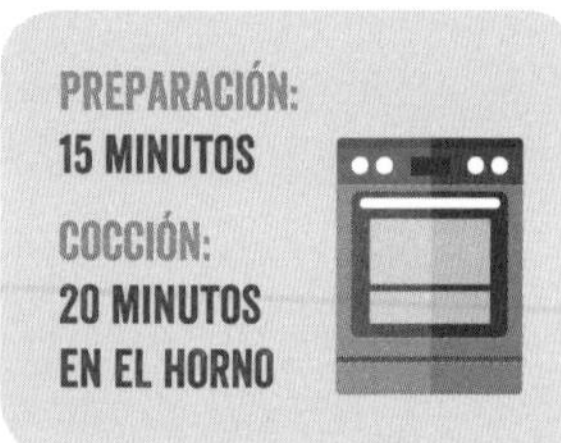

Galletas DE HIERBABUENA Y LIMÓN

PARA 12 UNIDADES

250 g de harina de avena
1 huevo
50 ml de aceite de oliva suave
2 cucharadas de leche vegetal
el zumo de 1 limón
8 cucharadas de pasta de dátiles
2 cucharaditas de hierbabuena fresca picada
ralladura de limón (al gusto)
1 cucharadita de levadura

1. Precalentamos el horno a 180 °C.
2. Mezclamos bien el huevo, el aceite, la leche vegetal, el zumo de limón y la pasta de dátiles.
3. Incorporamos la harina de avena, la levadura y los condimentos. Ligamos todo.
4. Sobre una superficie plana, espolvoreamos harina y con un rodillo estiramos la masa.
5. Con ayuda de unos cortapastas, damos forma a las galletas y las disponemos sobre una bandeja del horno cubierta con papel de hornear.
6. Las horneamos 20 minutos. ¡Perfecto!

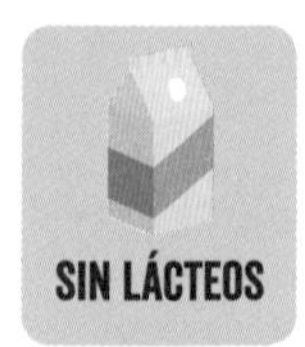

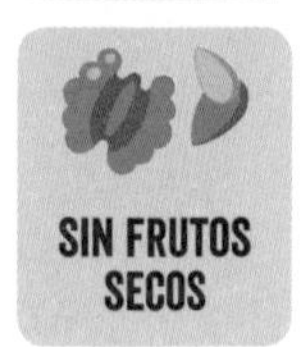

Sugerencias

- En vez de leche vegetal, podéis usar leche de inicio, leche de continuación o leche materna.
- ¿Y por qué no un poquito de zumo de naranja en vez del de limón? Mmm...

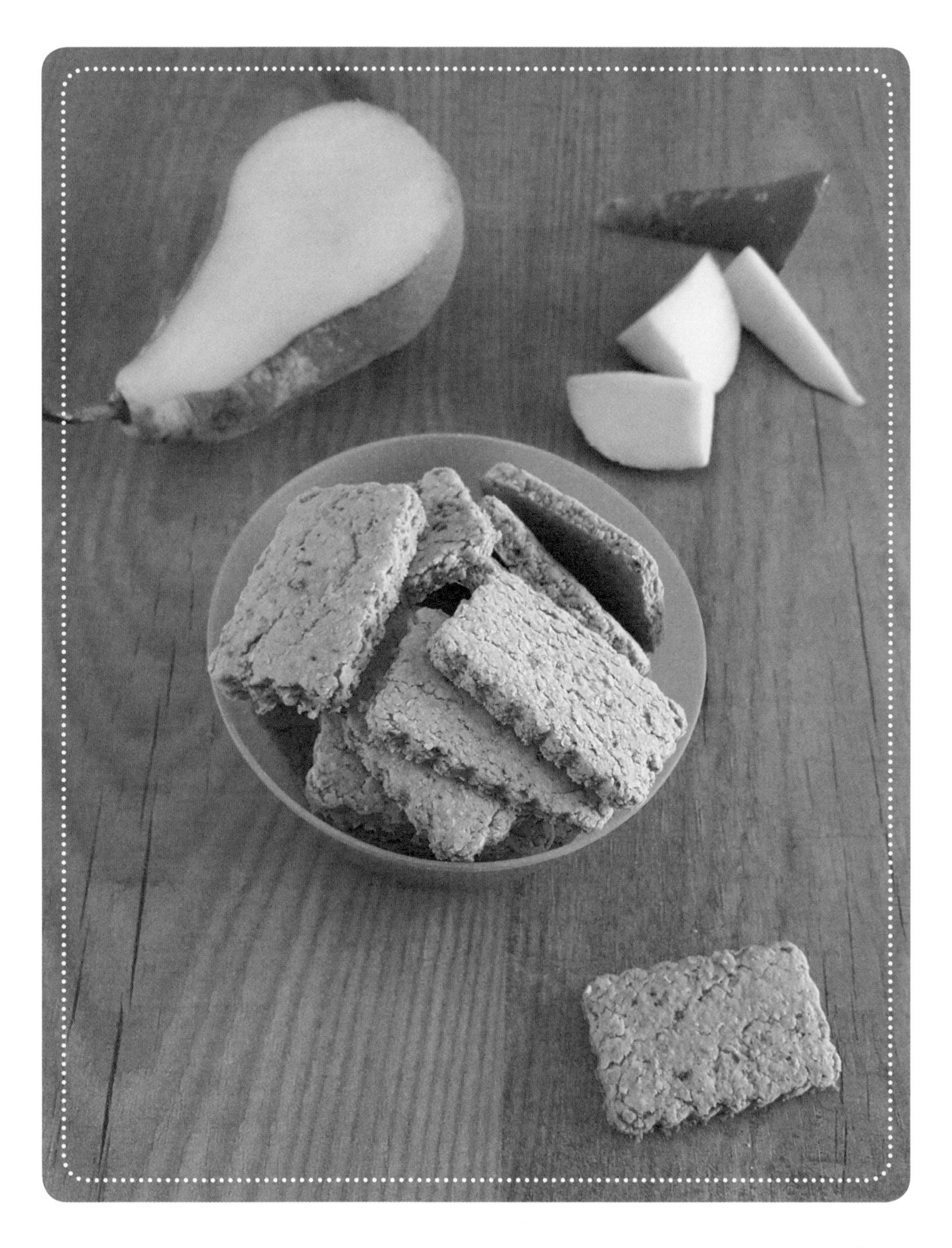

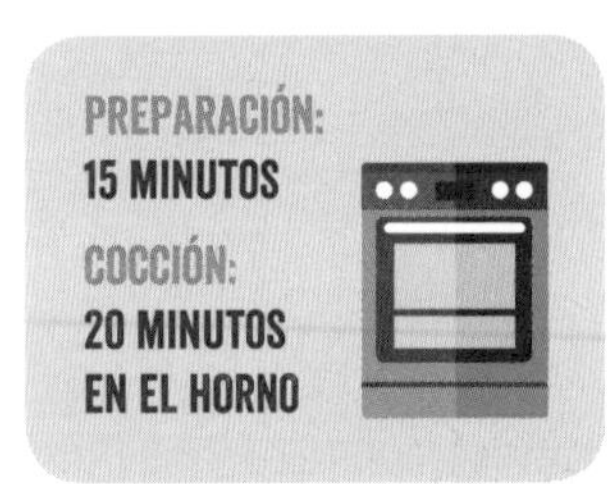

Galletas DE ZANAHORIA Y NUECES

PARA 12 UNIDADES

2 tazas de avena en copos
¼ de taza de harina de trigo
½ taza de leche vegetal
½ taza de aceite de oliva suave
1 taza de zanahoria rallada
6 nueces
5 cucharadas de pasta de dátiles

1. Precalentamos el horno a 180 °C.
2. Mezclamos la leche vegetal, el aceite y la pasta de dátiles.
3. Incorporamos la avena, la harina de trigo, la zanahoria rallada y las nueces molidas. Ligamos todo.
4. Con ayuda de unos cortapastas, damos forma a las galletas y las disponemos sobre una bandeja del horno cubierta con papel de hornear.
5. Las horneamos 20 minutos. ¡Ñam!

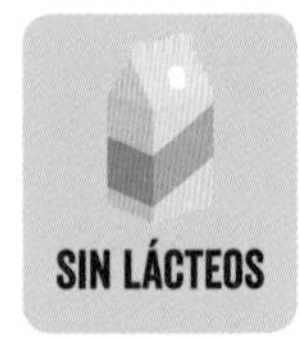

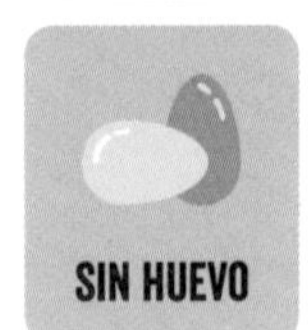

Sugerencias

- En vez de leche vegetal, podéis usar leche de inicio, leche de continuación o leche materna.
- Cambiad las nueces por otros frutos secos: avellanas, almendras, cacahuetes... Quedarán geniales.

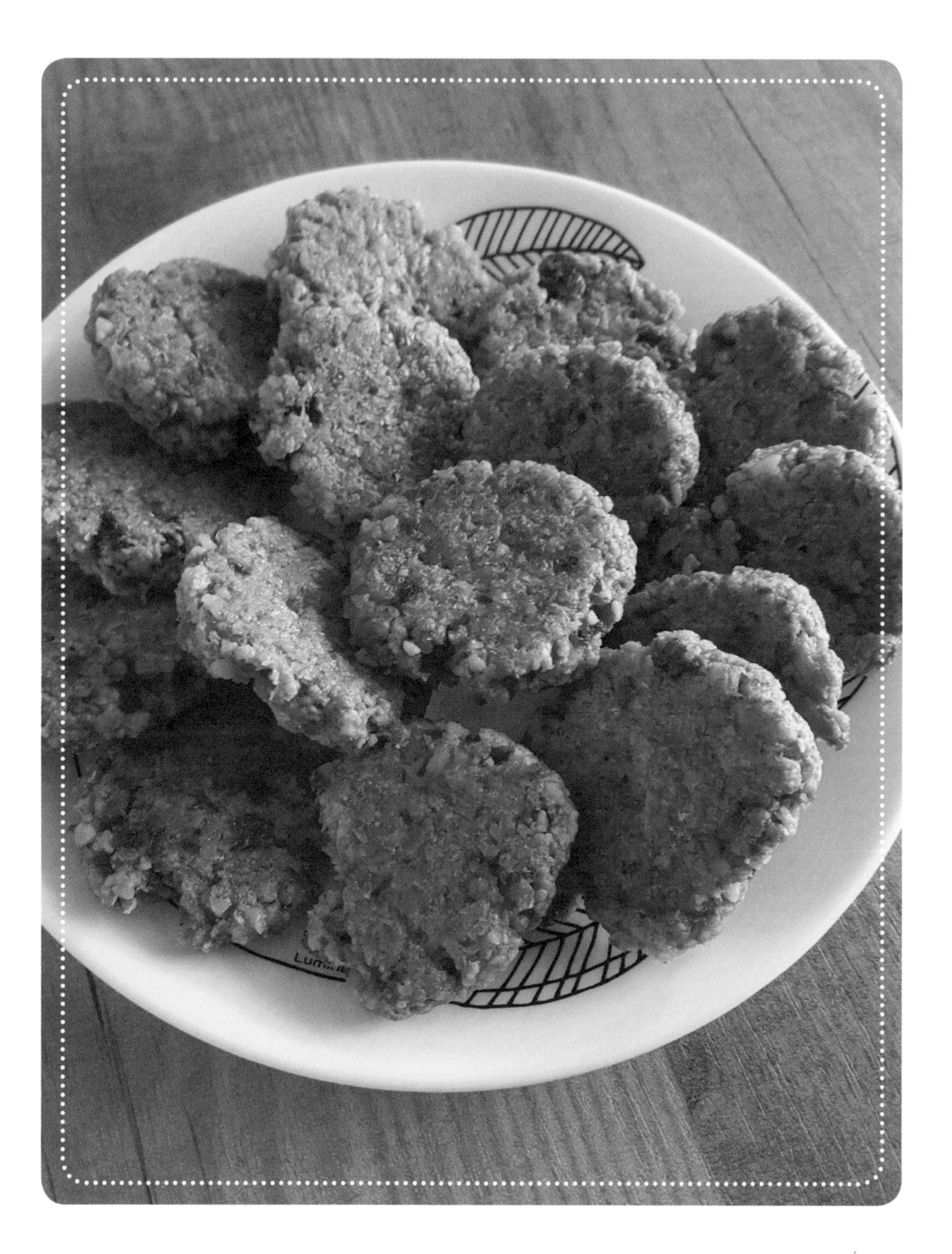

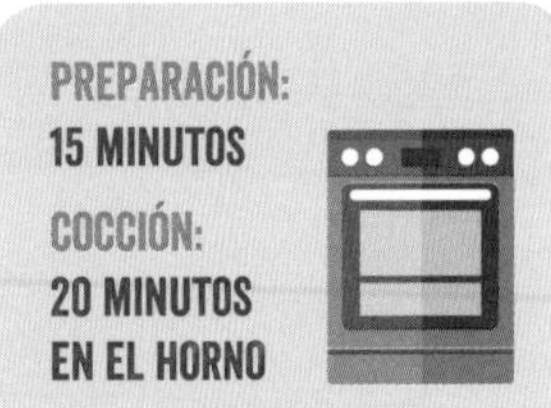

Galletas INTEGRALES DE MANZANA

PARA 12 UNIDADES

115 g de harina integral de trigo
100 g de avena en copos
35 ml de aceite de oliva suave
20 ml de leche vegetal
1 manzana
6 cucharadas de pasta de dátiles
1 cucharadita de levadura

1. Precalentamos el horno a 180 °C.
2. Mezclamos el aceite, la leche vegetal, la manzana y la pasta de dátiles en la procesadora.
3. Incorporamos la harina, la avena y la levadura. Ligamos todo.
4. Damos forma a las galletas y las colocamos en la bandeja del horno cubierta con papel de hornear.
5. Las cocemos 15 minutos en el horno. ¡Qué ricas!

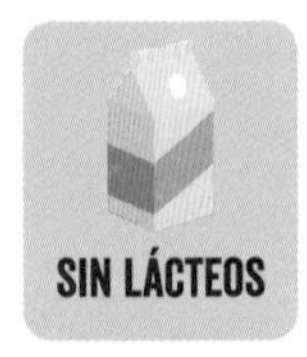

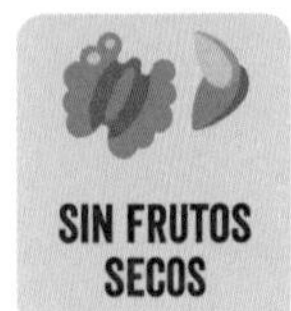

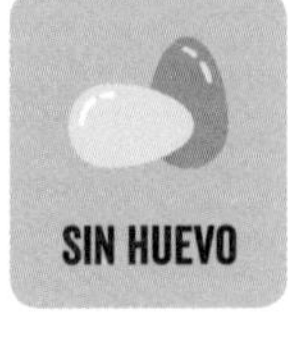

Sugerencias

- En vez de leche vegetal, podéis usar leche de inicio, leche de continuación o leche materna.
- Podéis cambiar la manzana por la fruta que más os guste.

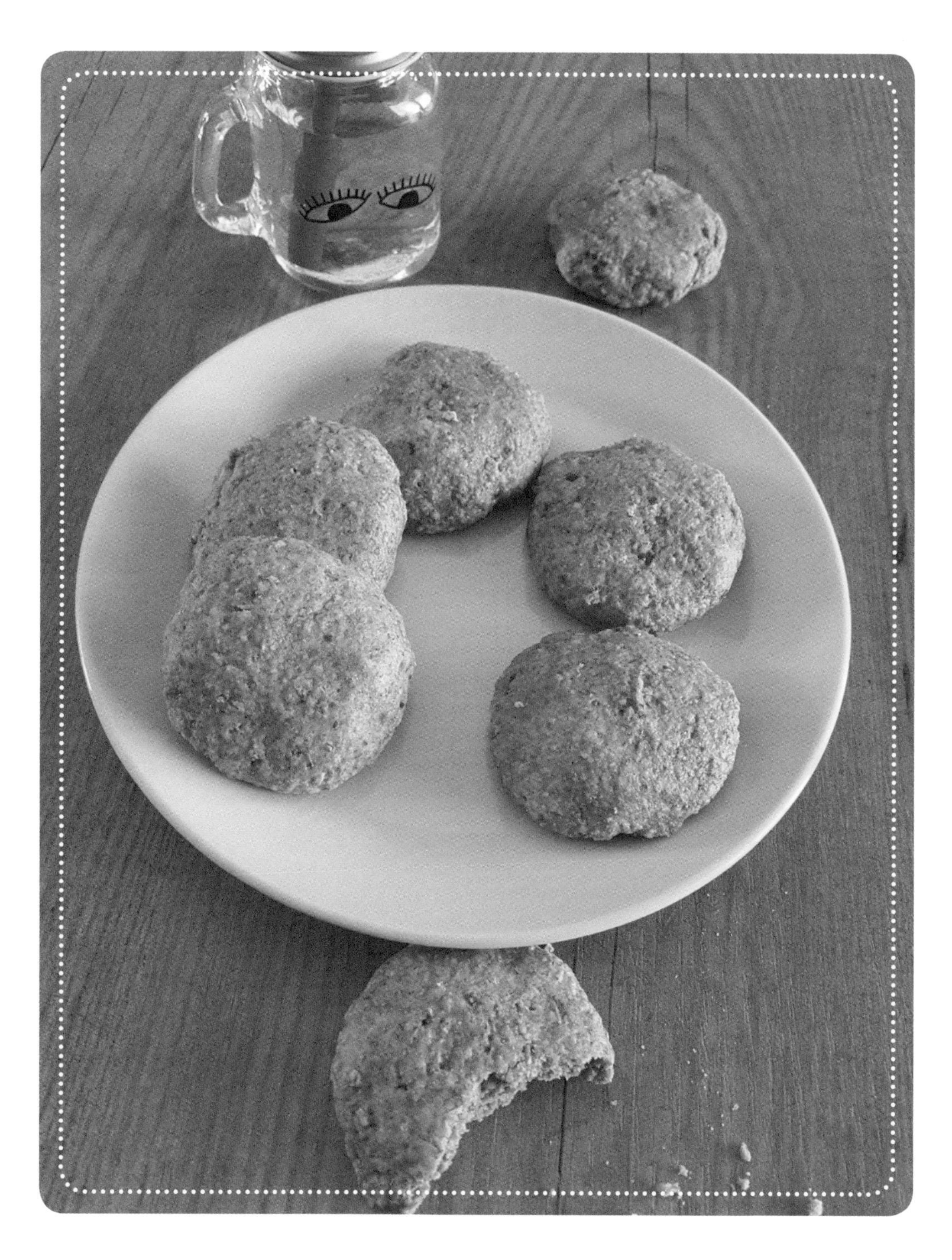

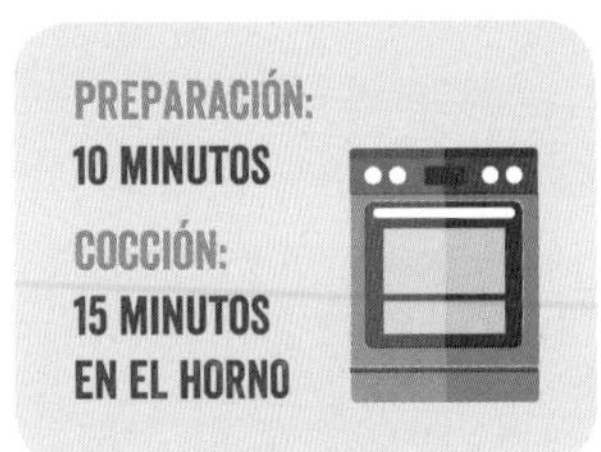

Galletas SENCILLAS DE ALMENDRA AL LIMÓN

PARA 12 UNIDADES

150 g de harina de almendra
1 huevo
2 cucharadas de pasta de dátiles
ralladura de limón

1. Precalentamos el horno a 170 °C.
2. Mezclamos el huevo y la pasta de dátiles.
3. Incorporamos la harina de almendra y la ralladura de limón. Ligamos todo.
4. Damos forma a las galletas con las manos y las colocamos sobre una bandeja del horno cubierta con papel de hornear.
5. Las cocemos en el horno 15 minutos (hasta que comiencen a dorarse). ¡Listas!

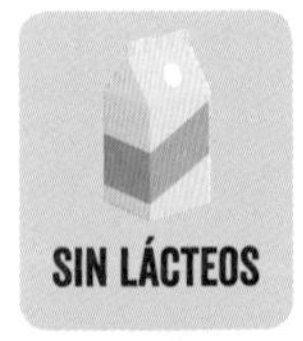

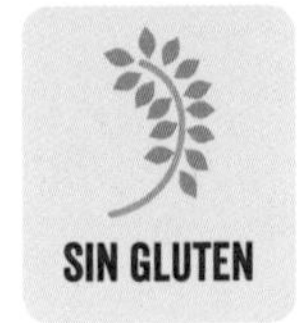

Sugerencias

- Podéis utilizar solo la clara si así lo preferís, obtendréis una especie de mazapán.

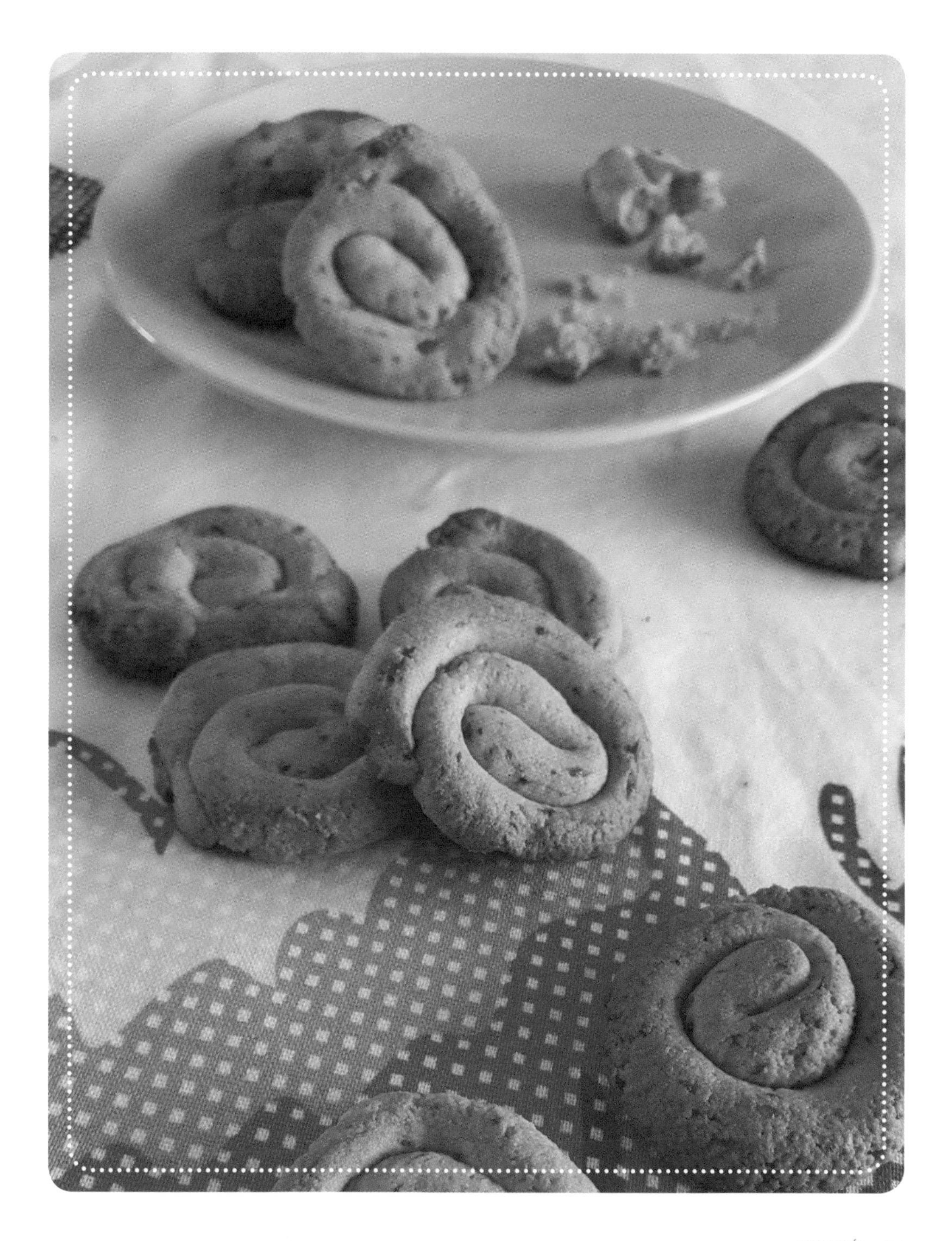

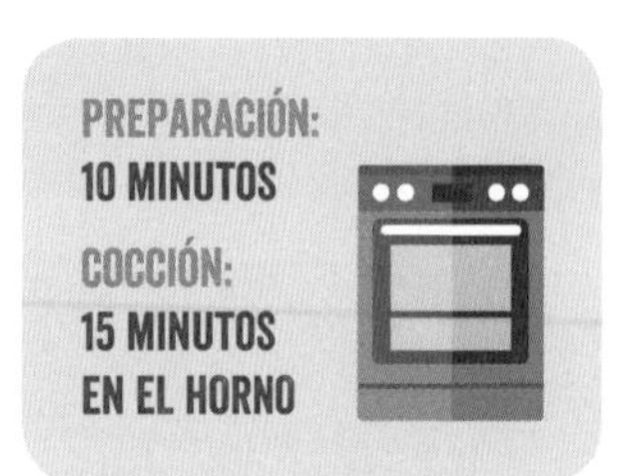

Magdalenas
DE KIWI

PARA 14 UNIDADES
250 g de harina de trigo
2 huevos
2 kiwis
160 ml de leche vegetal
80 ml de aceite de girasol
10 cucharadas de pasta de dátiles
1 cucharada de levadura

1. Precalentamos el horno a 180 °C.
2. Mezclamos los huevos, los kiwis, la leche vegetal, la pasta de dátiles y el aceite en la procesadora.
3. Incorporamos los ingredientes secos: harina de trigo y levadura. Homogeneizamos.
4. Vertemos la masa en unas cápsulas para magdalenas y llenamos 2⁄3 de su capacidad.
5. Horneamos las magdalenas 15-20 minutos (hasta que comiencen a dorarse). ¡A disfrutar!

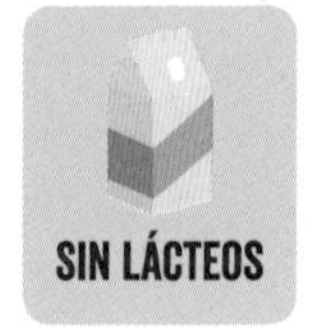

Sugerencias

- En vez de leche vegetal, podéis usar leche de inicio, leche de continuación o leche materna.
- Cambiad los kiwis por la fruta que más os guste.

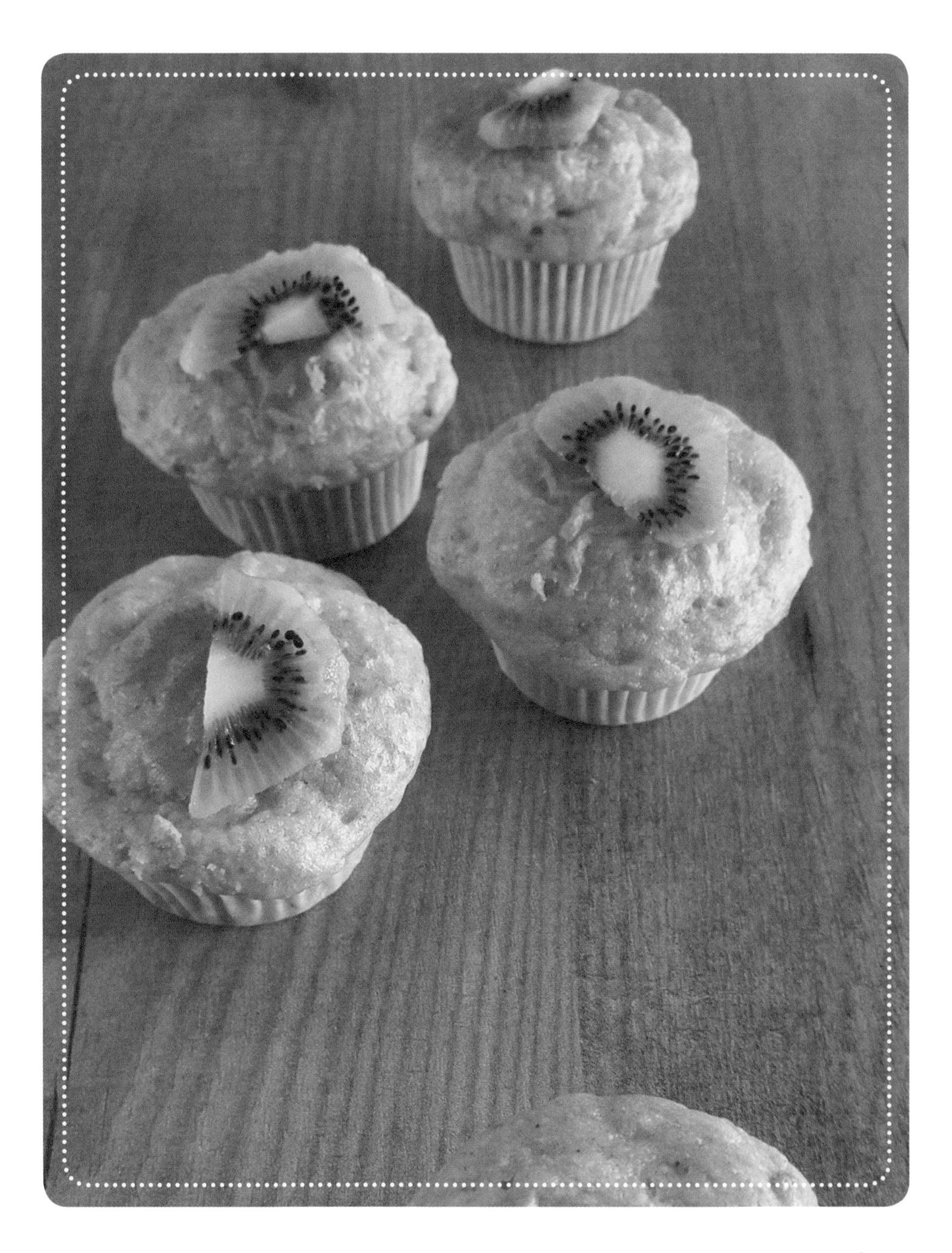

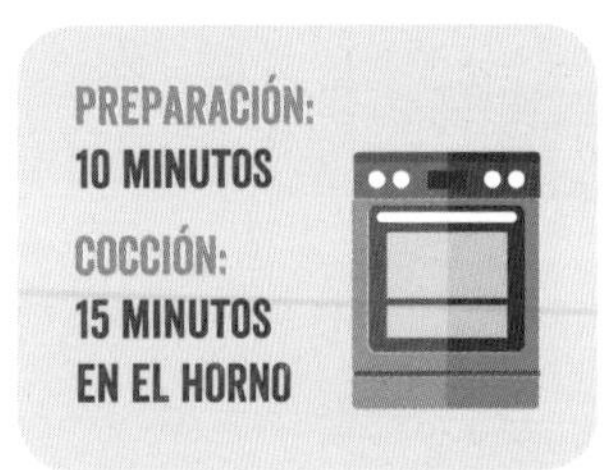

Magdalenas DE MANZANA Y UVA

PARA 8 UNIDADES

150 g de harina de repostería
2 huevos
50 ml de leche vegetal
25 ml de aceite de girasol
50 g de uvas
50 g de manzana
3 cucharadas de pasta de dátiles
canela (al gusto)
1 cucharada de levadura

1. Mezclamos en la procesadora los huevos, la leche vegetal, el aceite de girasol, las uvas (sin pepitas), la manzana y la pasta de dátiles.
2. Incorporamos la harina y la canela. Ligamos todo.
3. Vertemos la masa en unas cápsulas para magdalenas y llenamos 2/3 de su capacidad.
4. Horneamos las magdalenas 15-20 minutos (hasta que comiencen a dorarse). ¡Deliciosas!

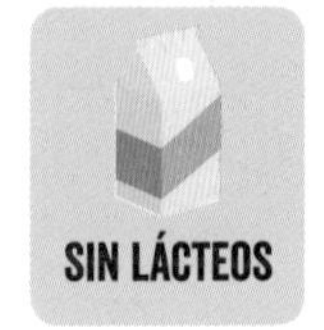

Sugerencias

- ¿Las habéis probado ya con harina de avena? Están tremendas.
- Recordad que en vez de leche vegetal, podéis usar leche de inicio, leche de continuación o leche materna.

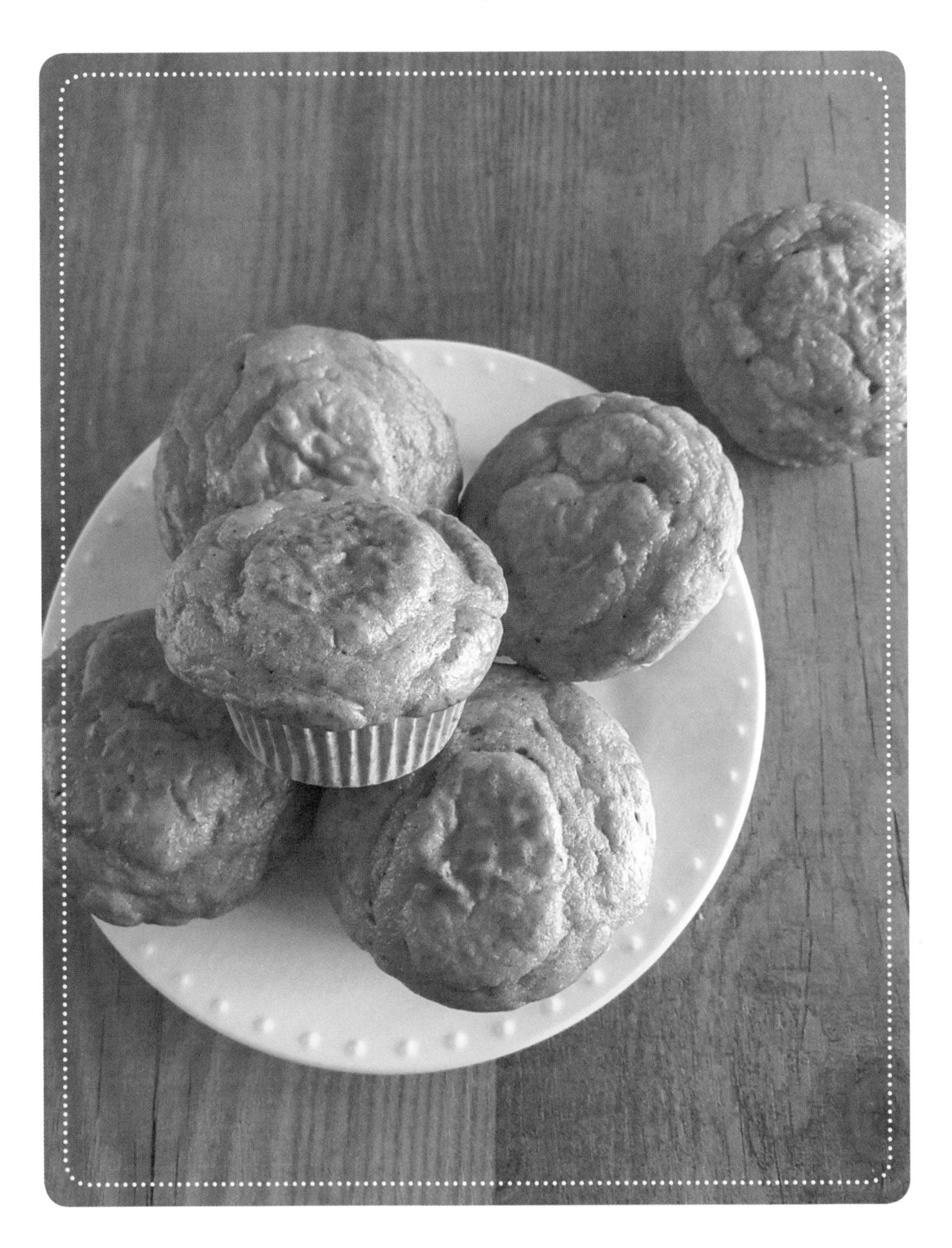

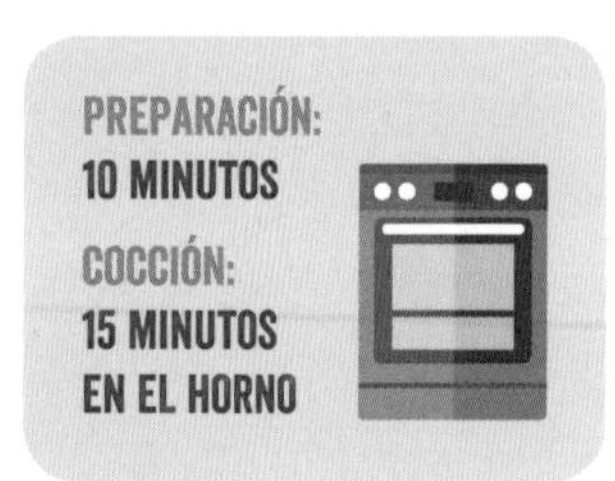

Magdalenas DE PIÑA

PARA 6 UNIDADES

125 g de harina de trigo
1 huevo
50 ml de aceite de girasol
75 ml de leche vegetal
1 rodaja de piña natural
4 cucharadas de pasta de dátiles
1 cucharada de levadura

1. Precalentamos el horno a 180 °C.
2. Mezclamos el huevo, el aceite de girasol, la leche vegetal, la piña y la pasta de dátiles en la procesadora.
3. Incorporamos la harina y la levadura. Ligamos.
4. Vertemos la masa en unas cápsulas para magdalenas y llenamos 2/3 de su capacidad.
5. Horneamos las magdalenas 15-20 minutos (hasta que comiencen a dorarse). ¡Para chuparse los dedos!

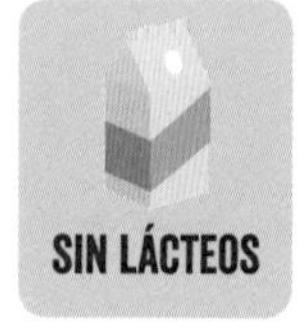

Sugerencias

- Recordad que en vez de leche vegetal, podéis usar leche de inicio, leche de continuación o leche materna.

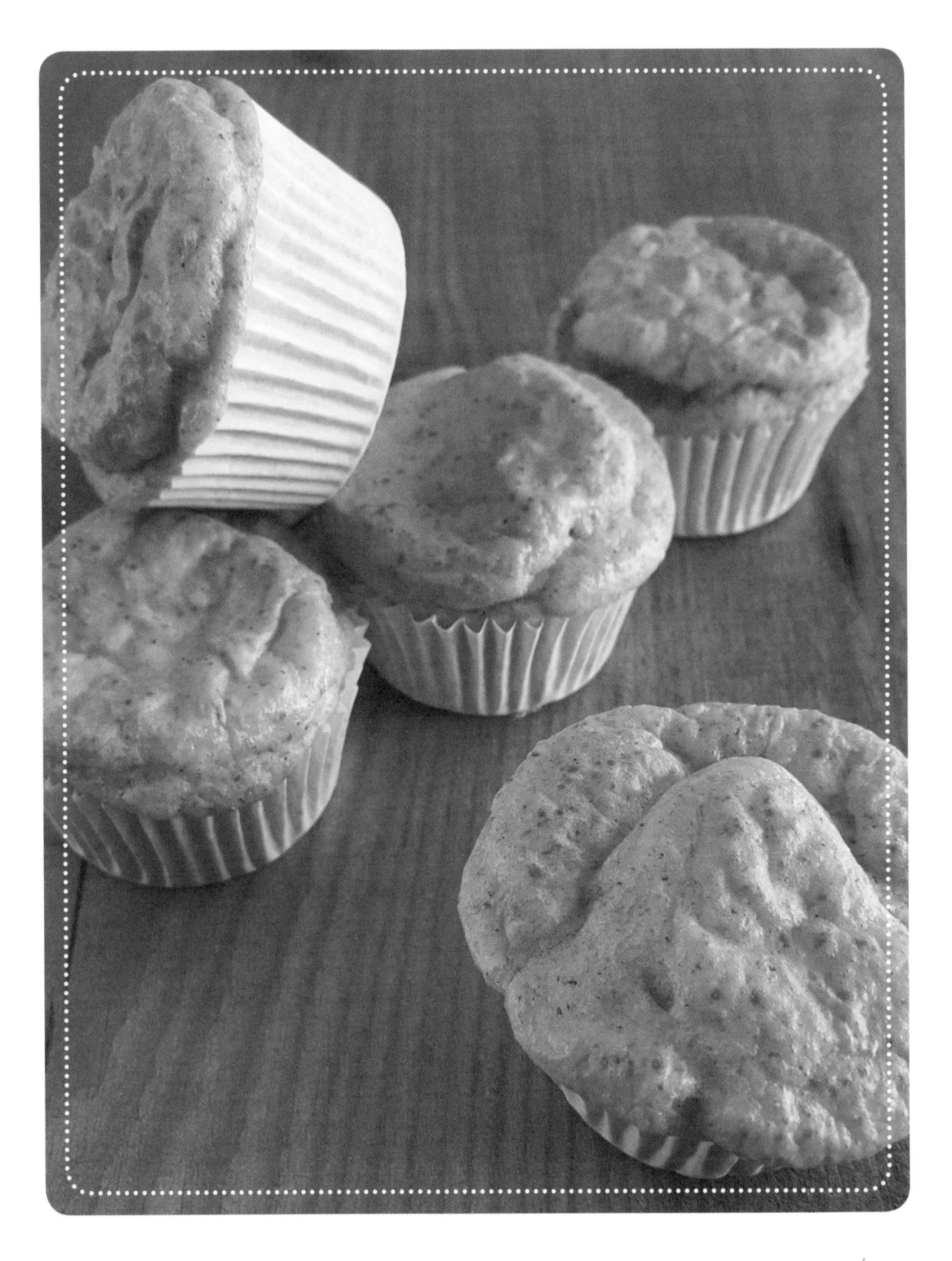

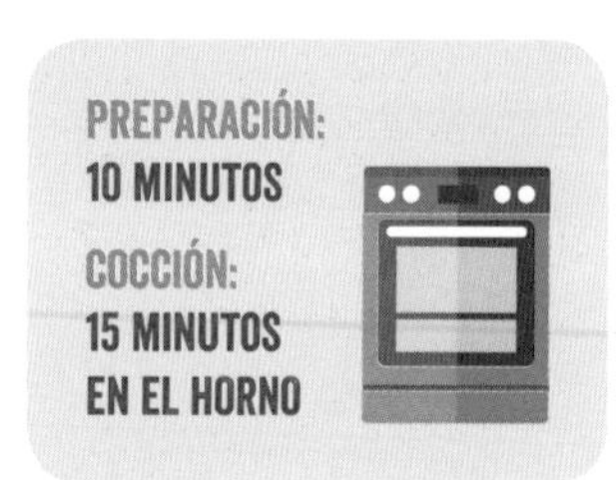

Muffins DE AGUACATE

PARA 6 UNIDADES

120 g de harina de trigo
1 aguacate
2 huevos
1 cucharada de aceite de girasol
4 cucharadas de leche vegetal
el zumo de ½ limón
10 cucharadas de pasta de dátiles
1 cucharada de levadura

1. Precalentamos el horno a 200 °C.
2. Mezclamos el aguacate, los huevos, el aceite, la leche vegetal, el zumo de limón y la pasta de dátiles en la procesadora.
3. Incorporamos la harina y la levadura. Ligamos todo.
4. Vertemos la masa en unas cápsulas para magdalenas y llenamos ⅔ de su capacidad.
5. Horneamos los muffins 15-20 minutos (hasta que comiencen a dorarse). ¡Listos!

Sugerencias

- Podéis añadir trocitos de ciruelas pasas o dátiles para que estén aún más ricas.
- Recordad que en vez de leche vegetal, podéis usar leche de inicio, leche de continuación o leche materna.

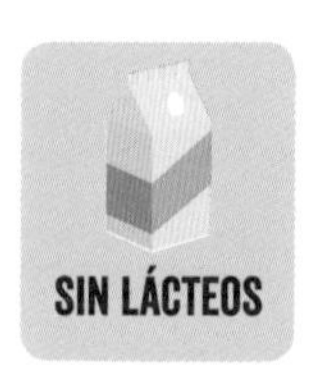

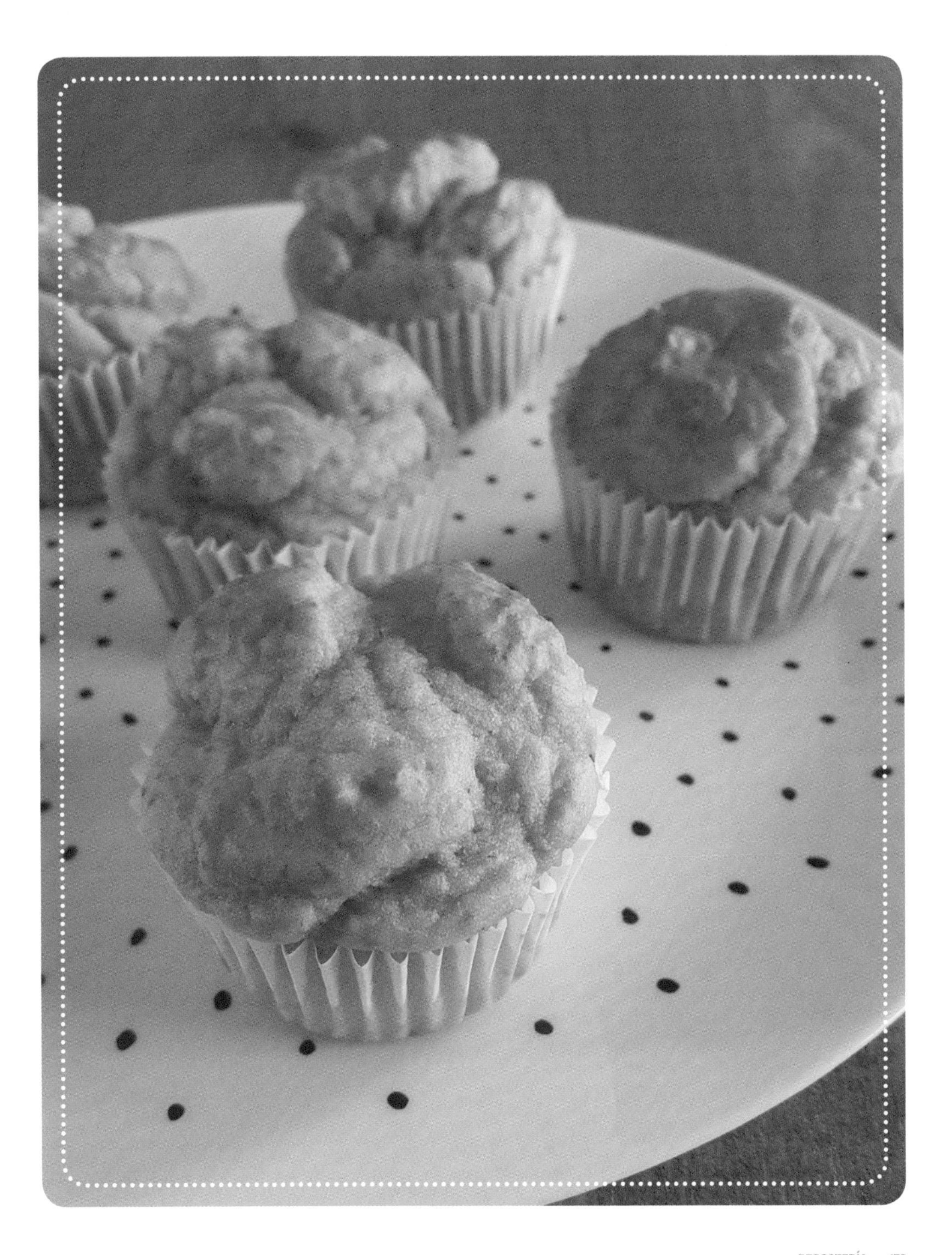

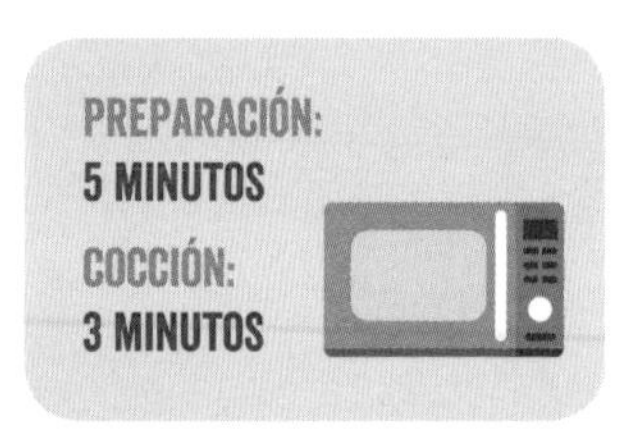

Mug cake DE «CHOCOLATE»

INGREDIENTES

4 cucharadas de harina de repostería
2 cucharadas de harina de algarroba
1 huevo
3 cucharadas de leche vegetal
3 cucharadas de aceite de girasol
2 cucharadas de pasta de dátiles

1. Mezclamos en una taza grande el huevo, la leche vegetal, el aceite de girasol y la pasta de dátiles.
2. Incorporamos las harinas y ligamos todo.
3. Ponemos la taza en el microondas a máxima potencia entre 3 y 3½ minutos.
4. Dejamos enfriar, y ¡a disfrutar!

Sugerencias

- Probadlo también con trocitos de fruta.
- Podéis usar leche de inicio, leche de continuación o leche materna sustituyendo la leche vegetal.

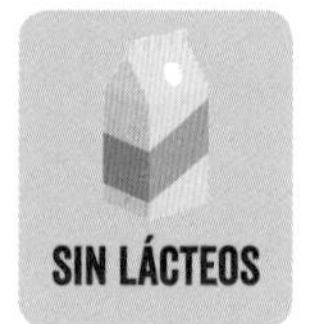

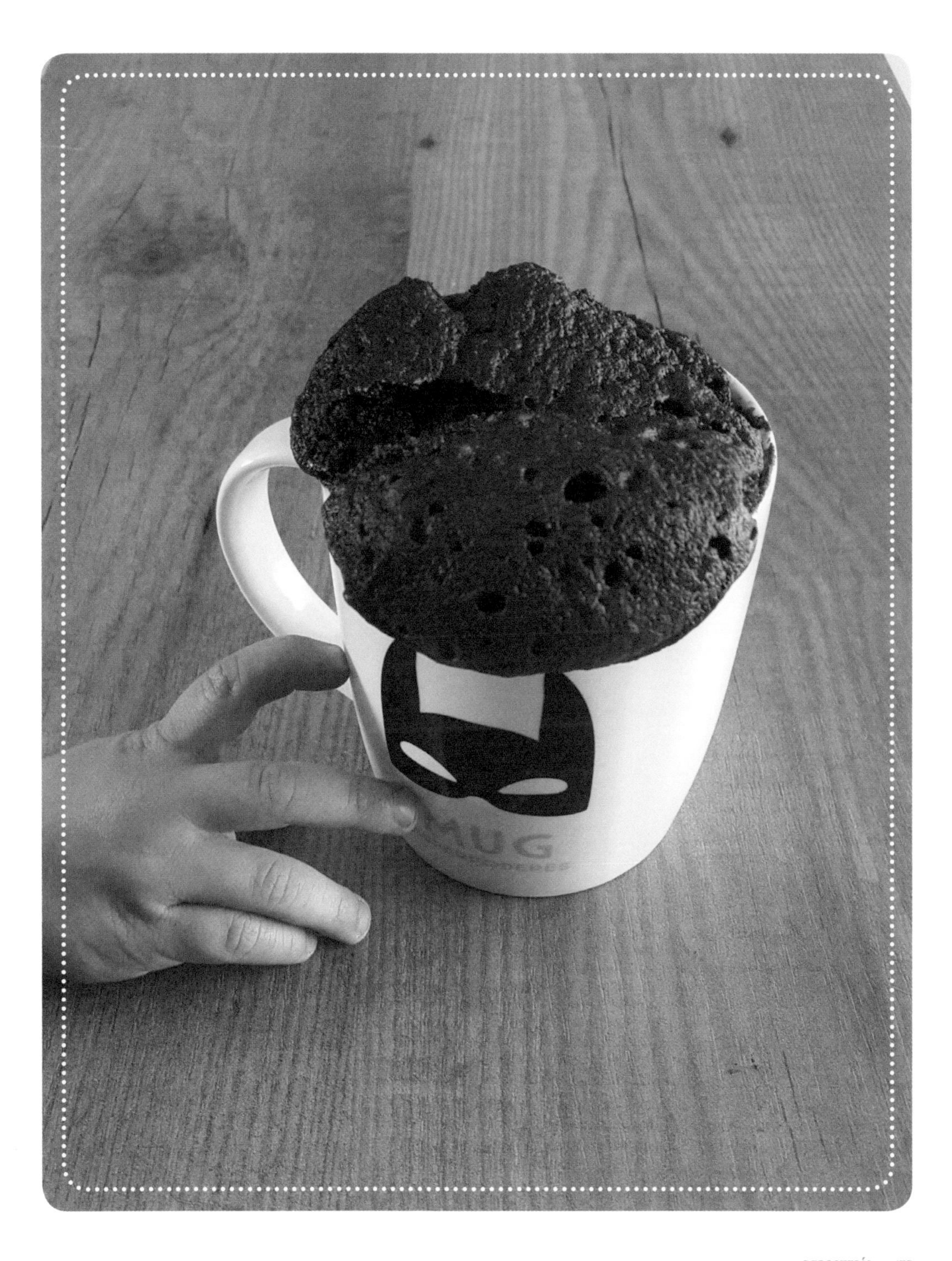
MUG

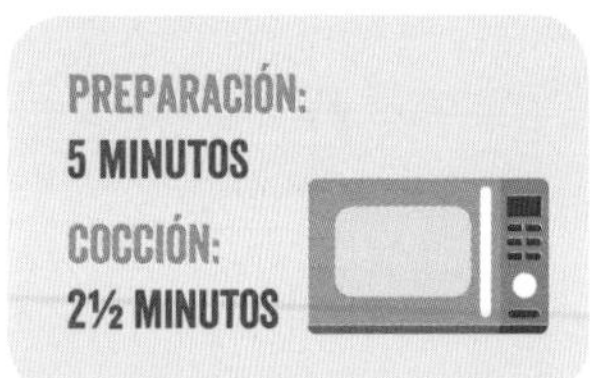

Mug cake DE PLÁTANO Y CANELA

INGREDIENTES

4 cucharadas de harina de arroz
2 cucharadas de aceite de oliva suave
3 cucharadas de leche vegetal
1 plátano maduro
canela (al gusto)
½ cucharadita de levadura

1. En una taza grande mezclamos el aceite de oliva, la leche vegetal y el plátano maduro.
2. Incorporamos la harina de arroz y la levadura. Ligamos todo.
3. Espolvoreamos con canela y lo colocamos en el microondas entre 2½ y 3 minutos a máxima potencia.
4. Dejamos enfriar, y ¡listo!

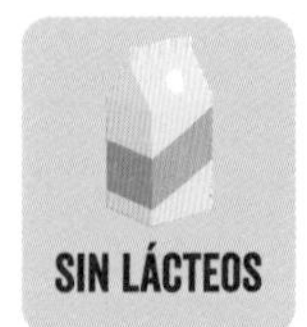

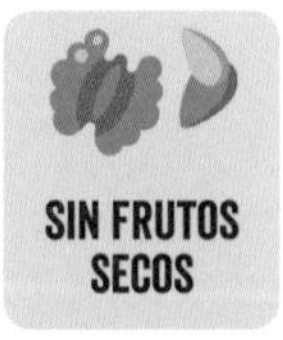

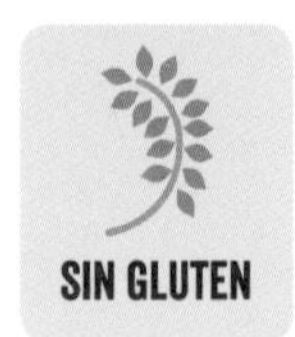

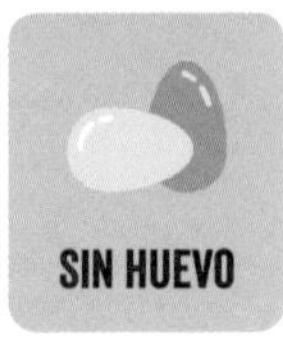

Sugerencias

- Si no hay problemas de celiaquía, podéis sustituir la harina de arroz por harina de trigo o avena en las mismas proporciones.
- Podéis usar leche de inicio, leche de continuación o leche materna sustituyendo la leche vegetal.

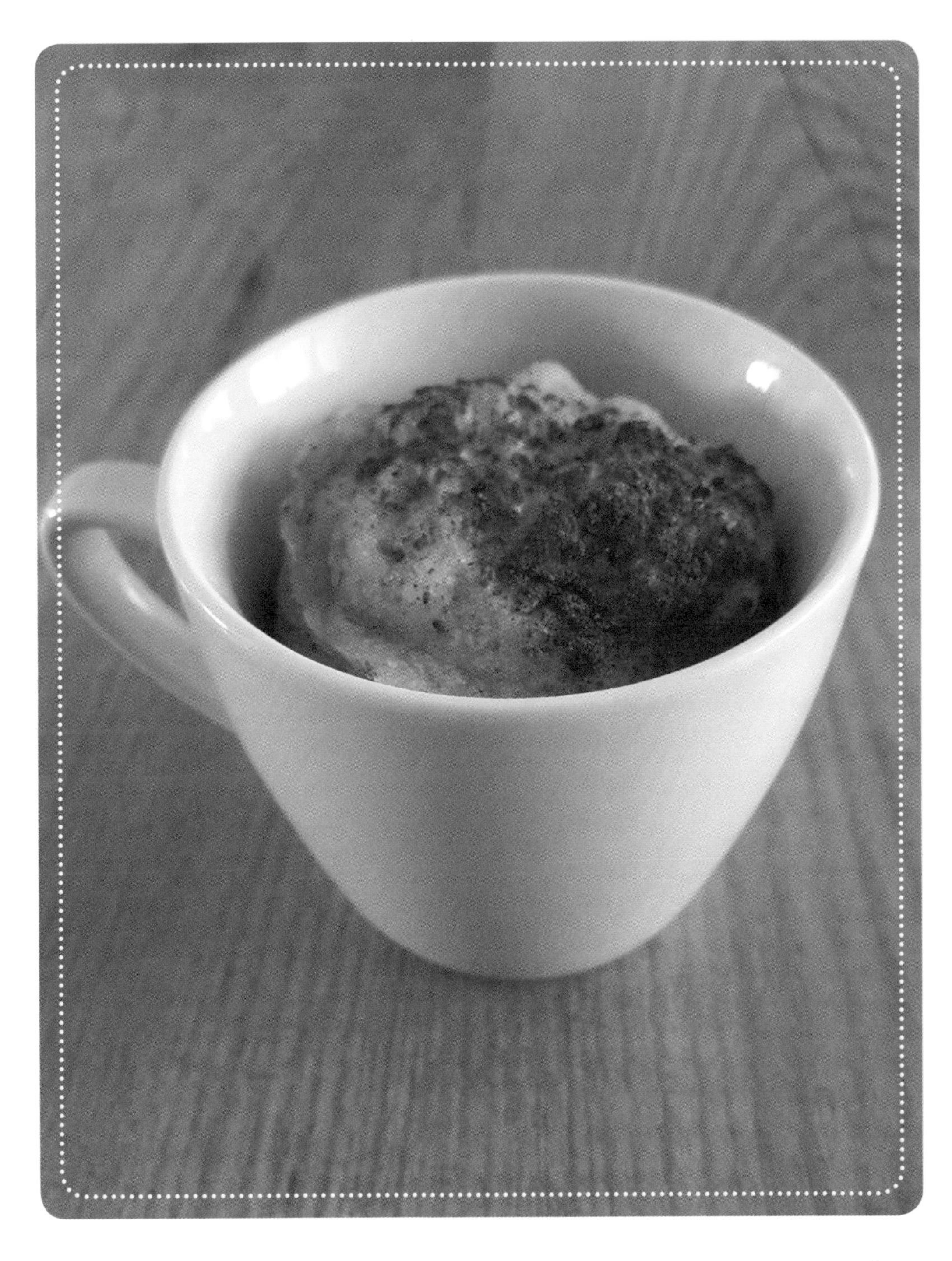

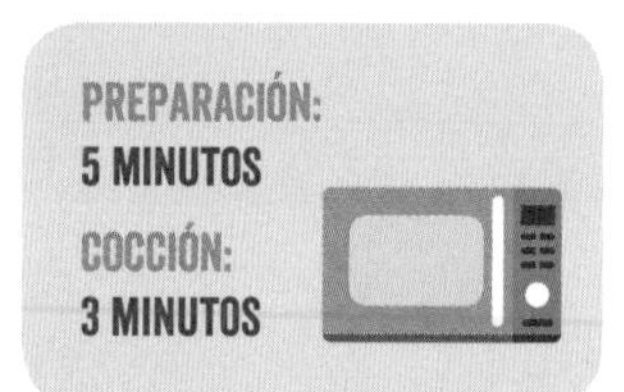

Mug cake DE ZANAHORIA Y JENGIBRE

INGREDIENTES

4 cucharadas de harina de avena
1 huevo
2 cucharadas de aceite de girasol
1 cucharada de leche vegetal
1 zanahoria cocida
1 cucharada de pasta de dátil
canela (al gusto)
una pizca de jengibre rallado
½ cucharadita de levadura

1. En una taza grande mezclamos el huevo, el aceite, la leche vegetal, la zanahoria cocida y la pasta de dátil.
2. Incorporamos la harina de avena y la levadura. Ligamos.
3. Espolvoreamos la masa con el jengibre rallado y la canela y la colocamos en el microondas 3 minutos a máxima potencia.
4. Dejamos enfriar, y ¡listo!

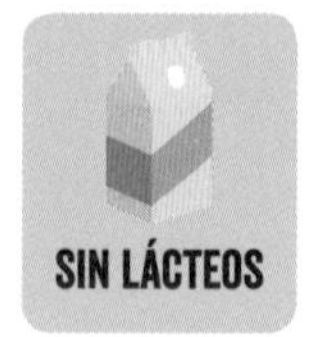

Sugerencias

- Probad con un trocito de calabaza asada en vez de zanahoria.
- Podéis usar leche de inicio, leche de continuación o leche materna sustituyendo la leche vegetal.

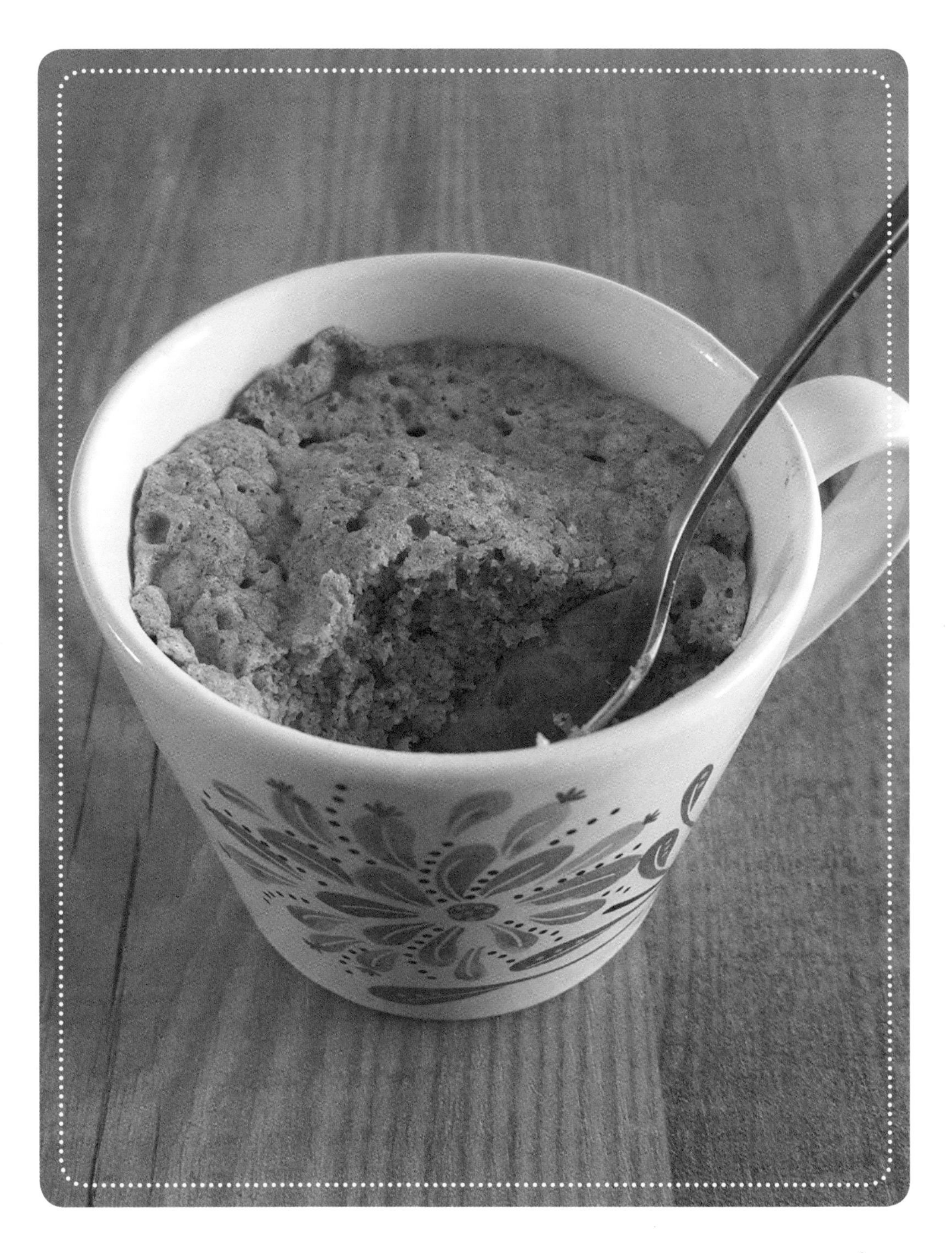

PREPARACIÓN:
15 MINUTOS PARA LA MASA
COCCIÓN:
1 MINUTO
POR TORTITA

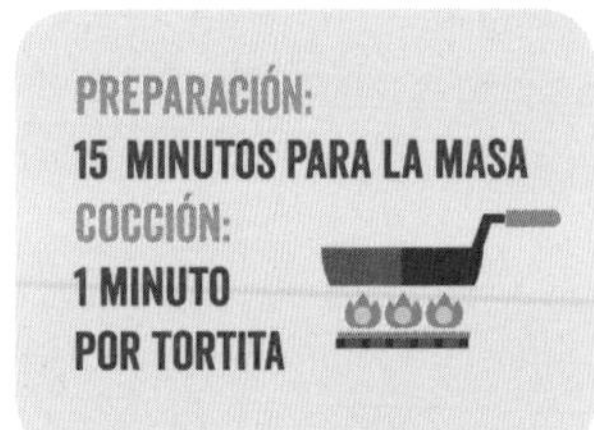

Tortitas DE AGUACATE

PARA 14 UNIDADES
1 taza de harina de trigo
1 huevo
2 tazas de leche vegetal
½ aguacate
1 cucharadita de levadura
2 cucharadas de pasta de dátiles
aceite de oliva

1. Mezclamos el huevo, la leche vegetal, el aguacate y la pasta de dátiles en la procesadora.
2. Incorporamos la levadura y la harina de trigo. Homogeneizamos.
3. Ponemos una sartén al fuego con un poquito de aceite y añadimos un par de cucharadas de la masa. La cocemos por ambos lados. Repetimos la operación hasta terminar la masa, y ¡listo!

SIN LÁCTEOS

SIN FRUTOS SECOS

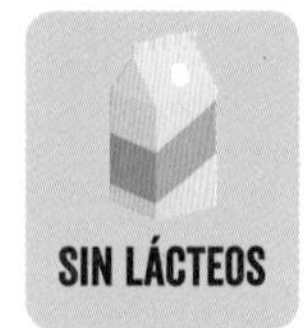

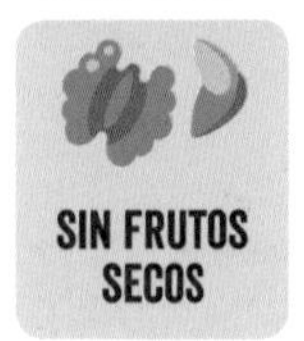

Sugerencias

- Utilizad una espátula de silicona para dar la vuelta a las tortitas, ¡va genial!
- Probad a trocear la otra mitad del aguacate para dar textura a las tortitas.
- Podéis emplear leche de inicio, leche de continuación o leche materna en vez de leche vegetal.

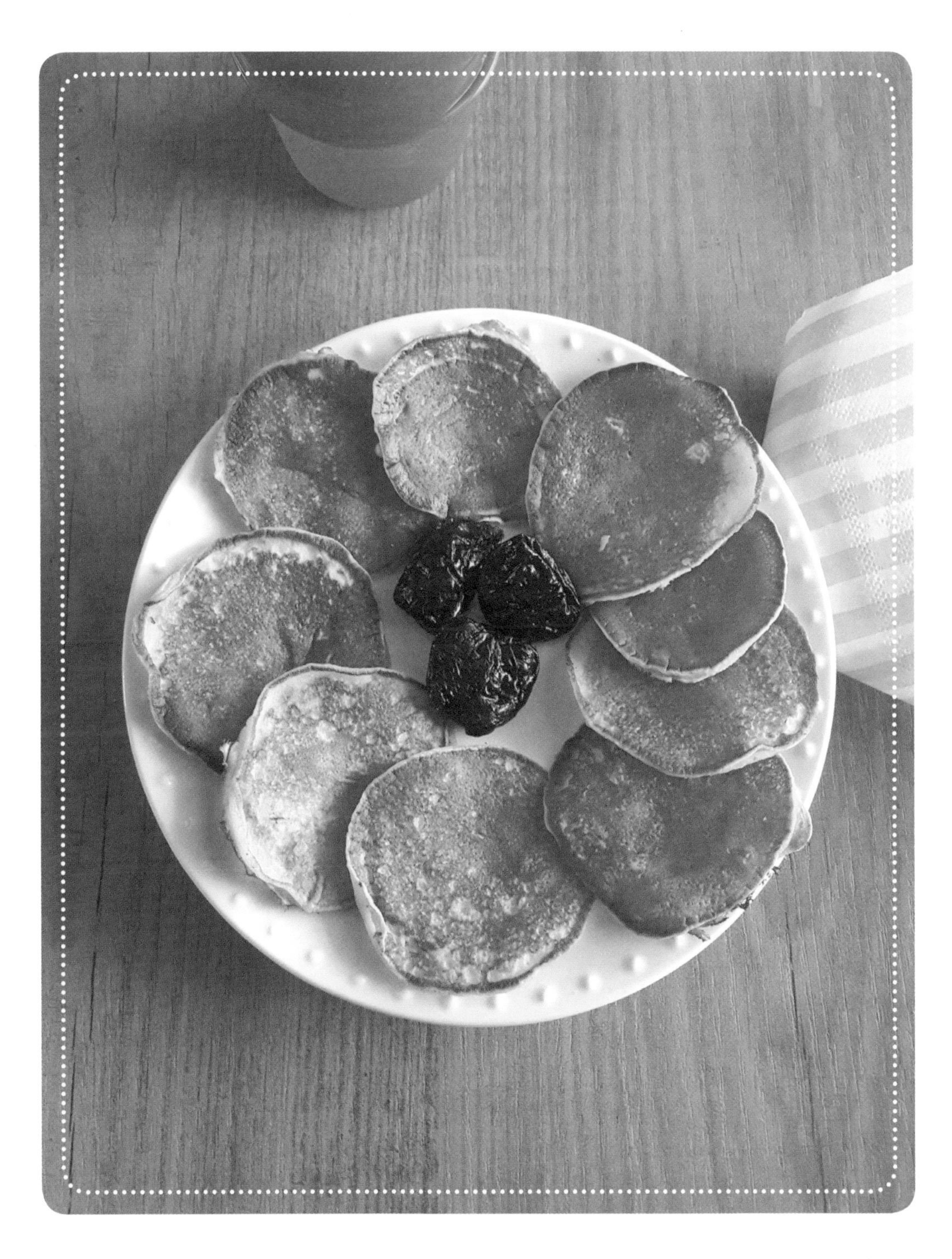

PREPARACIÓN:
10 MINUTOS PARA LA MASA
COCCIÓN:
1 MINUTO
POR TORTITA

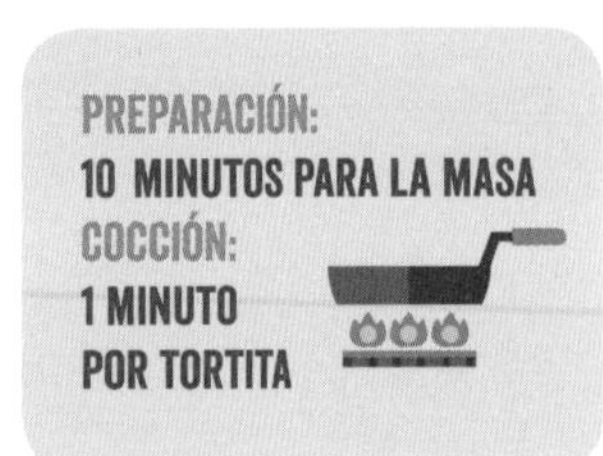

Tortitas
DE AVENA Y ARROZ

PARA 10 UNIDADES
85 g de harina de arroz
70 g de harina de avena
1 huevo
125 ml de leche vegetal
1 cucharadita de levadura
canela (al gusto)
aceite de oliva

1. Mezclamos el huevo y la leche vegetal.

2. Incorporamos los dos tipos de harina, la levadura y la canela. Homogeneizamos bien.

3. Ponemos una sartén al fuego con un poquito de aceite y vertemos un par de cucharadas de la masa. Cocemos la tortita por ambos lados. Repetimos la operación con el resto de la masa, y ¡listo!

SIN LÁCTEOS

SIN FRUTOS SECOS

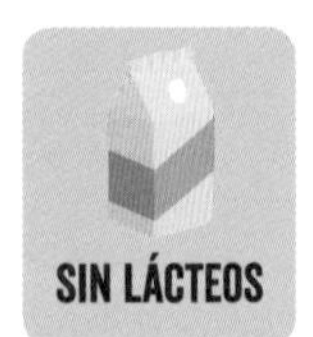

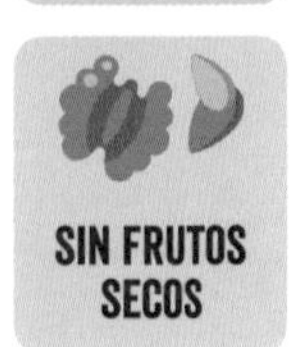

Sugerencias

- Utilizad una espátula de silicona para dar la vuelta a las tortitas, ¡va muy bien!
- Con trocitos de fruta quedan también espectaculares.
- Podéis usar leche de inicio, leche de continuación o leche materna en sustitución de la leche vegetal.

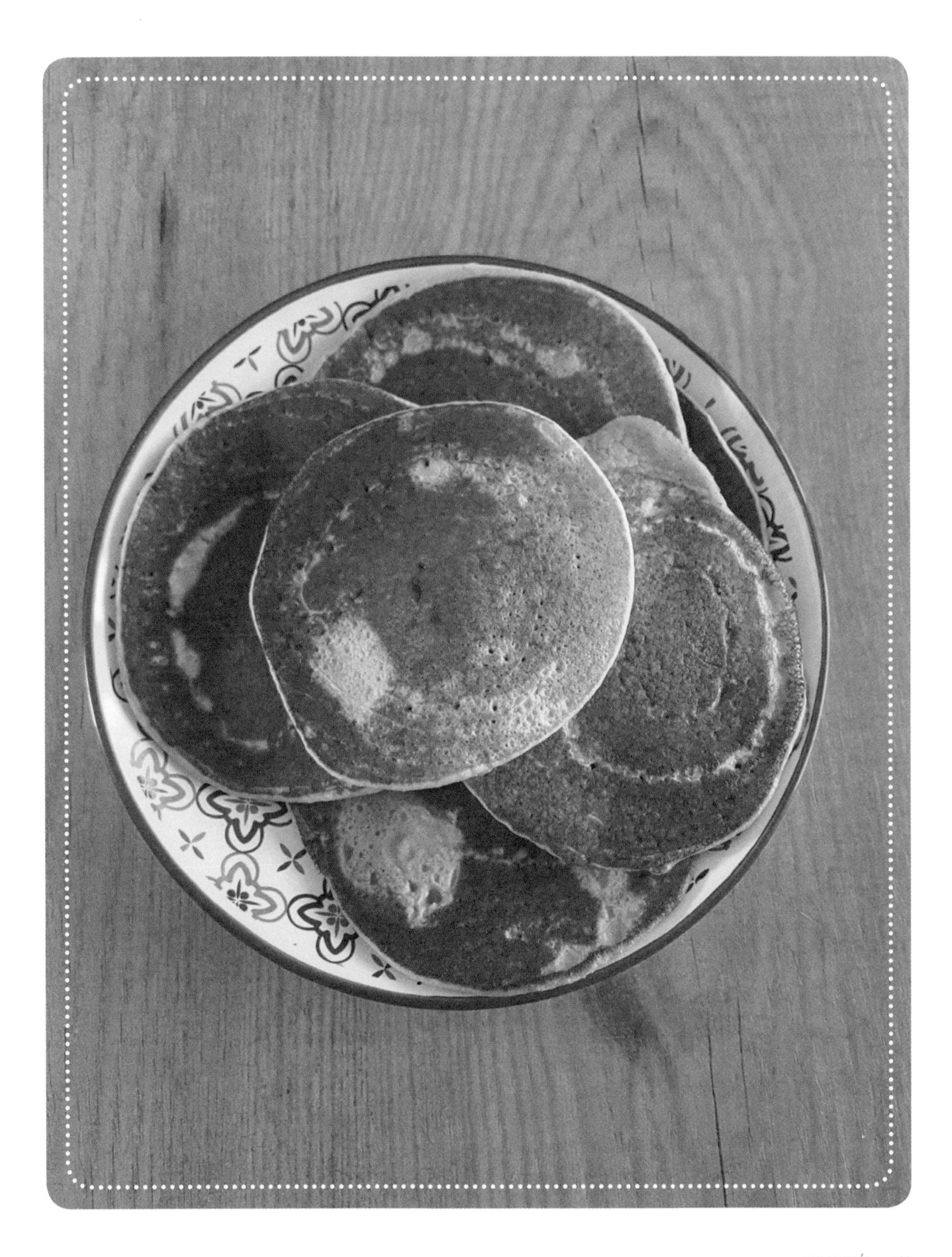

PREPARACIÓN:
10 MINUTOS PARA LA MASA
COCCIÓN:
1 MINUTO
POR TORTITA

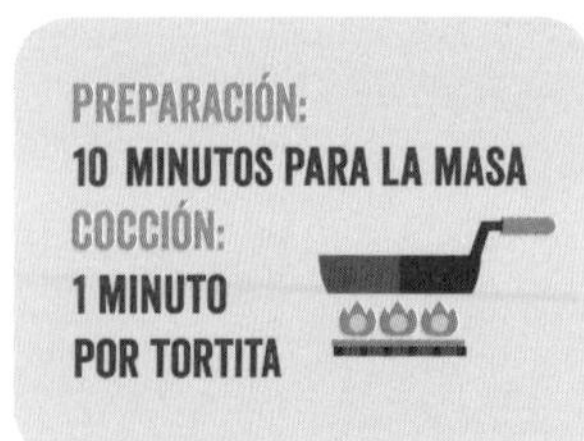

Tortitas DE MANDARINA

PARA 10 UNIDADES
1 taza de harina de avena
2 tazas de leche vegetal
2 cucharadas de aceite de oliva
1 mandarina
2 cucharadas de pasta de dátiles
1 cucharada de levadura
aceite de oliva

1. Mezclamos la leche vegetal, el aceite, la mandarina y la pasta de dátiles en la procesadora.

2. Incorporamos la harina y la levadura. Ligamos bien la masa.

3. Ponemos una sartén al fuego con un poquito de aceite y vertemos un par de cucharadas de la masa. Cocemos la tortita por ambos lados. Repetimos la operación para hacer el resto de las tortitas, ¡Qué rico!

SIN LÁCTEOS

SIN FRUTOS SECOS

SIN HUEVO

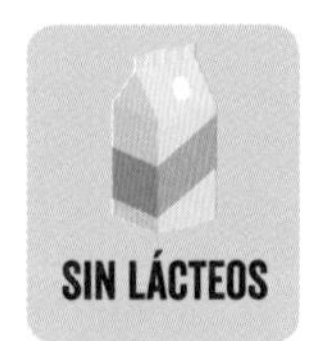

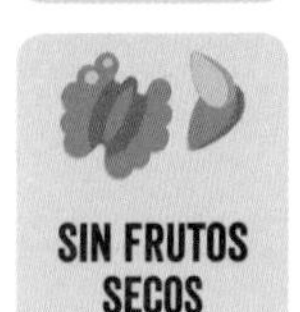

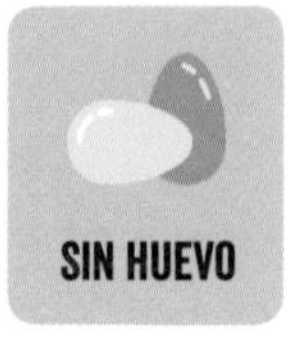

Sugerencias

- Utilizad una espátula de silicona para dar la vuelta a las tortitas, ¡va muy bien!
- Podéis emplear leche de inicio, leche de continuación o leche materna en vez de leche vegetal.

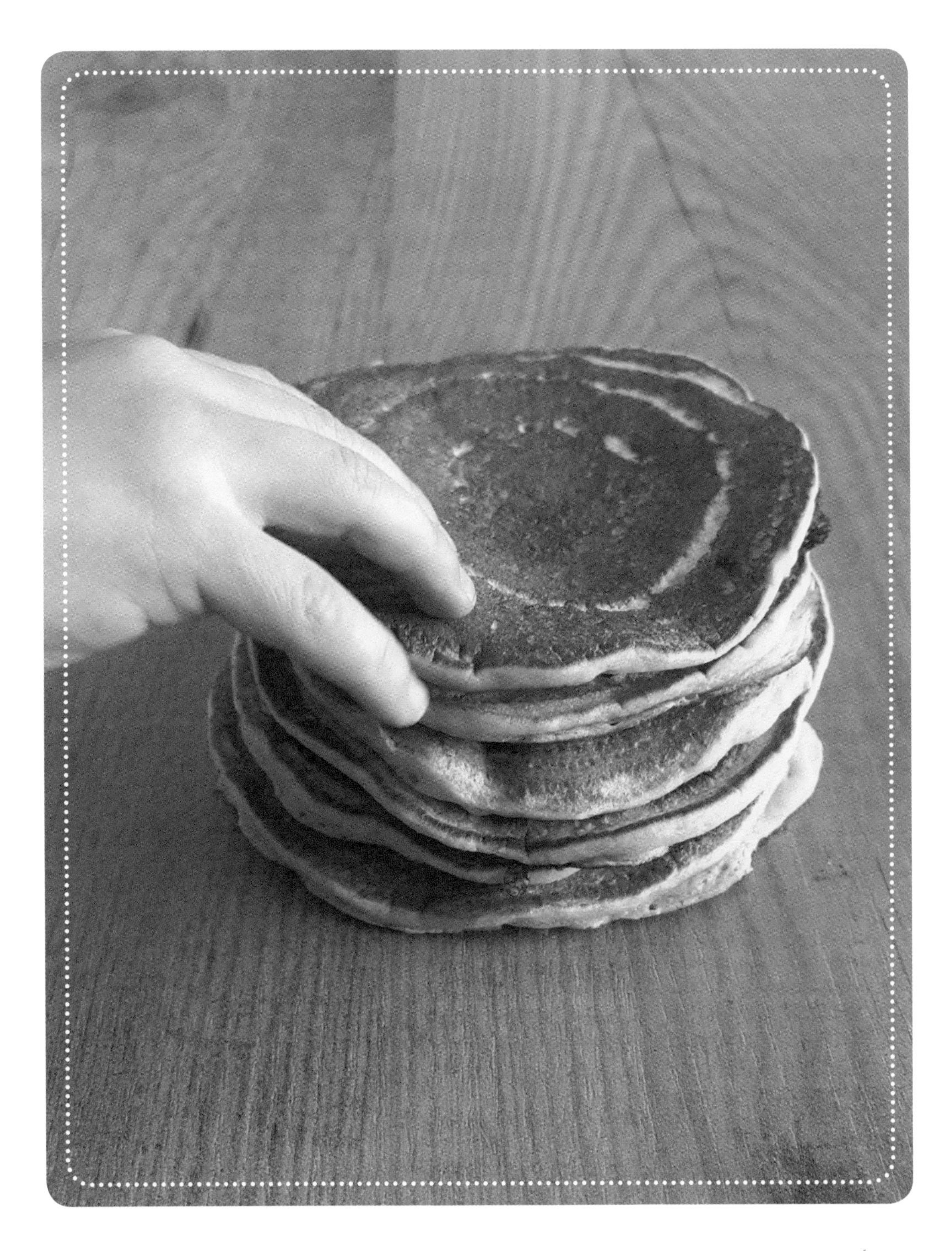

Coberturas y cremas

Cobertura DE MANGO

INGREDIENTES

400 ml de leche de coco | 1 mango maduro | 2 cucharadas de pasta de dátiles

1_La noche anterior ponemos en la nevera el brik o la lata de leche de coco, un bol grande y las varillas de la batidora.

2_Al día siguiente sacamos la leche de coco sin agitarla ni moverla demasiado. Al abrir el envase veremos en la parte superior una capa sólida y en la inferior un líquido.

3_Echamos la parte sólida en el bol y reservamos la parte líquida para cocinar, por ejemplo.

4_Batimos la crema del bol con las varillas hasta darle una consistencia similar a la de la nata.

5_Una vez montada la crema, incorporamos la pasta de dátiles y el mango triturado. Lo batimos todo 1 minuto más.

6_Si no la vamos a usar enseguida, guardamos la cobertura en la nevera. Si se endurece, batiremos suavemente unos segundos para que vuelva a su textura original. ¡Listo!

Crema DE ALMENDRAS

INGREDIENTES

75 g de almendra molida | 250 ml de leche vegetal | 8 cucharadas de pasta de dátiles | 30 g de harina fina de maíz | la ralladura de 1 limón | 1 rama de canela

1_Ponemos al fuego un cazo con la leche vegetal, la rama de canela y la ralladura de limón. Dejamos enfriar.

2_Retiramos la rama de canela. Añadimos la almendra molida, la maicena y la pasta de dátiles. Mezclamos bien.

3_Volvemos a poner el cazo al fuego y removemos constantemente la crema hasta que espese a nuestro gusto.

4_La dejamos enfriar y la conservamos en la nevera. ¡Deliciosa!

Cobertura DE PERA Y PISTACHO

INGREDIENTES

3 tazas de anacardos naturales | 6 cucharadas de puré de pera | 2 cucharadas de pistachos molidos | 3 cucharadas de zumo de limón | 2 cucharadas de pasta de dátiles

1_Dejamos los anacardos en remojo al menos durante 3 horas.

2_Los trituramos en una procesadora junto con el puré de pera, los pistachos molidos, el zumo de limón y la pasta de dátiles hasta obtener una crema suave. ¡Riquísima!

Crema DE COCO Y MENTA

INGREDIENTES

400 ml de leche de coco | 8 cucharadas de pasta de dátiles | 7 hojas de hierbabuena o menta

1_Dejamos la leche de coco (lata o brik), un bol grande y las varillas de la batidora en la nevera la noche anterior.
2_Al día siguiente, sacamos la leche de coco sin agitar ni mover demasiado el envase. Al abrirlo veremos en la parte superior una capa sólida y en la inferior un líquido.
3_Echamos la parte sólida en el bol y reservamos la parte líquida para cocinar, por ejemplo.
4_Batimos la crema del bol con las varillas hasta darle una consistencia similar a la de la nata.
5_Le agregamos la pasta de dátiles y la hierbabuena cortada muy finamente y batimos 1 minuto más.
6_Si no la vamos a usar inmediatamente, guardaremos la crema en la nevera, donde es posible que se endurezca. Para que vuelva a su textura original, batiremos suavemente unos segundos. ¡Sorprendente!

Crema PASTELERA SIN HUEVO

INGREDIENTES

250 ml de leche vegetal | 3 cucharadas de pasta de dátiles | 1 cucharadita de extracto de vainilla | 25 g de harina fina de maíz | la piel de 1 limón | 1 rama de canela (opcional)

1_Mezclamos la harina fina de maíz y la pasta de dátiles hasta que los dos ingredientes estén bien integrados.
2_Añadimos a la mezcla 100 ml de leche vegetal y ligamos bien.
3_Ponemos al fuego un cazo con el resto de la leche vegetal, la canela y la piel del limón. Lo calentamos a fuego bajo durante unos 4 minutos.
4_Retiramos el limón y la canela. Añadimos la mezcla anterior de harina fina de maíz y pasta de dátiles.
5_Calentamos la crema a fuego medio removiendo hasta que llegue a ebullición. La mantendremos así 1 minuto sin dejar de remover para que no se pegue en el cazo.
6_Dejamos enfriar la crema y la conservamos en la nevera. ¡Lista!

Cobertura DE «CHOCOLATE» CON AGUACATE

INGREDIENTES

2 aguacates maduros | 3 cucharadas de harina de algarroba | 8 cucharadas de pasta de dátiles | 3 cucharadas de aceite de coco | 1 cucharadita de canela

1_Mezclamos todos los ingredientes en una procesadora hasta obtener una crema suave.
2_Conservamos la crema en la nevera. ¡Deliciosa!

índice de recetas

Comidas y cenas 42

índice de ingredientes

Papel certificado por el Forest Stewardship Council®

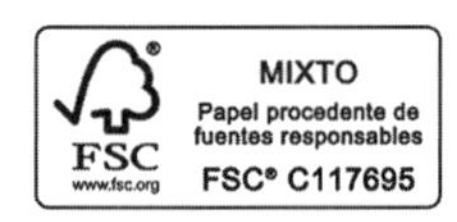

Primera edición: mayo de 2017
Sexta reimpresión: noviembre de 2019

Diseño: Meritxell Mateu / Penguin Random House Grupo Editorial
Fotografías en página 17, columna izquierda: arriba, © Thinkstock; abajo, © AGE Fotostock
Iconos: www.flaticon.com/author/madebyoliver
Maquetación: gama, s.l.

ISBN: 978-84- 16449-83-5
Depósito legal: B-6391-2017

Impreso en Gráficas 94, S.L.
Sant Quirze del Vallès (Barcelona)

DO 4983A

Penguin
Random House
Grupo Editorial